全国中医药行业高等教育"十二五"规划教材
全国高等中医药院校规划教材（第九版）

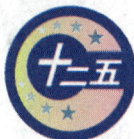

骨伤科护理学

（新世纪第二版）

（供护理学专业用）

主　编　陆静波（上海中医药大学）
副主编　周临东（南京中医药大学）
　　　　童　敏（湖南中医药大学第一附属医院）
　　　　施　雁（同济大学）

中国中医药出版社
·北 京·

图书在版编目（CIP）数据

骨伤科护理学/陆静波主编. —2 版. —北京：中国中医药出版社，2012.11
全国中医药行业高等教育"十二五"规划教材
ISBN 978 - 7 - 5132 - 0961 - 8

Ⅰ.①骨…　Ⅱ.①陆…　Ⅲ.①骨伤科—护理学—中医学院—教材
Ⅳ.①R473.6

中国版本图书馆 CIP 数据核字（2012）第 111749 号

中 国 中 医 药 出 版 社 出 版
北京市朝阳区北三环东路 28 号易亨大厦 16 层
邮政编码　100013
传真　010 64405750
北京市时代华都印刷有限责任公司印刷
各地新华书店经销

*

开本 787×1092　1/16　印张 17.25　字数 384 千字
2012 年 11 月第 2 版　2012 年 11 月第 1 次印刷
书　号　ISBN 978 - 7 - 5132 - 0961 - 8

*

定价　27.00 元
网址　www.cptcm.com
如有印装质量问题请与本社出版部调换
版权专有　侵权必究
社长热线　010 64405720
购书热线　010 64065415　010 64065413
书店网址　csln.net/qksd/
官方微博　http://e.weibo.com/cptcm

全国中医药行业高等教育"十二五"规划教材
全国高等中医药院校规划教材（第九版）
专家指导委员会

全国中医药行业高等教育"十二五"规划教材
全国高等中医药院校规划教材（第九版）

《骨伤科护理学》编委会

主　审　吴　霞（上海中医药大学）

　　　　顾　沛（复旦大学护理学院）

主　编　陆静波（上海中医药大学）

副主编　周临东（南京中医药大学）

　　　　童　敏（湖南中医药大学第一附属医院）

　　　　施　雁（同济大学）

编　委（以姓氏笔画为序）

　　　　卢咏梅（广州中医药大学）

　　　　刘夏峰（云南省中医学院）

　　　　沈永红（上海中医药大学）

　　　　张建芳（河北大学临床医学院）

　　　　孟娣娟（南京中医药大学）

　　　　舒　静（湖北中医药大学）

　　　　翟　燕（山东中医药大学）

秘　书　施洪华（上海中医药大学）

前　言

全国中医药行业高等教育"十二五"规划教材是为贯彻落实《国家中长期教育改革和发展规划纲要（2010－2020年)》、《教育部关于"十二五"普通高等教育本科教材建设的若干意见》和《中医药事业发展"十二五"规划》，依据行业人才需求和全国各高等中医药院校教育教学改革新发展，在国家中医药管理局人事教育司的主持下，由国家中医药管理局教材办公室、全国中医药高等教育学会教材建设研究会在总结历版中医药行业教材特别是新世纪全国高等中医药院校规划教材建设经验的基础上，进行统一规划建设的。鉴于由中医药行业主管部门主持编写的全国高等中医药院校规划教材目前已出版八版，为便于了解其历史沿革，同时体现其系统性和传承性，故本套教材又可称"全国高等中医药院校规划教材（第九版)"。

本套教材坚持以育人为本，重视发挥教材在人才培养中的基础性作用，充分展现我国中医药教育、医疗、保健、科研、产业、文化等方面取得的新成就，以期成为符合教育规律和人才成长规律，并具有科学性、先进性、适用性的优秀教材。

本套教材具有以下主要特色：

1. 继续采用"政府指导，学会主办，院校联办，出版社协办"的运作机制

在规划、出版全国中医药行业高等教育"十五"、"十一五"规划教材时（原称"新世纪全国高等中医药院校规划教材"新一版、新二版，亦称第七版、第八版，均由中国中医药出版社出版)，国家中医药管理局制定了"政府指导，学会主办，院校联办，出版社协办"的运作机制，经过两版教材的实践，证明该运作机制符合新时期教育部关于高等教育教材建设的精神，同时也是适应新形势下中医药人才培养需求的更高效的教材建设机制，符合中医药事业培养人才的需要。因此，本套教材仍然坚持这个运作机制并有所创新。

2. 整体规划，优化结构，强化特色

此次"十二五"教材建设工作对高等中医药教育3个层次多个专业的必修课程进行了全面规划。本套教材在"十五"、"十一五"优秀教材基础上，进一步优化教材结构，强化特色，重点建设主干基础课程、专业核心课程，加强实验实践类教材建设，推进数字化教材建设。本套教材数量上较第七版、第八版明显增加，专业门类上更加齐全，能完全满足教学需求。

3. 充分发挥高等中医药院校在教材建设中的主体作用

全国高等中医药院校既是教材使用单位，又是教材编写工作的承担单位。我们发出关于启动编写"全国中医药行业高等教育'十二五'规划教材"的通知后，各院校积极响应，教学名师、优秀学科带头人、一线优秀教师积极参加申报，凡被选中参编的教师都以积极热情、严肃认真、高度负责的态度完成了本套教材的编写任务。

4. 公开招标，专家评议，健全主编遴选制度

本套教材坚持公开招标、公平竞争、公正遴选主编原则。国家中医药管理局教材办公室和全国中医药高等教育学会教材建设研究会制订了主编遴选评分标准，经过专家评审委员会严格评议，遴选出一批教学名师、高水平专家承担本套教材的主编，同时实行主编负责制，为教材质量提供了可靠保证。

5. 继续发挥执业医师和职称考试的标杆作用

自我国实行中医、中西医结合执业医师准入制度以及全国中医药行业职称考试制度以来，第七版、第八版中医药行业规划教材一直作为考试的蓝本教材，在各种考试中发挥了权威标杆作用。作为国家中医药管理局统一规划实施的第九版行业规划教材，将继续在行业的各种考试中发挥其标杆性作用。

6. 分批进行，注重质量

为保证教材质量，本套教材采取分批启动方式。第一批于2011年4月启动中医学、中药学、针灸推拿学、中西医临床医学、护理学、针刀医学6个本科专业112种规划教材。2012年下半年启动其他专业的教材建设工作。

7. 锤炼精品，改革创新

本套教材着力提高教材质量，努力锤炼精品，在继承与发扬、传统与现代、理论与实践的结合上体现了中医药教材的特色；学科定位准确，理论阐述系统，概念表述规范，结构设计更为合理；教材的科学性、继承性、先进性、启发性及教学适应性较前八版有不同程度提高。同时紧密结合学科专业发展和教育教学改革，更新内容，丰富形式，不断完善，将学科、行业的新知识、新技术、新成果写入教材，形成"十二五"期间反映时代特点、与时俱进的教材体系，确保优质教育资源进课堂，为提高中医药高等教育本科教学质量和人才培养质量提供有力保障。同时，注重教材内容在传授知识的同时，传授获取知识和创造知识的方法。

综上所述，本套教材由国家中医药管理局宏观指导，全国中医药高等教育学会教材建设研究会倾力主办，全国各高等中医药院校高水平专家联合编写，中国中医药出版社积极协办，整个运作机制协调有序，环环紧扣，为整套教材质量的提高提供了保障机制，必将成为"十二五"期间全国高等中医药教育的主流教材，成为提高中医药高等教育教学质量和人才培养质量最权威的教材体系。

本套教材在继承的基础上进行了改革与创新，但在探索的过程中，难免有不足之处，敬请各教学单位、教学人员以及广大学生在使用中发现问题及时提出，以便在重印或再版时予以修正，使教材质量不断提升。

国家中医药管理局教材办公室

全国中医药高等教育学会教材建设研究会

中国中医药出版社

2012年6月

编写说明

根据《教育部关于"十二五"普通高等教育本科建设若干意见》的精神，在国家中医药管理局、全国中医药高等教育学会、全国高等中医药教材建设研究会的指导下，全国中医药行业高等教育"十二五"规划教材全面启动。《骨伤科护理学》作为规划教材之一，由上海中医药大学等10所院校联合编写。

骨伤科护理学是护理学的重要组成部分，是研究人体骨关节系统损伤、疾患及护理的学科。本教材的内容，兼顾素质教育和创新能力与实践能力的培养，为学生知识、能力、素质协调发展创造条件，以造就21世纪高素质创新护理人才。

全书分为上下两篇：上篇为总论，包括概论、骨与关节检查与护理、各种特殊检查的护理、固定治疗与护理、围术期护理、骨伤科常用的康复治疗技术及护理；下篇是各论，包括骨折、关节脱位、软组织损伤与疾病、骨与关节疾病、骨肿瘤、常用人工关节置换术、常用关节镜手术、截肢术与义肢术的护理。遵循了理论联系实际的原则，既强调了骨伤科的基础理论，又完善了整体护理的观点，较全面地涵盖了骨伤科护理学的基础与临床。

本书适用于高等医药院校护理专业学生使用。

编写分工如下：骨伤科护理总论由陆静波、沈永红、翟燕、刘夏峰执笔，骨折护理由童敏、孟娣娟执笔，关节脱位护理由张建芳执笔，软组织损伤与疾病护理由卢咏梅执笔，骨与关节疾病护理及骨肿瘤护理由周临东执笔，常用关节镜手术护理由施雁、沈永红执笔，常用人工关节置换术护理及截肢术与义肢术护理由舒静与翟燕执笔。初稿完成后，最后由主编审查定稿。

特邀上海中医药大学吴霞教授、复旦大学护理学院顾沛教授及上海中医药大学王珏教授对书稿进行认真审稿，谨在此表示真诚的谢意。

由于作者水平有限，本教材的内容难免有疏漏或不足之处，望各院校的师生在使用过程中提出宝贵建议，以便再版时修订提高。

《骨伤科护理学》编委会
2012 年 10 月

目　录

上篇　总论

上篇　总论

第一章　概　论

　　骨伤科护理学是借鉴骨伤科学理论、遵循人体力学原理，运用康复医学的观点和方法，为患者提供全面、系统的专科护理，帮助患者最大限度地恢复功能的一门学科，它是护理学的重要组成部分。随着人类社会的进步和医学科学的发展，骨伤科护理学也经历了各个不同的历史阶段，逐步发展、成熟。

第一节　中医骨伤科发展与护理

　　我国骨伤科学创建时期很早，早在商代的甲骨文里，就有"手病"、"臂病"、"关节病"、"足病"、"止（趾）病"、"瘤病"及"跌伤"等骨伤疾病的记载。公元前11世纪至公元前8世纪的周朝时期，医学已有了分科。《周礼·天官》所列疡医科为当时四大医科（食医、疾医、疡医、兽医）之一，疡医就是外伤科医师，主管肿疡、溃疡、金疡和折疡的治疗。

　　中医骨伤科的基本理论形成于公元前3世纪，《黄帝内经》是我国现存最早的一部医学著作，该书记载了全身主要骨骼、关节和某些伤病的情况，也阐述了不少护理理论，如精神、心理以及饮食等因素对疾病康复的影响。东汉末年医学家华佗（公元145－208年），使用麻沸散作为麻醉剂为患者施行死骨剔除术，还模仿虎、鹿、熊、猿、鸟五种动物的姿态创立了五禽戏。五禽戏与现代体疗原理近似，特别适合于骨伤疾病的康复治疗。

　　两晋南北朝时期（公元220－581年），已有泥疗法和蜡疗法的先例，这两种物理疗法在临床上至今仍被广泛应用。晋代葛洪（公元284－364年）撰写的《肘后救卒方》，首次记载了颞颌关节脱位口腔内整复手法，这是世界上最早的颞颌关节脱位整复方法，直至现在还普遍沿用。书中还记载了使用夹板（竹简）固定法治疗骨折，由此发展而来的小夹板外固定疗法成为中医骨伤科独特的治疗方法之一。

隋唐时期（公元581－960年），隋朝巢元方著《诸病源候论》，该书对骨折创伤及其并发症的病源和证候有较深入的论述，对骨折的处理提出了很多合理的治疗方法。唐代蔺道人所著《仙授理伤续断秘方》是我国第一部创伤骨科专著，该书阐述了骨折的十四步治疗方法，主要是清创、复位、外固定和外敷药物。今天，这些治疗方法依然在处理开放性骨折中应用。

宋代（公元960－1279年），骨伤科有了进一步的发展，在民间已出现有专门接骨的骨伤科医师。王怀隐等编著《太平圣惠方》，专列"折伤门"、"金疮门"，倡导柳木夹板固定骨折。张杲在《医说》中记载有切除死骨治疗开放性胫腓骨骨折并发骨髓炎的成功案例。《夷坚志》记载了在颌部施行类似异体植骨术的病例。《洗冤集录》是我国第一部法医学专著，其中记载了不少检查外伤的方法。

元代（公元1279－1368年），由于战争频发，伤科和护理的发展尤为迅速。危亦林著《世医得效方》详细论述了正骨理论及各种整复手法的应用原则，对四肢常见骨折、关节脱位以及跌打损伤的症状、诊断、治疗方法、夹缚固定等，进行了系统论述。而在脊柱骨折的整复方面，该书第一次提出了采用"俯卧位两踝悬吊复位法"，比1927年英国Davis提出这种方法早600多年。其间，出现许多消毒隔离的护理技术，如喷洒雄黄酒消毒为预防疮口感染起到了一定作用。

明代（公元1368－1644年），不但继承了前人的经验，而且在理论上有所发展。如薛己所著《正体类要》序文中提出"肢体损于外，则气血伤于内，营卫有所不贯，脏腑由之不和"的论点，阐明和强调了伤科疾病局部与整体的辩证关系；护理上重视扶正祛邪；治疗上重视内治外治相结合。《金疮秘传禁方》记载了借助骨擦音检查骨折的方法。

清代（1644－1911年），在总结前人治骨伤疾病经验的方面，有突出的贡献。清·吴谦等编撰《医宗金鉴》中"正骨心法要旨"部分，在骨折的治疗方面总结出了"摸、接、端、提、按、摩、推、拿"正骨八法，至今仍是手法复位的精髓所在。书中更论及使用竹帘、杉篱、腰柱、通木、抱膝圈等各种外固定器材。钱秀昌所著《伤科补要》序文中，有杨木接骨的记载，这是利用人工假体植入体内治疗骨缺损的一种尝试。赵濂著《伤科大成》系统论述了各种损伤证治，并附有很多治验的病案。许多医学家在治疗和用药的同时，越来越重视护理，将护理理论结合其他医学理论，使之在治疗骨伤科疾病中协同发挥作用。

19世纪之前，世界各国都没有护理专业，我国传统医学专著中并无"护理"两字，但中医治病的一个重要原则是"三分治，七分养"。"七分养"的实质，体现了丰富的护理内涵，包含了改善患者的休养环境和心态、加强饮食营养调理、注重体质锻炼等等，这些都是中医辨证施护的精华所在。现代骨伤科学的发展奠基于19世纪中叶，由于工业革命和科学的发展，先后解决了手术疼痛、伤口感染、止血、输血及X线的应用等问题。我国的近代护理随着19世纪西方医学传入中国逐步发展起来。1949年以前中医护理专业发展较为缓慢，主要是护理专业全盘西化，否定和排斥中医护理和中医护理技术。

新中国成立后，护理事业得到党和人民政府的重视而进入迅速发展阶段，骨伤科护理也随着骨科专业的蓬勃发展而发展。自 20 世纪 50 年代后期开始，骨伤科运用中医和中西医结合的方法，贯彻"动静结合、筋骨并重、内外兼治、医患合作"的治疗原则，既缩短了骨折愈合时间，又恢复了肢体功能，这种方法及其理论在国际上也产生了一定的影响。70 年代，对开放性感染骨折，采用中药外敷创面，促进骨面肉芽生长，使愈合后瘢痕柔软，功能良好；胸腰椎压缩性骨折采用垫枕练功治疗，疗效良好；陈旧性骨折畸形愈合采用手法折骨，然后按新鲜骨折处理，获得满意疗效；骨折整复器械和固定器械也有了进一步改进和创新。80 年代以后，各地对颈椎病、腰椎间盘突出症等慢性疾病，广泛地采用手法、牵引、中药离子导入和中药内服、外敷等综合疗法，效果较好。90 年代以来，在运用中药治疗骨坏死、骨质疏松症等的理论和临床研究方面亦取得了一定的进展。

随着现代科学的发展和相互渗透，高新技术在骨伤科领域中的推广应用，为骨伤科的深入研究和发展增添了新的动力，除 X 线、电子计算机 X 射线断层扫描技术（CT）、磁共振成像（MRI）、放射性核素骨显像等常规性检查手段外，目前，活体组织病理检查、组织内压测定技术及关节镜等显微技术也已广泛应用于临床。现代骨科日新月异的诊疗技术为骨科的发展插上了翅膀，也为骨伤科护理学的发展开辟了新的前景。

护理工作对现代骨伤科的进步作出了重要的贡献，现代骨伤科的发展也带动了骨伤科护理理论与技术的提高。20 世纪 60 年代国内首创的断肢再植对骨伤科护理的发展起到莫大的推动作用。目前骨伤科护理范围不断扩大，设备日渐更新，护理新技术不断涌现，辨证施护日趋完善，护理水平逐渐提高，尤其在显微外科、重症监护、关节移植等专业以及营养、心理、康复等领域都取得可喜的成绩，有力地配合和支持了骨伤科医学的进一步发展。

第二节　骨伤科护理发展沿革

现代护理学的发展促进了骨伤科护理的进步，骨伤科护理作为现代护理学的一门专科护理，其概念已从单纯的"护理疾病"发展为"保障人类健康"，护理学的范畴已逐渐扩展到社会医学、预防保健、心理护理、营养护理、护理科研与科普以及康复护理等领域中。

随着人民生活水平的提高和医疗预防保健的开展，疾病谱发生变化。新中国建立初期骨伤科的多发病如骨关节结核、慢性化脓性感染等疾病的发病率已经大幅度降低，今后将继续减少，而交通事故引起的创伤明显增加。随着我国人口老龄化，老龄所带来的疾病，如中老年人群中骨关节炎、骨质疏松性椎体压缩性骨折、骨肿瘤、痛风性关节炎等发病率逐渐增高。针对目前日益严峻的现实，骨伤科疾病的防治和护理重点也随之转移，我国卫生部强调对于骨关节炎患者首先是非药物治疗，包括自我保健、改变生活方式、注意关节保护、减少负重、正确的关节功能锻炼等；其次是药物治疗；非手术治疗无效时，再考虑手术治疗。其中关节软骨缺损修复技术是近年来新发展的方法，在不断探索中；椎体成形术或后凸成形术是治疗骨质疏松性椎体压缩性骨折的新技术，可有效减轻疼痛并恢复椎体高度，改变后凸畸形。对创伤的诊治观念也有所改变，如近年来对骨折治疗的认识已从强调坚强内固定、无创操作和解剖复位发展为强调保留局部软组织血运、解剖排列和相对稳定的生物学内固定。

随着脊柱外科领域和关节外科领域一些新技术和新方法的应用，如椎间盘内电热疗法、人工椎间盘置换术、全膝关节置换术、全髋关节置换术等，给骨伤科护理带来了巨大的挑战与发展空间。

20 世纪新崛起的康复医学将进一步对骨伤科治疗学、护理学产生巨大的影响。"所有的骨科问题都与健康有关"已成为专业人士的共识。

第三节　骨伤科护士的基本素质要求

一、思想素质

1. 忠诚于护理事业，有高度责任心与同情心。
2. 具有诚实的品格，慎独修养及高尚的道德情操。
3. 追求崇高的理想、忠于职守、救死扶伤、廉洁行医和无私的奉献精神。

二、科学文化素质

具备一定的文化素养和自然科学、社会科学、人文科学等多学科知识，不断学习、努力进取，以提高自身科学素质。

三、专业素质

1. 系统掌握中医基础理论、中医护理基础知识、骨伤科专业理论知识，具有熟练的骨伤科护理技术，操作准确，技术精湛，动作轻柔、敏捷。
2. 必须具备护理创伤患者的知识，熟练掌握创伤急救与监测技术，如急救的配合、骨折固定、创面保护、患者搬运及感染的预防等，具有敏锐的观察能力和综合分析判断能力。
3. 了解人体力学原理，具备一定的力学知识，在临床护理工作中应用人体力学原理，利用所掌握的康复护理理论和技能，正确指导和协助患者进行康复训练，有效预防畸形发生，减少并发症，促进患者康复。

四、心理素质

1. 有健康的心理，乐观、开朗、稳定的情绪，宽容豁达的胸怀，健康的身体和良好的言行举止。
2. 有较强的适应能力，良好的忍耐力及自我控制能力。
3. 有强烈的进取心，不断求取知识，丰富、完善自己。
4. 有较强的沟通能力，动作轻柔，给人以安全感和信任感。

第二章 骨与关节检查与护理

在骨伤科领域内，只有认真、细致地进行骨与关节的检查，才能诊断患者有无骨与关节病变，对于症状复杂而诊断困难者，不仅需要全面系统的检查，而且需要定期、多次、反复的检查，特别是神经功能的检查，以求得出正确的诊断，实施恰当的护理。

第一节 检查原则

检查室温度适宜，光线充足。一般先进行全身检查，再重点检查局部，如遇危重患者应先进行抢救，做重点检查，避免不必要的检查和处理。在检查骨与关节时，要注意患者身体姿势，并常需要在关节的不同运动体位下进行检查。检查时应充分显露检查部位，遵循"对比"原则，即患侧与健侧的对比，如果两侧都有伤病时可与健康人对比；对不能肯定的体征需进行反复检查；对急性病证、损伤和肿瘤的患者，手法要轻巧，以减少患者的痛苦和病变扩散的机会。

骨与关节局部检查一般可按下列顺序进行：望诊、触诊、动诊、量诊，必要时辅以叩诊、听诊以及特殊检查等。结合病情每项检查都各有重点，如一些骨与关节畸形的检查，望诊、关节活动、测量、特殊试验等比较重要；对肿块的检查，则以触诊为主；骨内肿瘤需借助 X 线等特殊检查。

第二节 检查内容

对伤肢进行检查时，需用的工具有：叩诊锤、带尺、安全别针及测量关节角度的角度尺。

一、摸法

摸法是指通过检查者的手对患者损伤局部进行认真触摸，以了解损伤的性质、程度，判断有无骨折、脱位以及移位方向等。摸法的用途极为广泛，在伤科临床上的作用十分重要。

（一）主要用途

1. 摸压痛　根据压痛的部位、范围、程度来鉴别损伤的性质、种类。直接压痛可能是局部有骨折或软组织损伤，而间接压痛（如纵轴叩击痛）常提示骨折的存在；长骨干完全骨折时，在骨折部出现环状压痛；斜形骨折时，压痛范围较横断为大；压痛面积较大，程度相仿，提示软组织损伤。

2. 摸畸形　当发现有畸形时，结合触摸体表骨突变化，可以了解骨折或脱位的性质、移位方向以及呈现重叠、成角或旋转畸形等情况。

3. 摸肤温　根据局部皮肤冷热的程度，可以辨别是热证或是寒证，并可了解患肢血运情况。热肿一般表示新伤或局部积瘀化热、感染；冷肿表示寒性疾患如骨结核；伤肢远端冰凉、麻木，动脉搏动减弱或消失，则提示血运障碍。摸肤温时一般用手背测试并与对侧比较。

4. 摸异常活动　在肢体没有关节处出现了类似关节的活动，或关节原来不能活动的方向出现了活动即为异常活动，多见于骨折和韧带断裂。

5. 摸弹性固定　脱位的关节常保持在特殊的畸形位置，在摸诊时手下有弹力感。这是关节脱位的特征之一。

6. 摸肿块　首先应区别肿块的解剖层次，是在骨骼还是在肌腱、肌肉等组织中，是骨性的还是囊性的，还需触摸其大小、形状、硬度、边界是否清楚、推之是否可以移动及表面光滑度。

（二）常用手法

1. 触摸法　以拇指或拇、食、中三指置于伤处，稍加按压之力，细细触摸。范围先由远端开始，逐渐移向伤处，用力大小视部位而定。触摸时要仔细体验指下感觉，古人有"手摸心会"的要领。通过触摸可了解损伤和病变的确切部位，病损处有无畸形、摩擦感、皮肤温度、软硬度有无改变，有无波动征等。触摸法往往在检查时最先使用。

2. 挤压法　用手掌或手指挤压患处上下、左右、前后，根据力的传导作用来诊断骨骼是否折断。此法有助于鉴别是骨折还是挫伤。但检查骨肿瘤或感染患者，不宜在局部过多或过于用力挤压。

3. 叩击法　以掌根或拳头对肢体远端的纵向叩击所产生的冲击力，来检查有无骨折。检查股骨、胫腓骨骨折，有时采用叩击足跟的方法；检查脊髓损伤时可采用叩击头顶的方法；检查四肢骨折是否愈合，亦常采用纵向叩击法。

4. 旋转法　用手握住伤肢下端，做轻轻的旋转动作，以观察伤处有无疼痛、活动障碍及特殊的响声。旋转法常与屈伸关节的手法配合应用。

5. 屈伸法　用一只手握关节部，另一手握伤肢远端，做缓慢的屈伸活动。若关节部出现剧痛，说明有骨与关节损伤；关节内骨折者，可出现骨擦音。

6. 摇晃法　用一只手握于伤处，另一手握伤肢远端，做轻轻的摇摆晃动，结合问诊与望诊，根据患部疼痛的性质、异常活动、骨擦音的有无，判断是否有骨与关节损伤。

临床运用摸法时非常重视对比，并注意"望、比、摸"的综合应用，根据年龄、病程、类型的不同，表现各异，重点在于有无疼痛、畸形、肿胀、皮下瘀血，骨断端有无骨擦感，甚至于听到骨擦音，有无功能障碍以及全身情况，只有这样才能正确地分析通过摸诊所获得的资料。

二、关节功能活动范围检查法

关节的功能活动范围是指各关节从中立位运动到各方位最大角度的范围。目前临床上常用的关节活动度的记录方法为中立位0°法（即以每个关节的中立位为0°计算）。全身各关节都有其正常的生理活动范围，在肢体发生疾病或损伤时，其活动范围可发生变化，活动度减少或增大，也可出现超越生理活动范围的异常活动度。在测量时应注意除外关节周围的附加活动，如测量肩肱关节活动应固定肩胛骨，测量髋关节活动时应固定骨盆等。还应注意正常人关节活动的范围差异，必要时要进行双侧关节活动的对比。人体各关节功能活动的正常范围如下：

（一）脊柱

1. 颈部 中立位为面向前，眼平视，下颌内收。活动范围：前屈35°~45°，后伸35°~45°，左右侧屈各45°，左右旋转各60°~80°（图2-1）。

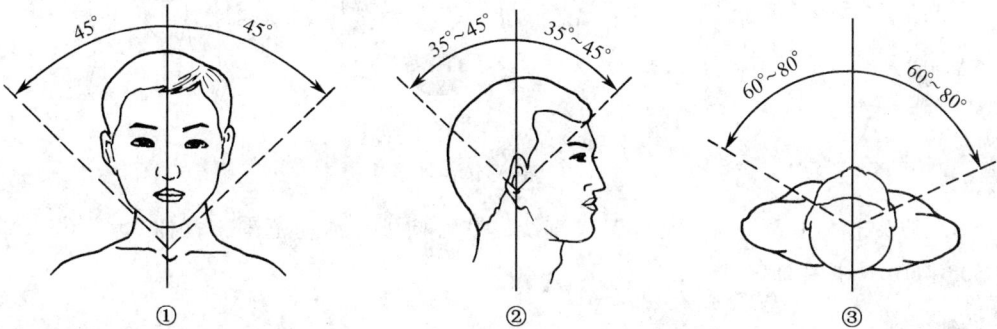

图2-1 颈部活动范围

2. 腰部 中立位为直立，腰伸直自然体位。活动范围：前屈90°，后伸30°，左右侧屈各20°~30°，左右旋转各30°（固定骨盆，以两肩连线与骨盆横径的角度计算）（图2-2）。

（二）上肢

1. 肩关节 中立位为上肢下垂，屈肘90°，前臂指向前方。活动范围：前屈90°，后伸45°，外展90°，内收20°~40°（肘尖达腹中线），内旋80°，外旋30°，前屈上举和外旋位外展各180°（图2-3）。

2. 肘关节 中立位为肘关节伸直。活动范围：屈曲140°，过伸0°~10°，旋前（掌心向下）80°~90°，旋后（掌心向上）90°（图2-4）。

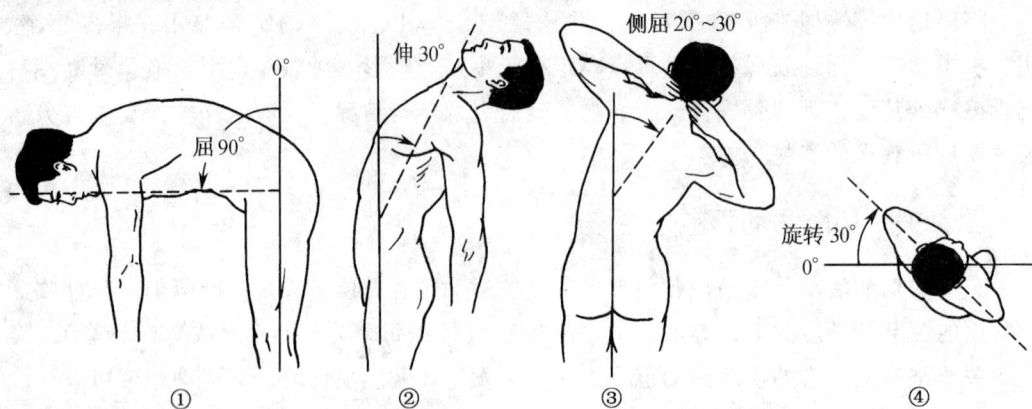

图 2-2   腰部活动范围

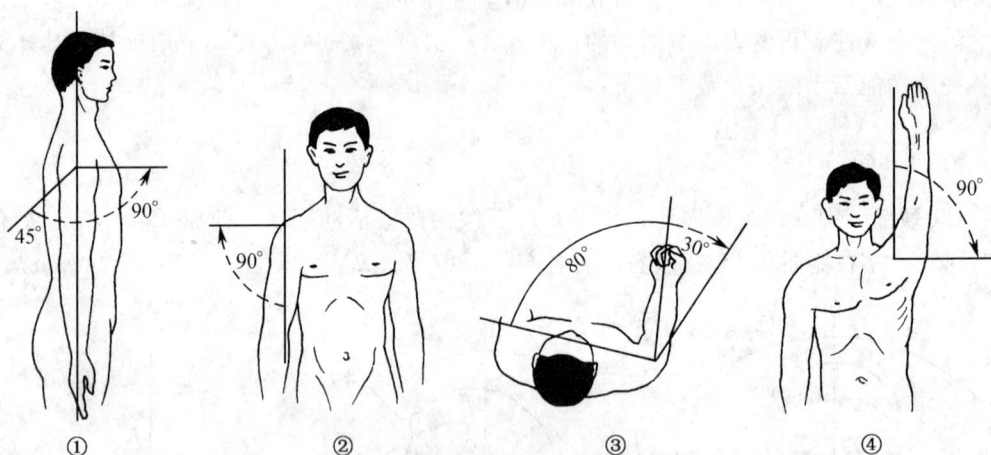

图 2-3   肩关节活动范围

3. **腕关节**   中立位为手与前臂成直线，掌心向下。活动范围：背伸 35°～60°，掌屈 50°～60°，桡偏 25°～30°，尺偏 30°～40°（图 2-5）。

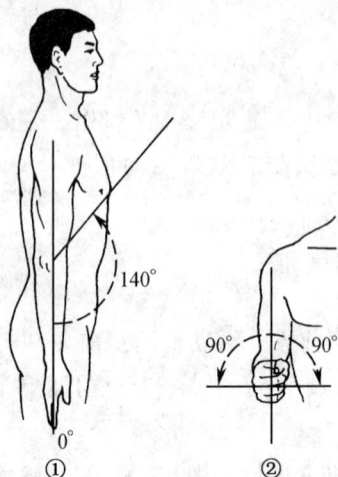

图 2-4   肘关节活动范围

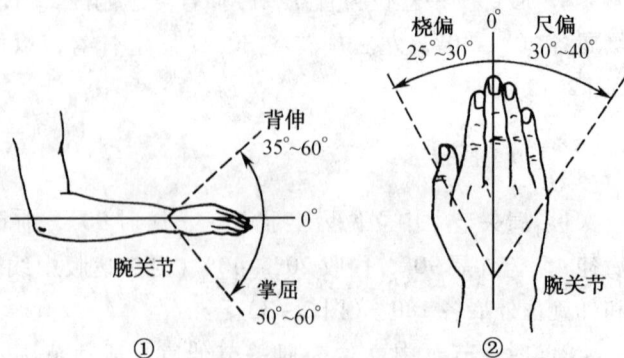

图 2-5   腕关节活动范围

（三）下肢

1. 髋关节　中立位为平卧位髋关节伸直、髌骨向上。活动范围：屈曲 145°，后伸 40°，外展 30°~45°，内收 20°~30°，外旋和内旋均为 40°~50°（图 2-6）。

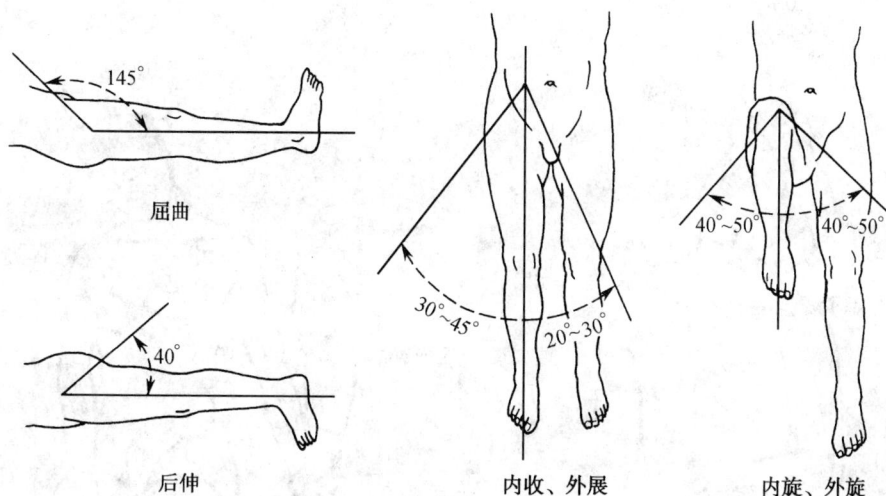

图 2-6　髋关节活动范围

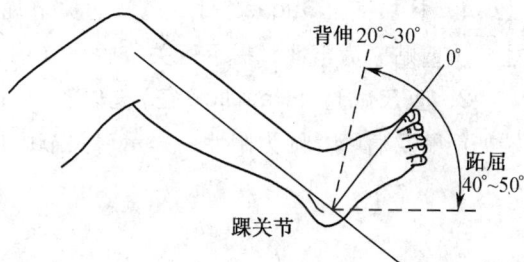

2. 膝关节　中立位为膝关节伸直。活动范围：屈曲 145°，过伸 10°（图 2-7）。

3. 踝关节　中立位为足与小腿呈 90°角。活动范围：背屈 20°~30°，跖屈 40°~50°（图 2-8）。

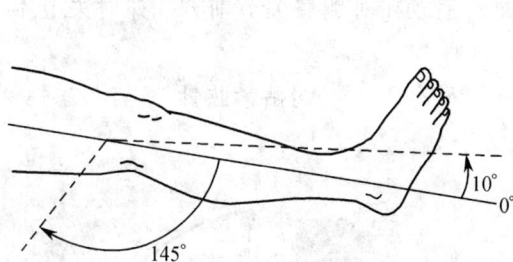

图 2-7　膝关节活动范围　　　　图 2-8　踝关节活动范围

三、特殊检查法

（一）颈部

1. 椎间孔挤压试验（Spurling 征）　将患者的头转向患侧并略屈曲，检查者在颅顶向下按压。当出现肢体放射性疼痛或麻木感时，即为阳性。阳性者提示有神经性损害，常见于神经根型颈椎病（图 2-9）。

2. 椎间孔分离试验（引颈试验）　与挤压试验相反，检查者肚腹顶住患者枕部，双手托于颌下，向上牵引，若患者原有根性症状减轻，则为阳性，多提示根性损害。

3. 臂丛神经牵拉试验（Eaten 征） 患者端坐，检查者一手握住其患侧手腕，另一手放在患侧头部，双手向相反方向推拉。若患者感到疼痛并向上肢放射，即为阳性。用于颈椎病的检查。但应注意，除颈椎病根性压迫外，臂丛损伤、前斜角肌综合征者均可阳性（图 2 - 10）。

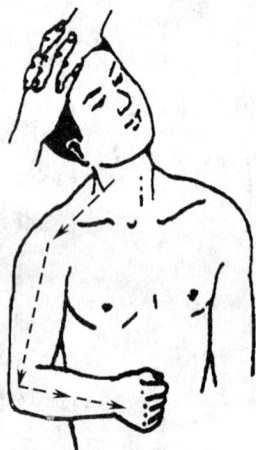

图 2 - 9   椎间孔挤压试验

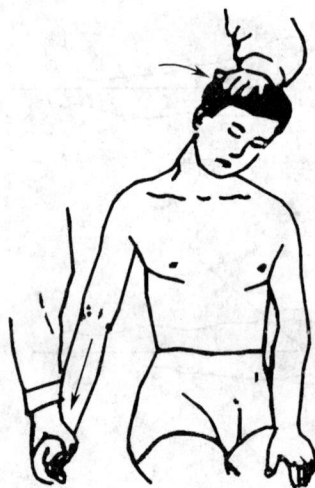

图 2 - 10   臂丛神经牵拉试验

（二）肩部

1. 杜加征（Dugas 征） 患肢肘关节屈曲，手放在对侧肩关节前方，如肘关节不能与胸壁贴紧为阳性，提示肩关节脱位（图 2 - 11）。

2. 直尺试验（Hamilton 征） 以直尺置于上臂外侧，一端贴紧肱骨外上髁，另一端如能贴及肩峰，则为阳性，提示肩关节脱位。

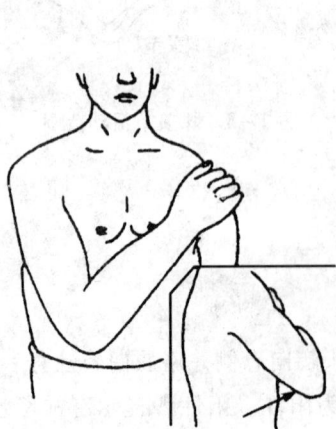

图 2 - 11   杜加征

无痛

疼痛弧

无痛

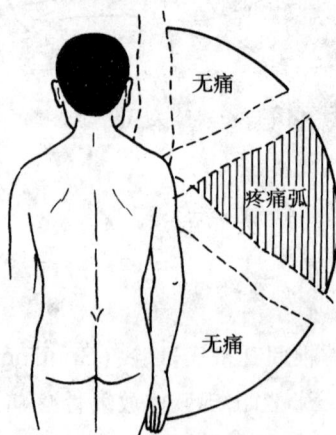

图 2 - 12   肩关节外展上举试验

3. **肱二头肌长头紧张试验（Yergason 征）**　患者屈肘，前臂旋后，检查者给以阻力，当有肱二头肌长头肌腱炎时，结节间沟区有疼痛感。

4. **肩关节外展上举试验（"疼痛弧"试验）**　患者上肢外展 0°～60°时不痛，至 60°～120°时疼痛，再上举至 120°～180°时反而不痛，即为阳性，提示冈上肌肌腱炎（图 2-12）。

5. **冈上肌腱断裂试验**　当肩外展开始的 30°～60°范围时，可以看到三角肌用力收缩，但不能外展举起上臂，越用力肩越高耸，但如果帮助患者外展至这一范围以外，三角肌便能单独完成其余的外展动作。30°～60°范围内的主动外展障碍，为阳性征，提示冈上肌腱断裂。

（三）肘部

1. **腕伸肌紧张试验（Mills 征）**　患者伸直患侧肘关节，屈腕、握拳，检查者将前臂旋前，若患者肱骨外上髁区疼痛，则为阳性，提示肱骨外上髁炎（图 2-13）。

2. **肘关节外展内收试验**　患者肘关节置伸直位。检查者一手握住肘关节上方，一手握前臂外展，或内收前臂，若肘关节被动外展内收，出现异常侧方运动，提示侧副韧带撕裂、外上髁骨折、内上髁骨折或桡骨小头骨折。

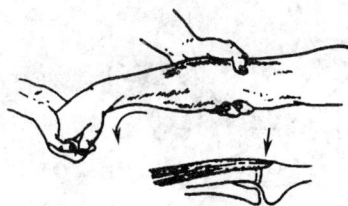

图 2-13　腕伸肌紧张试验

（四）腕部

1. **握拳尺偏试验（Finkel-stein 试验）**　患者握拳（拇指埋于拳内），使腕部尺偏，若桡骨茎突处出现疼痛为阳性。阳性者提示桡骨茎突狭窄性腱鞘炎。

2. **腕关节尺侧挤压试验**　患者腕关节置于中立位，检查者将其尺偏并挤压，若下桡尺关节处疼痛为阳性。提示三角软骨盘损伤、尺骨茎突骨折。

（五）腰背部

1. **直腿抬高试验（Lasegue 征）**　患者取仰卧位，两下肢伸直靠拢，检查者用一手握患者踝部，一手扶膝保持下肢伸直，逐渐抬高患者下肢，正常者可以抬高 70°～90°而无不适感觉；若小于以上角度即感该下肢有传导性疼痛或麻木者为阳性。多见于坐骨神经痛和腰椎间盘突出症患者（图 2-14）。

2. **直腿抬高加强试验（足背伸试验，Bragard 征）**　直腿抬高至痛时，降低 5°左右，再突然使足背屈，可引起大腿后侧剧痛，常为腰椎间盘突出症（图 2-15）。

3. **屈颈试验（Linder 征）**　患者仰卧，检查者一手按其胸，一手托其枕后，屈其颈部，若出现腰部及患肢后侧放射性疼痛则为阳性。提示坐骨神经受压（图 2-16）。

（六）骨盆

1. **骨盆挤压及分离试验**　患者仰卧位，检查者双手将两侧髂嵴用力向外下方挤压，称骨盆分离试验；反之，双手将两髂骨翼向中心相对挤压，称为骨盆挤压试验。能诱发疼痛者多为阳性，见于骨盆环骨折（图 2-17）。

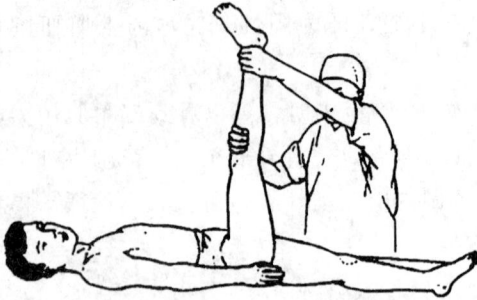

图 2-14 直腿抬高试验

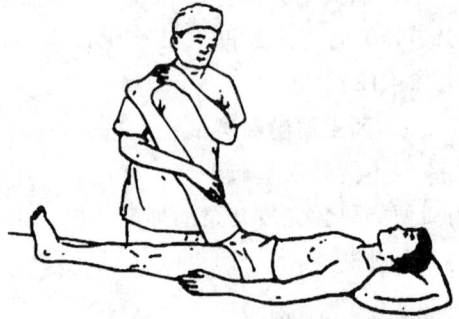

图 2-15 直腿抬高加强试验

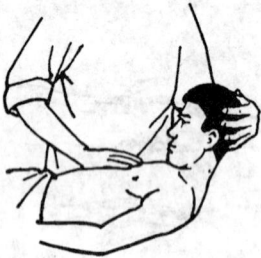

图 2-16 屈颈试验

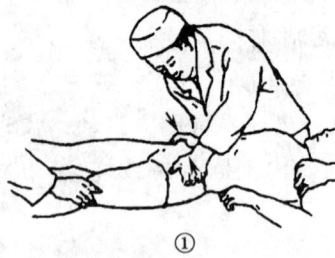

① ②

图 2-17 骨盆挤压及分离试验

2. **"4"字试验（髋外展外旋试验、Patrick 试验）** 患者仰卧，患肢屈髋屈膝，并外展外旋，外踝置对侧大腿上，双腿相交成"4"字形，检查者一手固定骨盆，一手于膝内侧向下压。若骶髂关节痛，则为阳性。阳性者提示骶髂关节劳损、类风湿性关节炎、结核、致密性骨炎（图 2-18）。

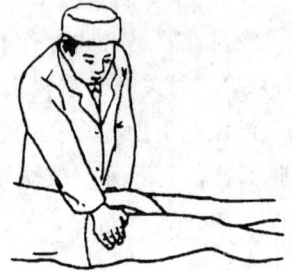

图 2-18 "4"字试验

（七）髋部

1. **足跟叩击试验** 直腿抬高，用拳叩击足跟，髋部疼痛为阳性。提示髋关节负重部位关节面破坏，且为晚期，或为股骨颈骨折。

2. **托马斯征（Thomas 征）** 患者仰卧，大腿伸直，则腰部前凸；屈曲健侧髋关节，迫使脊椎代偿性前凸消失，则患侧大腿被迫抬起，不能接触床面。常见于腰椎疾病和髋关节疾病等（图 2-19）。

3. **下肢短缩试验（Allis 征）** 患者仰卧，屈髋屈膝，两足平行置于床面，比较两膝高度，不等高为阳性。提示较低一侧股骨或胫骨短缩，或髋关节后脱位（图 2-20）。

4. **望远镜试验（Dupuytren 征）** 患者仰卧，检查者一手握膝，一手固定骨盆，上下推动股骨干，若觉察有抽动和响声即为阳性，提示小儿先天性髋关节脱位。

　　5. **蛙式试验（Frog test）**　病儿仰卧位，使双膝双髋屈曲90°，并使病儿双髋做外展、外旋至蛙式位，双下肢外侧接触到检查床面为正常。若一侧或两侧下肢的外侧不能接触到床面，即为阳性，提示有先天性髋关节脱位。

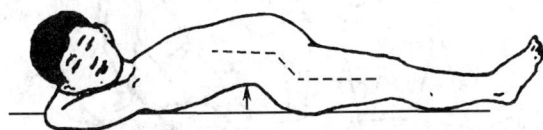

①患侧髋关节伸直时腰椎有代偿性前凸

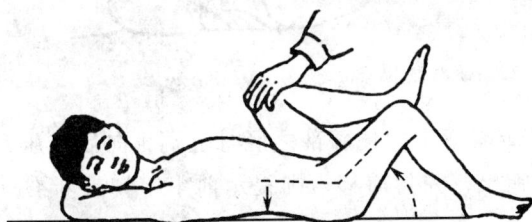

②健侧髋关节被动屈曲时，患侧大腿自动离开床面

图2-19　托马斯征阳性

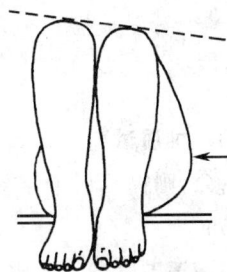

图2-20　下肢短缩试验

（八）膝部

　　1. **回旋挤压试验（Mc Murray试验）**　患者仰卧，检查者一手拇指及其余四指分别按住膝内外间隙，一手握住足跟部，极度屈膝。在伸屈膝的过程中，当小腿内收、外旋位，同时伸屈膝关节，如有弹响或合并疼痛，说明内侧半月板有病变；当小腿外展、内旋时有弹响或合并疼痛，说明外侧半月板有病变（图2-21）。

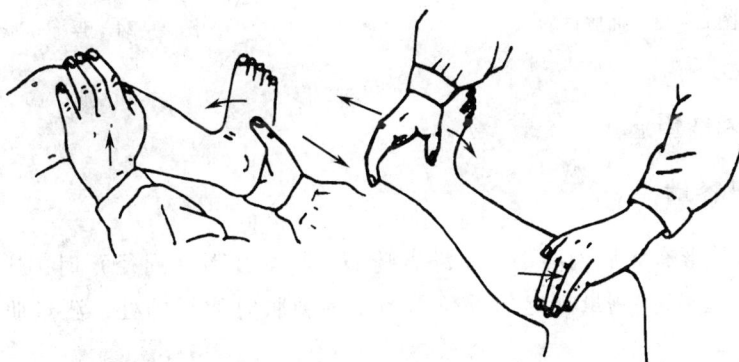

图2-21　回旋挤压试验

　　2. **研磨试验（Apley征）**　患者俯卧，屈膝90°，检查者双手握患肢足部，左腿压住患腿，旋转提起患膝，若出现疼痛，则为侧副韧带损伤；将膝下压，再旋转，若出现疼痛，则为半月板损伤；轻微屈曲时痛，则为半月板前角损伤（图2-22）。

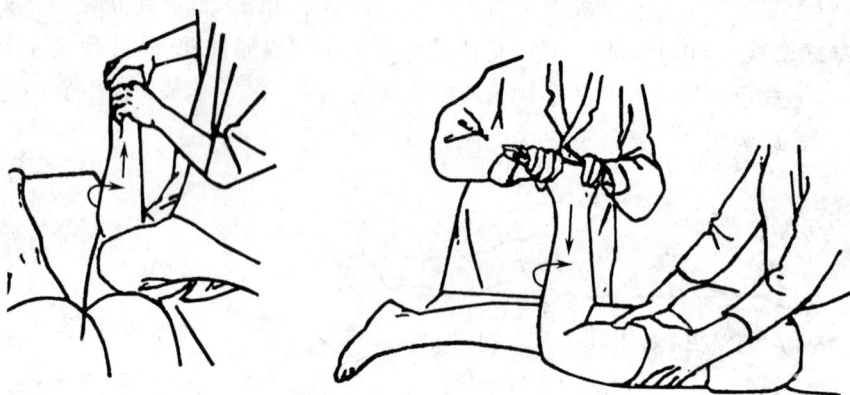

图 2-22 研磨试验

3. **抽屉试验** 患者仰卧，屈膝，检查者双手握住膝部之胫骨上端，向后施压，胫骨后移，则提示后十字韧带断裂；向前施压，胫骨前移，则提示前十字韧带断裂（图 2-23）。

4. **浮髌试验** 患者仰卧，伸膝，放松股四头肌，检查者一手虎口对着髌上囊，压迫膝部，将囊内液体压入髌骨下，一手轻压髌骨后快速松开，可觉察到髌骨浮起，此为阳性（图 2-24）。正常膝内液体约 5ml，当膝内液体达 50ml 时，方出现阳性。

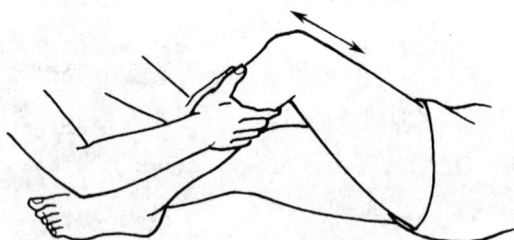

图 2-23 抽屉试验

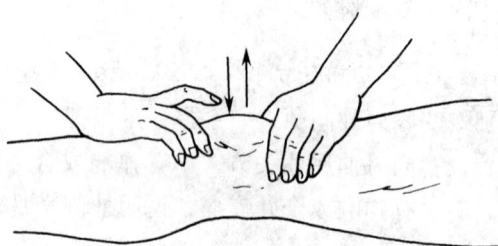

图 2-24 浮髌试验

四、肌肉检查法

（一）肌容量

观察肢体外形有无肌肉萎缩、挛缩、畸形。测量肢围（周径）时，应根据患者情况（成年人或儿童），测量规定的部位。如测量肿胀时取最肿处，测量肌萎缩时取肌腹部。

（二）肌张力

在静止状态时肌肉保持一定程度的紧张度称为肌张力。检查时，嘱患者肢体放松做被动运动以测其阻力，亦可用手轻捏患者的肌肉以体验其软硬度。如肌肉松软，被动运动时阻力减低或消失，关节松弛而活动范围扩大，称为肌张力减低；反之，肌肉紧张，被动运动时阻力很大，称为肌张力增高。

（三）肌力

指肌肉主动运动的力量、幅度和速度。检查及测定方法如下。

1. 肌力检查　肌力检查可以测定肌肉的发育情况和用于神经损伤的定位，对神经、肌肉疾患的预后和治疗也有一定价值。

怀疑肌力降低时，根据需要进行肌力测定。肌力测定一般不用任何特殊设备，仅通过对关节运动加以阻力（对抗）的方法，嘱患者做抗阻力运动，就能大致判断肌力属于正常、稍弱、弱、甚弱或完全丧失。

2. 肌力测定标准　可分为以下 6 级：

0 级：肌肉无收缩（完全瘫痪）。

Ⅰ级：肌肉有轻微收缩，但不能够移动关节（接近完全瘫痪）。

Ⅱ级：肌肉收缩可带动关节水平方向运动，但不能对抗地心引力（重度瘫痪）。

Ⅲ级：能抗地心引力移动关节，但不能抵抗阻力（轻度瘫痪）。

Ⅳ级：能抗地心引力运动肢体，且能抵抗一定强度的阻力（接近正常）。

Ⅴ级：能抵抗强大的阻力运动肢体（正常）。

第三章　各种特殊检查的护理

第一节　X线检查

一、X线检查在骨伤科的应用

投照X线摄片的位置正确，能够及时获得正确的诊断，防止误诊及漏诊，避免经济损失和减少患者痛苦。除确定检查部位外，还应选择准确的投照体位。常用的投照体位有正位、侧位；特殊摄影位置有轴位、斜位、双侧对比X线片、开口位、脊椎运动X线检查、断层摄影检查等。

（一）平片摄影

适用于所有骨、关节的部位。对四肢长骨、关节和脊柱的摄片，一般采用正、侧两个相互垂直的投照位置；除了正侧位以外，脊柱和手可加摄斜位片；骨骼轮廓呈弧形弯曲的部位，如头顶、面部和肋骨可加摄切线片；颅底、髌骨、跟骨可加摄轴位片；某些部位还可加摄外展、外旋、内收、内旋、过屈、过伸及张口等位置X线片。各种部位的摄片必须包括骨与关节周围的软组织，以及邻近的关节。有的需摄健侧X线片来对比。X线片的观察既要重视骨、关节的形态，又要注意软组织的变化。

（二）特殊X线检查

是指在普通X线摄片的基础上，通过某些特殊装置或特殊摄影技术，使骨、关节及其周围的软组织能显示出一般摄影所不能显示的征象。

1. 体层摄影　又称断层或分层摄影，可以显示出小的病灶，正确地确定病变的深度，从而达到诊断的目的。头颅、脊柱、胸骨、骨盆、四肢等各部位均可应用。常用于骨关节结核、骨髓炎、骨肿瘤等疾病的诊断。

2. 立体摄影　可显示某一局部组织或结构的立体图像，从而获得一立体概念，并可观察病变部位的深度及范围。立体摄影主要应用于结构复杂或体积较厚的部位的检查，如头颅、胸部、骨盆、脊柱、盆腔等处。对判断上述部位的异物或钙斑等的具体位置及其与邻近组织的相互关系，最为适用。

二、X 线检查的配合及护理

1. 对行动不便或危重患者，用推车护送。

2. X 线检查前取下随身佩带的发夹、项链、钢笔等金属物，穿着不带有金属纽扣、装饰物的衣服，以免产生伪形，影响诊断。

3. 稳定患者情绪，配合完成检查。

第二节　电子计算机体层扫描（CT）检查

一、CT 在骨伤科中的应用

高分辨率的 CT 机能够从横断面图像观察脊柱、骨盆、四肢关节较复杂的解剖部位和病变，还有一定分辨软组织的能力，且不受骨骼重叠及内脏器官遮盖的影响，如骨伤科疾病诊断、定位，为区分性质范围等提供一种非侵入性辅助检查手段。

（一）适应证

1. 胸廓外伤，如肋骨、胸骨骨折。

2. 髋部、骨盆、肩胛骨外伤。

3. 椎管狭窄、椎间盘病变。CT 检查可测出椎管各方向的径值，可显示椎间盘突出的部位、大小及神经受压情况。

4. 脊柱损伤，颈、胸、腰椎损伤时可了解骨折片压迫脊髓的情况。

5. 骨质疏松及骨关节病。

6. 骨及软组织肿瘤，特别是椎体或椎管内的肿瘤，可了解椎体破坏，向周围扩散，以及侵入椎管内或椎管内占位性病变压迫脊髓的情况。

7. CT 引导下取组织活检。

（二）禁忌证

1. 孕妇及其他不宜接触 X 线患者（如再生障碍性贫血等）。

2. 严重心肝、肾衰竭者。

3. 病情严重难以配合检查者。

4. 碘过敏者，目前患有甲亢、重症肌无力者不能做增强扫描。

二、CT 检查的配合及护理

1. 向患者讲明 CT 检查的意义，稳定患者情绪，减少恐惧心理，配合完成检查。

2. 对躁动不能合作的患者或儿童应给予镇静剂。

3. CT 检查前应取下患者随身佩带的发夹、手表、钢笔及项链等金属物，穿不带有金属的服装，以免产生伪影，影响诊断。

4. 外伤急诊患者抓紧时间尽快完成术前准备，以免延误检查。

5. 危重患者要严密观察生命体征变化。

6. 需增强扫描者，由患者或家属在注射造影剂的志愿书上签名。如患者日常服用双胍类药物，应在检查前后各 48 小时停用。

7. 常规做碘过敏试验，以防加用造影剂时发生过敏反应。碘过敏试验以静脉注射法较为可靠。

8. 扫描室内必备氧气供应装置、呼吸机、抢救柜（内备抢救药品及物品）等，以备抢救患者时使用。

9. 检查完毕护送患者回病房，妥善安排患者体位。

10. 嘱患者多饮水，以利造影剂加速排出体外。

第三节 磁共振成像（MRI）检查

一、MRI 在骨伤科的应用

MRI 在骨伤科方面主要通过骨与其周围软组织间信号强度的对比来显示骨的轮廓。

（一）适应证

1. 骨肿瘤 对早期发现骨肿瘤有重要诊断作用，并能对骨肿瘤进行定位、观察肿瘤生长范围及与周围组织的关系、确定治疗效果。

2. 脊柱创伤及脊椎病变 MRI 能清晰地显示脊柱的骨骼、椎间盘、韧带、椎间孔、椎管、蛛网膜下腔及脊髓的形态结构，还可以观察椎体压缩程度，骨折的移位情况及椎体生理曲度改变，如脊髓外伤（横断、血肿、水肿、受压、移位），脊椎畸形，椎体结核，肿瘤，椎管狭窄，椎间盘变性、增生，椎间盘突出等。

3. 半月板损伤。

（二）禁忌证

1. 绝对禁忌证

（1）曾做过心脏手术，并带有人工心脏瓣膜者；心脏安装起搏器者；携带 Holter 心电图仪者。

（2）眼球内有金属异物；内耳植入金属假体者。

（3）颅内带有动脉瘤夹；动脉瘤手术后。

（4）安装有神经刺激器者。

2. 相对禁忌证

（1）肥胖患者。

（2）妊娠。

（3）高热患者。

（4）癫痫患者。

（5）体内有金属植入者（如人工膝关节，人工股骨头，骨折内固定钢针、螺丝钉、钢板等）。

（6）幽闭恐惧症者。

（7）危重患者需要生命保障系统者。

二、MRI 检查的配合及护理

1. 因扫描室内为强磁场，所以凡带有心脏起搏器、神经刺激器者不能进入室内，因此医护人员应详细询问患者的病史及既往史。

2. 嘱患者在进入扫描室前去除身上的一切金属物品，如手表、首饰及带有金属拉链或扣子的衣裤等。

3. 女性带有金属节育环者，检查前 1 周应取出。

4. 对于小儿、烦躁不安等不能配合检查的患者应酌情给予镇静剂，如检查前 30 分钟肌注地西泮 10mg 或苯巴比妥 0.1g。

5. 检查前患者常有恐惧、紧张不安等，医护人员应耐心介绍检查的过程及扫描时的情景，使患者消除恐惧，配合检查。

6. 嘱患者取平卧位，平稳呼吸，盖好毛毯，注意保暖。

7. 要求患者保持正确的检查体位，不可随便移动，以免降低影像的清晰度，而影响诊断。

8. 扫描进行时，MRI 装置可产生一种敲击声。共振噪声大时可告之患者应用耳塞，以降低噪声的干扰。

9. 凡危重患者应密切注意生命体征的监护，因心电监护仪、人工呼吸机、心脏起搏器等抢救设备不能进入扫描室。

10. 扫描完毕，让患者取短时间的坐位，以防发生体位性低血压。

11. 由专人护送患者回病房，病情严重及体质虚弱者用推车护送。

12. 凡服用镇静剂者，尤其是病儿，需等待完全清醒后才可进食、饮水。

第四章 固定治疗与护理

第一节 牵引患者的护理

牵引技术是通过牵引装置，利用适当的持续牵引力和对抗牵引力达到整复和维持复位的目的。牵引既有复位又有固定作用，是骨伤科中常用的治疗技术。

一、牵引的目的

1. 使骨折、关节脱位复位。
2. 稳定骨折断端，镇痛并便于骨折愈合。
3. 固定患肢，防止病理性骨折。
4. 矫正和预防关节屈曲挛缩畸形，使关节置于功能位，便于关节活动，防止肌肉萎缩。
5. 减轻脊髓和神经压迫症状。
6. 减轻局部刺激和炎症扩散，解除肌肉痉挛，改善静脉血液回流，消除肢体肿胀。

二、牵引用具

（一）牵引床

一般采用特制骨科硬板牵引床（图4-1）。其特点有：

1. 床板分为两节，根据需要可升高头侧床板，使患者由卧位改为半卧位，方便患者进食，也可预防发生坠积性肺炎，将脚侧床板升高，防止患者向牵引侧下滑。
2. 床板中心有圆洞，床板上铺垫分节段的褥垫，便于更换床单及放置便盆。
3. 附有带拉手的床架，患者可利用拉手自动转换体位，进行功能锻炼，防止关节僵硬和发生压疮，以及借助拉手抬高臀部，利于放置便盆。

（二）牵引器具

1. **牵引架** 临床应用的牵引架有多种类型，尽管形状各异，但都是为了使患肢关节置于功能位和肌肉松弛状态下进行牵引，如勃朗-毕洛架、托马斯架、琼斯架、机械

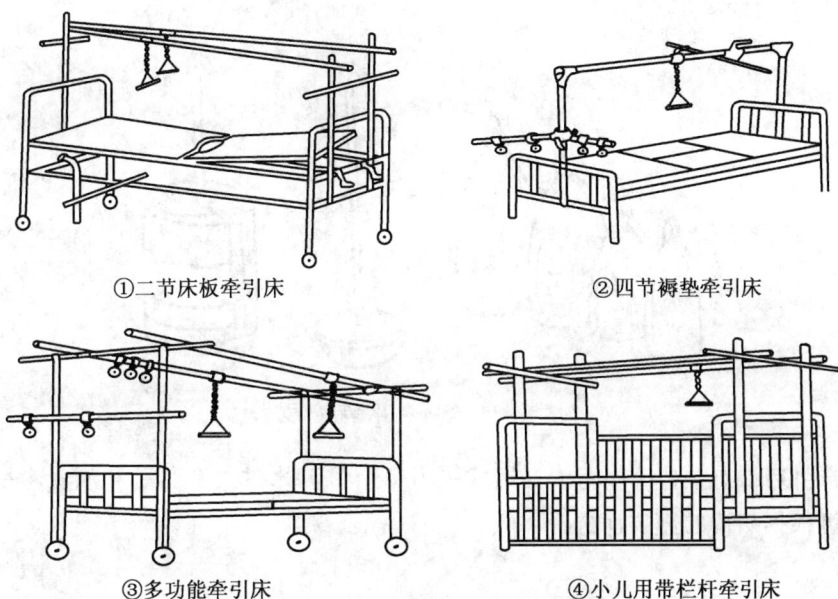

①二节床板牵引床

②四节褥垫牵引床

③多功能牵引床

④小儿用带栏杆牵引床

图4-1 牵引床

螺旋牵引架、小儿双下肢悬吊牵引架等（图4-2）。可根据患者病情选择应用。

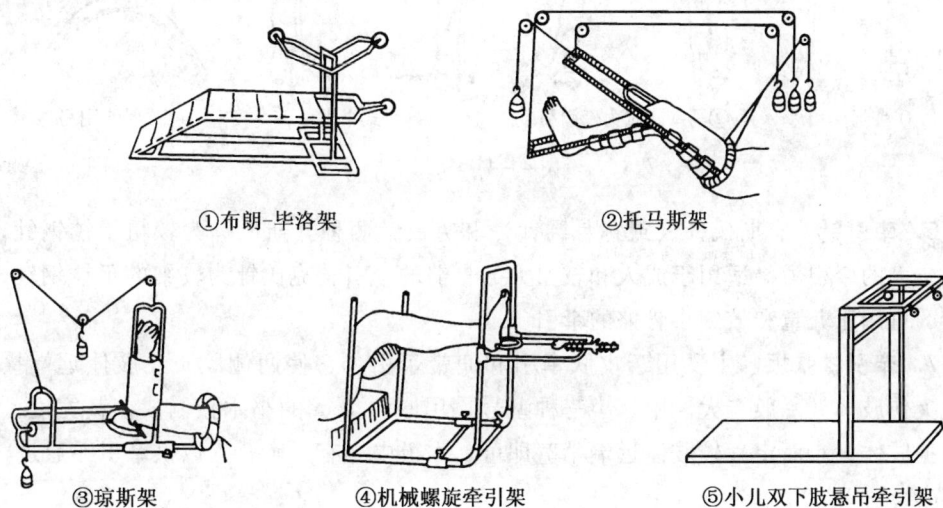

①布朗-毕洛架

②托马斯架

③琼斯架

④机械螺旋牵引架

⑤小儿双下肢悬吊牵引架

图4-2 牵引架

2. **牵引绳** 以光滑、结实的尼龙绳和其他塑料绳为宜。长度适宜，过短使牵引锤悬吊过高，易脱落砸伤人；过长易致牵引复位后牵引锤触及地面，起不到牵引效果。

3. **滑车** 要求转动灵活，有较深的沟槽，易于牵引绳在沟槽内滑动，而不脱出沟槽影响牵引。

4. **牵引重量** 可选用0.5kg、1.0kg、2.0kg、5.0kg重的金属牵引锤或砂袋，根据患者病情变化进行牵引重量的增减。牵引锤必须有重量标记，以利于计算牵引总重量

（图 4-3）。

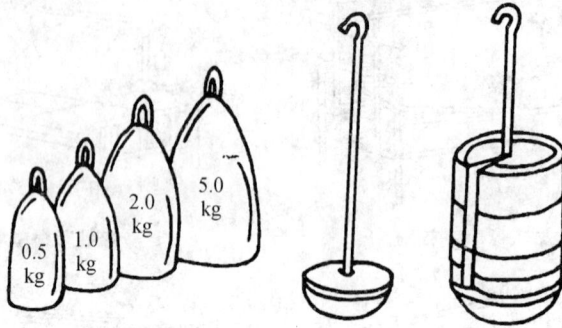

图 4-3　金属牵引锤和砂袋

5. **牵引弓**　有普通牵引弓、马蹄式张力牵引弓、冰钳式牵引弓和颅骨牵引弓（图 4-4），可根据病情的需要而选择。

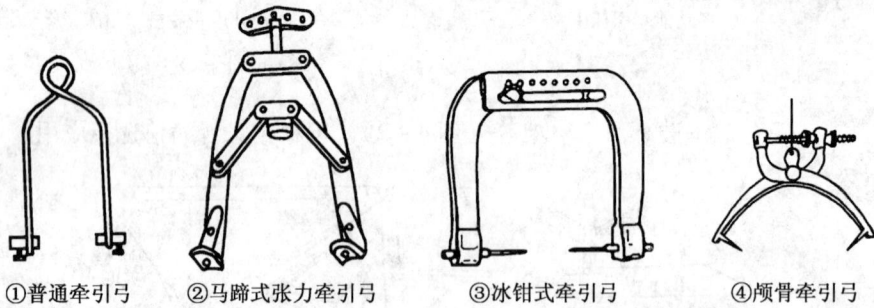

①普通牵引弓　　②马蹄式张力牵引弓　　③冰钳式牵引弓　　④颅骨牵引弓

图 4-4　牵引弓

6. **牵引针**　有斯氏针（或称骨圆针）和克氏针两种。斯氏针为较粗不锈钢针，可承受较大的牵引力，适用于成人和较粗大的骨骼的牵引；克氏针为较细的不锈钢针，易折弯，可用于儿童和较细小骨骼的牵引。

7. **牵引扩张板**　主要用于皮肤牵引和兜带牵引，它使两侧胶布在肢体远端撑开，以免夹伤肢体。一般有大、中、小三种型号，用厚约 1cm 的小木板制成，其宽度不一，可根据肢体大小而定，较肢体远端稍宽即可。木板中心有一圆孔，以供牵引绳通过（图 4-5）。

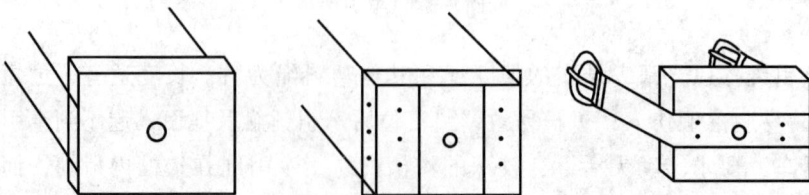

图 4-5　牵引扩张板

8. **床脚垫**　如无特殊骨科牵引床，可在弹簧床上放置一硬木板。床脚垫高可用床脚垫，有木制和水泥制两种，其高度有 10cm、15cm、20cm、30cm 四种。顶部和侧部凿有圆形窝槽，垫高时将床脚放入窝槽内，以免床脚滑脱。

三、持续牵引

持续牵引是通过牵引装置，沿肢体长轴或躯干利用作用力和反作用力，以达到协助骨折、关节脱位的复位、固定，并防止和纠正骨关节畸形的一种方法。持续牵引既是一种固定方法，又是一种整复方法，它可以克服肌肉的收缩力，矫正重叠移位和肢体的挛缩，可使软组织痉挛与局部疼痛得到缓解。牵引力主要由悬锤重量提供，反牵引力（反作用力）一般是利用患者的体重。抬高床脚可加大反牵引力，或者用支架（如托马斯架）上端的圆圈抵住骨盆的坐骨结节，作为牵引时反作用力的支撑点。常用的牵引有皮肤牵引、骨牵引和牵引带牵引。

（一）皮肤牵引

凡牵引力通过对皮肤的牵拉使作用力最终达到患处，并使其复位、固定与休息的技术，称皮肤牵引。此法对患肢基本无损伤，痛苦少，无穿针感染之危险。由于皮肤本身所能承受的力量有限，牵引力较小，故其适应范围有一定局限性。

1．适应证

（1）小儿下肢骨折。

（2）老年人肌肉萎缩的不稳定性下肢骨折。

（3）不需要较大牵引力的短期牵引。

（4）防止髋、膝关节屈曲、挛缩畸形。

2．禁忌证

（1）皮肤有损伤或炎症者。

（2）肢体血液循环障碍者，如静脉曲张、慢性溃疡、血管硬化及栓塞等。

（3）骨折严重错位需要较大重力牵引方能矫正畸形者。

3．牵引前准备

（1）皮肤准备　若直接用胶带固定皮肤，则需在牵引部位备皮，用清水洗净，以免影响牵引，并用 75% 酒精消毒，防止因皮肤牵引而致皮肤感染。若用海绵带牵引，无需做皮肤准备。

（2）皮肤牵引装置的准备　采用海绵带牵引，将 8mm 厚、表面微粗糙的乳胶海绵裁成 8cm 宽，26cm 长的条带，用针线缝在稍宽一些的白布条两侧，中间留一36cm 长的空白处。正中可做一口袋，插入一扩张板。板正中留一个洞，通过一牵引绳（图 4－6）。

（3）其他用品　绷带数卷，牵引支架一个，重量不等的牵引重锤若干。

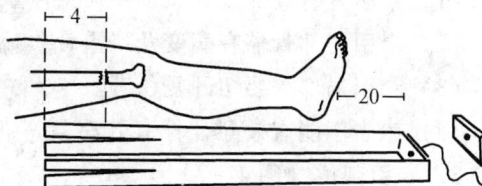

图 4－6　乳胶海绵带皮牵引法

4. 护理

（1）对于牵引的患者应进行床旁交接班，并随时观察肢端血液循环，包括肢端皮肤颜色、温度、桡动脉或足背动脉搏动、毛细血管充盈情况、指（趾）活动情况以及倾听患者的叙述，如发现有血液循环障碍时，应及时查明原因并处理。

（2）随时注意检查牵引重量是否合适。皮肤牵引重量根据骨折类型、移位程度及肌肉发达情况而定，小儿宜轻，成人宜重，但不能超过5kg。重量过小，不利于骨折复位或畸形矫正；过重易滑脱或引起皮肤水疱。

（3）牵引时应在骨突部位垫棉垫，防止磨损皮肤。如患者对胶布过敏或胶布粘贴不当出现水疱时，应及时处理。

（4）为保持反牵引，一般床尾应该抬高10~15cm。

（二）骨牵引

骨牵引又称直接牵引，是利用钢针或牵引钳穿过骨质，使牵引力直接通过骨骼而传导到损伤部位，并起到复位、固定与休息的作用。其优点：可以承受较大的牵引重量，阻力较小，可以有效地克服肌肉紧张，纠正骨折重叠或关节脱位造成的畸形；牵引后便于检查患肢；牵引力可以适当增加，不致引起皮肤发生水疱、压迫性坏死或循环障碍；配合夹板固定，在保持骨折端不移位的情况下，可以加强患肢功能锻炼，防止关节僵直、肌肉萎缩，以促进骨折愈合。其缺点是：钢针直接通过皮肤穿入骨质，如有消毒不严格或护理不当，易导致针孔处感染；穿针部位不当易损伤关节囊或神经、血管；儿童采用骨牵引容易损伤骨骺。

1. 适应证

（1）成人肌力较强部位的骨折。

（2）不稳定性骨折、开放性骨折。

（3）骨盆骨折、髋臼骨折及髋关节中心性脱位。

（4）学龄儿童股骨不稳定性骨折。

（5）颈椎骨折及脱位。

（6）手术前准备，如人工股骨头置换术等。

（7）关节挛缩畸形者。

（8）其他需要牵引治疗而又不适于皮肤牵引者。

2. 禁忌证

（1）牵引处有炎症或开放创伤污染严重者。

（2）牵引局部骨骼有病变及严重骨质疏松者。

（3）牵引局部需要切开复位者。

（4）患者不能有效配合骨牵引者。

3. 牵引部位（图4-7）

（1）**尺骨鹰嘴牵引**　肘关节屈曲90°，自鹰嘴最突起的稍下部穿入骨圆针。

（2）**颅骨牵引**　适用于颈椎椎体骨折，关节突脱位交锁病例。部位是在两乳突之间向上画一连线，再画一头颅矢状直线，以此两线交叉点为中心点，离中心点两侧等距处（约5~6cm）为进针点。

（3）**股骨髁上牵引**　自股骨下端内收肌结节以上2cm处穿针向外侧，注意不可过于向前方，以免伤及膝关节的髌上滑囊。或通过髌骨上缘在皮肤上向外侧画一横线，另自腓骨头前缘向上述横线引一垂线，两线相交之点为钢针穿出部，与此点相应的股骨下端内侧的一点，即为钢针穿入部位。

（4）**胫骨结节牵引**　自胫骨结节最高点向后2cm和向下2cm处，由外向内侧穿针。

（5）**跟骨牵引**　自内踝尖部和足跟后下缘连线的中点处，由内向外侧穿针。

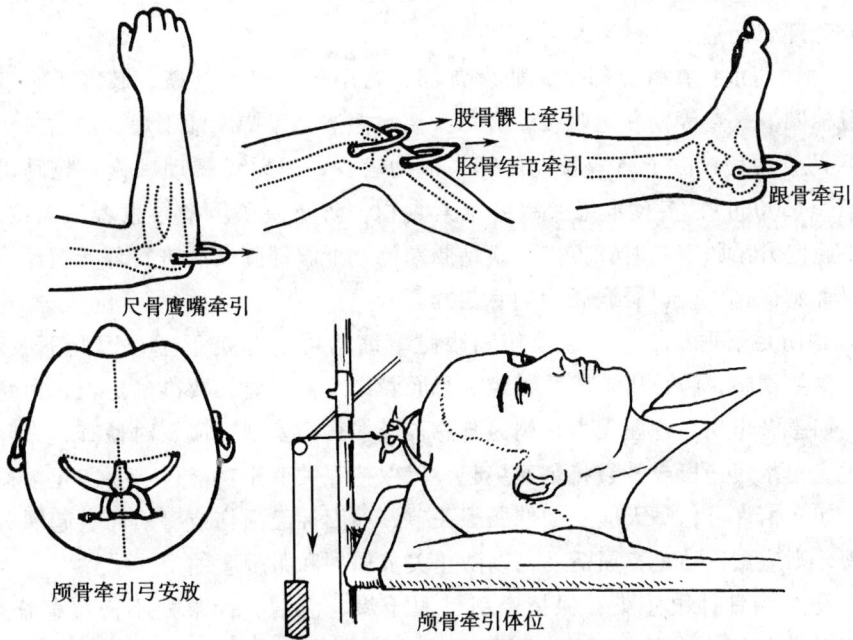

图4－7　各种骨牵引部位示意图

4. 牵引前准备

（1）做一般的无菌小手术器械准备。

（2）准备消毒的骨圆针、手摇钻、金属锤子。

（3）准备其他用品，如牵引架、牵引弓、牵引绳、滑车和不等重量的牵引锤。

（4）局部皮肤清洗干净，并消毒。

（5）麻醉前准备。

5. 护理

（1）对牵引患者，应进行床边交班，每班严密观察患肢血液循环及肢体活动情况，维持牵引于有效状态。

（2）牵引的重量应根据病情进行调节：一般股骨牵引重量相当于体重的1/10 ~ 1/7，胫骨、跟骨牵引重量一般不超过5kg；上肢、颅骨的牵引重量一般为2 ~ 3kg。牵引的最初几天，每天应测量肢体长度，检查骨折复位情况，并随时调整牵引重量，以防过度牵引。

（3）滑动牵引的患者，要适当选择垫高床头、床尾或床的一侧，以保持牵引力与体重的平衡。下肢骨牵引为保持反牵引力，床尾一般抬高 20～25cm，颅骨牵引则抬高床头。

（4）每班检查牵引装置，保持牵引锤悬空，滑车灵活，牵引绳与患肢长轴平行。防止滑车抵住床尾或床头，防止牵引锤着地及牵引绳断裂或滑脱，牵引绳上不能放置枕头、被子等物品，以免影响牵引效果。

（5）预防呼吸道、泌尿系统并发症：由于患者长期仰卧，易发生坠积性肺炎和泌尿道感染，应鼓励患者利用牵引架上拉手抬起上身，指导患者练习深呼吸，用力咳嗽，定时拍打背部，促进血液循环。

（6）预防压疮：在骨突部位，如肩背部、骶尾部、双侧髂嵴、膝踝关节、足后跟等处放置棉圈、气垫等，并定时按摩，每天温水擦浴，保持床铺干燥、清洁。

（7）防止便秘：由于患者长期卧床，活动较少，因胃肠蠕动减慢，鼓励患者多饮水（每日≥1500ml），多食水果及粗纤维素食物，防止便秘。指导患者每天按摩腹部：先由右下腹向升结肠部顺时针方向至横结肠左侧、下腹部降结肠进行环行按摩。如已有便秘，可针刺促排便或口服润肠剂如麻仁丸。

（8）预防足下垂：腓总神经损伤和跟腱挛缩均可引起足下垂，因此下肢牵引时，应在膝外侧垫棉垫，防止压迫腓总神经。行胫骨结节牵引时，要准确定位，以免误伤腓总神经。如患者出现足背屈无力，则为腓总神经损伤的表现，应及时检查，去除致病原因。平时应用足底托板或砂袋将足底垫起，以保持踝关节于功能位。要防止被褥等物压于足背。如病情许可，每天应主动伸屈踝关节，如因神经损伤或瘫痪而引起踝关节不能自主活动，则应做被动足背屈活动，以防止关节僵硬和跟腱挛缩。

（9）防止钢针针眼感染：保持牵引针眼干燥、清洁。针眼处不需覆盖任何敷料，每天以 75% 酒精滴入，以防感染。针眼处如有渗出物或痂皮，应用棉签将其擦去，防止痂下积脓。注意牵引针有无左右偏移，如有偏移，不可随手将牵引针推回，应用碘酒或酒精消毒后调至对称。另外为防止牵引针外露部分损伤皮肤或钩破衣服，可用消毒小口塑料瓶套上。

（10）功能锻炼：在整个牵引期间为了防止肌肉萎缩、关节僵硬，不被限制活动的部位要鼓励患者做力所能及的活动，如肌肉的等长收缩、关节活动等，辅以肌肉按摩及关节的被动活动，以促进血液循环，保持肌力和关节的正常活动度，减少并发症的发生。

（11）做好患者清洁护理：帮助患者在床上洗头、沐浴，以促进血液循环，并保持患者清洁无臭味，冬天注意保暖。

（三）牵引带牵引

牵引带牵引是利用牵引带系于患者某一部位，再用牵引绳通过滑轮连接牵引带和重锤对患部进行牵引，常用的有以下几种：

1. 颌枕带牵引

（1）适应证　颈椎病、颈椎结核、颈椎半脱位及颈椎间盘突出症和颈椎骨折与脱位等，以牵引颈椎之用。

（2）牵引用具　颌枕带、床头滑轮挂架、牵引绳、扩张器、砝码等。

（3）操作方法　患者根据病情取坐位或仰卧位。将颌枕带的长端托住下颌，短端牵引枕后，两带之间再以横带固定，以防牵引带滑脱，布带两端以金属横梁撑开提起，并系牵引绳通过滑轮连接重量砝码，进行牵引（图4-8）。牵引重量为3~5kg。

（4）护理　①采取坐式牵引时，应选择合适的坐椅，以高低、软硬适度并带有靠背的椅子为宜，务必保持腰背部舒适。②卧位牵引时，应选择一个可用于牵引的床铺，于床头的横梁上安装一个牵引滑车，或选用挂钩或牵引架。③牵引角度在牵引的治疗中起着极其重要的作用。一般对颈型、神经根型颈椎病患者进行牵引时，头颈宜前屈约15°；椎动脉型颈椎病患者多采用垂直位牵引；无关节交锁的颈椎骨折，采用头颈略后伸的卧位牵引，伸直型骨折采用中立位卧位牵引。④牵引时注意不可压迫两耳及头面两侧，要求固定安全、舒适。⑤有少数人开始牵引时有头痛、颈部不适等不良反应，可减轻重量，适当调整牵引角度，上述症状多可缓解。⑥颌枕带牵引时应防止牵引带下滑压迫气管引起窒息，进食时应防止食物呛入气管。床边应放置吸引器备用。如发

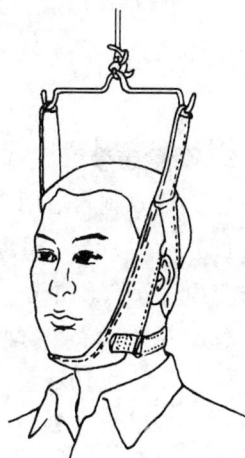

图4-8　颌枕带牵引法

生异物吸入性窒息，吸引器无法奏效时，应立即配合医师进行气管切开，取出异物并保持呼吸道通畅。

2. 骨盆悬吊牵引

（1）适应证　耻骨联合分离、骨盆环骨折分离、髂骨翼骨折向外移位、骶髂关节分离等。

（2）牵引用具　有骨盆牵引兜、悬吊木棍两根、牵引床架、牵引绳、滑轮、拉手横木棍、重量不等的牵引锤。

（3）操作方法　患者仰卧位，将骨盆牵引兜放于腰及臀部，于带之两端各穿一横木棍，并以绳索系于棍的两端，用铁丝制"S"状钩挂于两侧牵引绳上悬吊于床架上，然后通过滑轮进行牵引。牵引重量以能使臀部稍离开床面即可，牵引时间为4~6周（图4-9）。

（4）护理　①牵引时两横木棍尽可能向中央靠拢，以便加强对骨盆两侧的压力，既可稳定骨折、减少疼痛，又便于护理，患者亦感觉舒适；②有骨盆环破坏的骨折，经4~6周悬吊牵引后改用骨盆弹力夹板或石膏短裤固定，一般需要7~8周或更长时间才能扶拐下床活动。

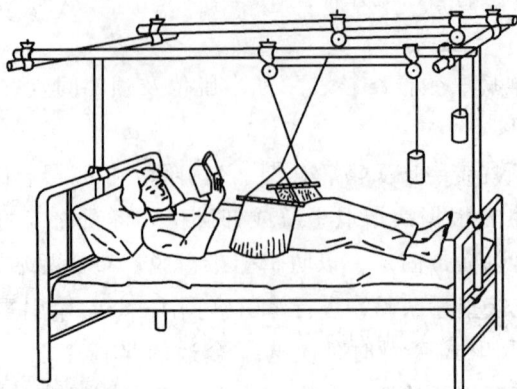

图 4 – 9　骨盆悬吊牵引

3. 骨盆带牵引

（1）**适应证**　适用于腰椎间盘突出症、腰椎小关节紊乱症、腰肌劳损等。

（2）**牵引用具**　骨盆牵引床、骨盆固定带（多选用皮革或厚实布料制成），其原则是要牢固、安全、舒适。

（3）**操作方法**　有两种牵引方法：①用骨盆牵引带包托于骨盆，两侧各一牵引带，每侧牵引重量约 10kg（即每侧牵引的重量约为体重的 1/5 左右），足跟一端床架略为抬高（约 15°），便于对抗牵引。此牵引法可进行持续牵引，并结合腰肌锻炼，可使腰腿痛的症状逐渐消退。②利用骨盆牵引带包托进行间断牵引，同时用固定带将两侧腋部向上固定，做对抗牵引，牵引重量先从体重的 1/3 开始，逐渐加大，最大牵引量可达与体重相等。每天牵引 1 次，每次牵引 20 ~ 30 分钟（图 4 – 10）。

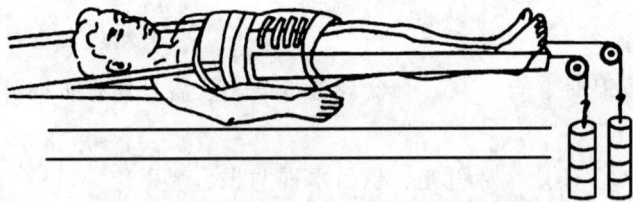

图 4 – 10　骨盆带牵引

（4）**护理**　①对有腰椎不稳者不宜用较大重量牵引，以免加重症状。②牵引中患者若感到腰腿痛加剧，或胸闷不适者，应调整牵引的体位、重量和时间，以及牵引带的松紧度。部分患者可采取双小腿用枕垫垫高，屈膝 60° ~ 90°，能更有效地松弛腰背肌，使腰椎间隙后缘加宽，更有利于减轻神经根压迫症状。③吊带必须合身。骨盆带等的压力需作用在髂骨翼上，并保护骨突部位，以防发生压疮。④经骨盆牵引，疼痛症状减轻后，应加强腰背肌锻炼。

第二节　石膏固定患者的护理

一、石膏的特性

医用石膏系脱水硫酸钙（$2CaSO_4 \cdot H_2O$），为熟石膏，是由天然结晶石膏（$CaSO_4 \cdot 2H_2O$）加热脱水而成。当熟石膏遇到水分时，可重新结晶而硬化。利用此特性制作骨科患者所需要的石膏模型，以达到固定骨折、制动肢体的目的。

一般石膏粉从浸湿到固化定型需要 10～20 分钟，质量好的石膏粉干得快，水中加入少量食盐或提高水温可使硬固时间缩短。石膏在硬化过程中不应挪动，以免变形或折断。

石膏粉应贮存在空气不流通的密闭容器内，存放地点既要远离高温处，防止烘烤，致使石膏粉过分脱水，影响其硬化的效果；也要防止在潮湿的环境中，石膏粉吸收水分受潮硬化而失效。石膏的 X 线通透性较低。

二、石膏在骨科领域的应用

由于石膏有吸水后硬固及可塑形的特性，因而常常用来作为骨科患者肢体固定制动的辅助治疗工具。其使用范围、主要作用如下：

1. 维持固定，保持肢体的特殊位置。

2. 减轻或消除患部的负重，以保护患部。

3. 作为患部牵引的辅助措施。

4. 用于损伤的治疗。适用于：

（1）骨折整复后的固定，尤其是某些小夹板难以固定部位的骨折。

（2）关节脱位复位后的固定。

（3）关节损伤的固定。

（4）周围神经、血管、肌腱断裂或损伤，手术修复后的固定。

5. 治疗炎症有助于保护肢体。适用于：

（1）骨、关节急慢性炎症。

（2）肢体软组织急性炎症。

6. 畸形预防矫正治疗。

（1）畸形的预防。

（2）畸形的治疗。

（3）矫正手术后的固定，包括血管、皮瓣移植术后的固定。

7. 制作肢体的石膏模型。

三、石膏应用的禁忌证

1. 全身情况差，如心、肺、肾功能不全或患者有进行性腹水等。

2．患部伤口疑有厌氧菌感染。

3．孕妇禁忌做躯干部大型石膏固定，如石膏背心等。

4．年龄过大、过小或体力衰弱者禁做巨大型石膏。

四、石膏绷带的用法

（一）准备工作

1．患者准备　将拟行固定的肢体擦洗干净，如有伤口应更换敷料，骨突出部位辅衬软垫，肢体应由专人扶持保护。

2．用物准备

（1）石膏绷带准备：根据肢体的长度、周径，预定石膏的长宽尺寸及数量。

（2）棉垫。

（3）橡胶单。

（4）清水：室温状态下的水。

（5）普通绷带若干卷。

（6）剪刀等辅助工具。

3．浸泡石膏　将石膏绷带在事先准备好的清水中浸湿，这时有气泡冒出。气泡停止表明绷带已被浸透，取出后用手握其两端向中间轻轻挤压，挤出多余的水分后即可使用。

（二）石膏绷带内的衬垫

为了保护骨隆突部的皮肤和其他软组织不受压致伤，包扎石膏前必须先放好衬垫。常用的衬垫有棉纸、棉垫、棉花等。根据衬垫的多少，可分为有衬垫石膏和无衬垫石膏。有衬垫石膏衬垫较多，即将整个肢体先用棉花或棉纸自上而下全部包好，然后外面包石膏绷带。有衬垫石膏，患者较为舒适，但固定效果略差。无垫石膏，也需在骨突处放置衬垫，其他部位不放。无垫石膏固定效果较好，石膏绷带直接与皮肤接触，比较服贴切实。但骨折后因肢体肿胀，容易影响血液循环或压伤皮肤。

五、石膏绷带操作技术

1．将患肢置于功能位（或特殊要求体位）。如包裹石膏时患者无法持久维持这一体位，则需有相应的器具，如牵引架、石膏台等，或有专人扶持。

2．在骨隆突部位放置衬垫，以免石膏压伤皮肤而形成压疮。

3．包扎石膏的基本方法

（1）用浸透且已挤压干的石膏绷带，一般从肢体的近端向远端做均匀而螺旋式的卷动。卷带边相互重叠 1/3 ~ 2/3，切忌漏空。在缠绕过程中，必须保持石膏绷带的平整，切勿形成皱褶，尤其在第一、二层更应注意。由于肢体的上下粗细不等，当需向上或向下卷动绷带时，要提起绷带的松弛部并向肢体的后方折叠，不可翻转绷带。操作要迅速、敏捷、准确，两手互相配合，即一手缠绕石膏绷带，另一手向相反方向抹平。石膏的上下边缘及关节部要适当加厚，以增强其固定作用。整个石膏的厚度，以不致折裂为原则，一般应为 8~12 层（图 4-11、4-12）。

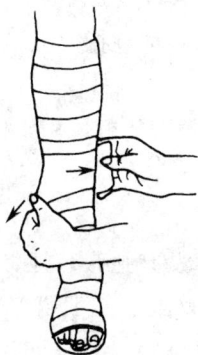

图 4-11　将绷带松弛部向后方折叠　　　　　　　图 4-12　错误的包扎法

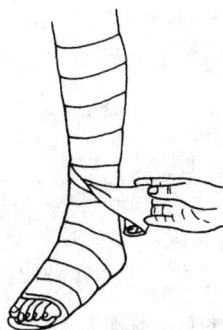

（2）为了加固，在包扎 2~3 层后，可放入与肢体所需固定等长的石膏板，置于肢体的屈伸面，再继续包扎 2~3 层即可。石膏板的做法，是将石膏绷带按肢体所需固定长度，来回重叠 6~7 层，一起浸泡挤掉水后，铺平即可应用。

（3）在上石膏的过程中，应以手掌托扶石膏，切忌用手指压迫，以免该处凹陷，形成压力点，以致造成压迫性皮肤坏死。并应密切注意肢体的功能位置，在石膏固定过程中避免过多改变肢体的伸屈度，以免石膏折断，或造成石膏折叠，引起该处压迫性疮疡，甚至肢体坏死。

（4）包扎完毕后，用剪刀剪除过长过多的部分，修整边缘，抹平石膏面，在石膏面上注明骨折类别和上石膏的日期。有创面者应将创面的位置标明，以备开窗。

六、石膏固定后患者的护理

（一）一般护理

1. 石膏固定完成后，要保持体位直至固化，以防折断。应避免肢体屈伸或挤压变形。为加速石膏的干固，冬天可用电吹风或烤灯等促进蒸发烘干，但需小心勿烫伤患者。

2. 抬高患肢，预防肢体肿胀。上肢可用枕垫垫起，使患肢高于心脏 15cm，也可用托板或悬吊架悬挂，下肢可用软枕垫高，以利消肿。肢体肿胀消退后，如石膏固定过松，失去作用时，应及时更换石膏。

3. 患者应卧木板床，并需用软垫垫好石膏。注意保持石膏清洁，勿使污染，稍有污染及时清洁，对严重污染的石膏，应及时更换。

4. 变动体位时，应保护石膏，因为石膏干固后有脆性，切忌对关节处施加屈折成角力量，避免折断或骨折错位。

5. 石膏固定后应防止局部皮肤尤其是骨突部位受压，注意患肢血液循环有无障碍，观察患肢远端的温度和知觉。观察石膏里面出血情况，为了判断血迹是否在扩大，沿着血迹边界用铅笔划明标记，并注明日期、时间，如发现血迹边界不断扩大，应及时通知医师。

6. 寒冷季节应注意患肢外露部分的保暖。炎热季节，对包扎大型石膏的患者，要注意通风，防止中暑。

7. 石膏固定期间，应指导患者及时进行未固定关节的功能锻炼。

（二）常见并发症及其护理

1. 骨筋膜室综合征　石膏绷带硬固后内容量固定，没有弛张余地，因此如果包扎过紧或肢体出现进行性肿胀时，可造成肢体（尤其是前臂或小腿肌群）骨筋膜室综合征，肌肉缺血、坏死，进而发生缺血性肌挛缩，甚至肢体坏疽。

护理措施：

（1）对刚刚施行石膏固定的患者应进行床头交接班。

（2）将患肢抬高，以利静脉血液和淋巴液回流。上肢可用托板或悬吊架，下肢可用枕垫垫起，使患处高于心脏水平面20cm。

（3）严密观察患肢有无苍白、厥冷、发绀、疼痛、感觉减退及麻木等，如发现异常应及时通知医师并妥善处理。

2. 压迫性溃疡　多因石膏绷带包扎压力不均匀，使石膏凹凸不平或关节塑形不好所致，也可因石膏尚未凝固定形时就将石膏放在硬物上，造成石膏变形。以上原因使石膏内壁对肢体某固定部位造成压迫而形成压迫性溃疡。

护理措施：

（1）做石膏固定时需用手掌托住被固定的肢体，不能用手抓捏，以免在石膏上形成凹陷，对肢体形成局限性压迫。

（2）石膏边缘应修理整齐、光滑，使患者舒适。避免卡压和摩擦肢体。

（3）压疮的早期症状是局部持续性疼痛。注意观察石膏边缘及骨突部位有无红肿、摩擦伤等。协助患者定时翻身变换体位，保持床单被褥清洁、平整、干燥、无碎屑，以预防未包石膏的骨突部位发生压疮。

（4）如石膏内有腐臭气味，说明石膏内有压疮，已形成溃疡、发生坏死，或是石膏内原有外伤感染，应通知医师及时处理。

3. 肌肉萎缩　受伤后的肢体长期固定，肌肉组织逐渐萎缩。多因长期不活动引起失用性萎缩所致。

护理措施：

（1）于石膏固定的当天就可指导患者做石膏内的肌肉收缩运动。

（2）病情允许时鼓励患者下床活动，可先在床边站立，再扶拐杖短距离行走，循序渐进。

（3）石膏拆除后可每天按摩肌肉2~4次，并加强功能锻炼。

4. 坠积性肺炎 多为大型躯干石膏固定及合并上呼吸道感染的老年患者，石膏固定后不能翻身活动而导致坠积性肺炎。

护理措施：

（1）应鼓励患者深呼吸及有效咳嗽排痰，定时给患者翻身、拍背以协助排痰。

（2）必要时服祛痰药物，行超声雾化吸入，以消炎、祛痰，预防和治疗呼吸道感染。

第三节 使用支具患者的护理

支具是治疗运动系统疾患的一项重要工具，也是非手术治疗的方法之一。支具的作用大致有以下几方面：一是防止畸形；二是矫正畸形；三是稳定关节，支持患肢，改善功能；四是补充短缩肢体的长度，以达到双下肢均衡。骨科护士应了解使用支具的一般原则和常用支具的具体使用和护理方法，保证使用支具的患者舒适、安全，有效地发挥支具的作用和功能。

一、临床常用支具

（一）躯干支具

躯干支具的构造主要由三部分组成：由皮带做成的固定装置；由轻金属（铝合金）制成的纵、横支架；采用富有弹性的材料做成的外套，如橡皮、尼龙等。使用的目的：支撑体重、限制脊柱运动、维持脊柱及矫正脊柱姿势。根据具体使用部位的不同，又可分为颈支架、胸腰背支架等。

1. 颈支架

（1）适应证 颈椎骨折、颈椎结核、颈椎间盘突出症等。

（2）主要功能 手术后或不适宜手术者，用支具进行托扶稳定辅助治疗，帮助恢复功能。

（3）注意事项 配戴后不宜随意抽动，更不能随便去掉。

2. 胸腰背支架

（1）适应证 胸椎结核、胸腰椎骨折等。

（2）主要功能 增加体腔内压力，减少躯干运动，稳定脊柱，改善骨骼。

（3）注意事项 限制弯腰，不得随意脱去。

3. 护腰围

（1）适应证 腰椎疾病、腰肌劳损、骨折、退行性病变等。

（2）主要功能 辅助治疗，可减轻病痛，恢复功能，维持脊椎的稳定。

（3）注意事项 选用的腰围要大小合体，以预防压疮。避免长期使用腰围。

（二）上肢支具

1. 上肢外展架 可用铝片或塑料板制成，也可用铁丝梯形夹板或铁条制成。架子越轻越好（图 4 - 13）。

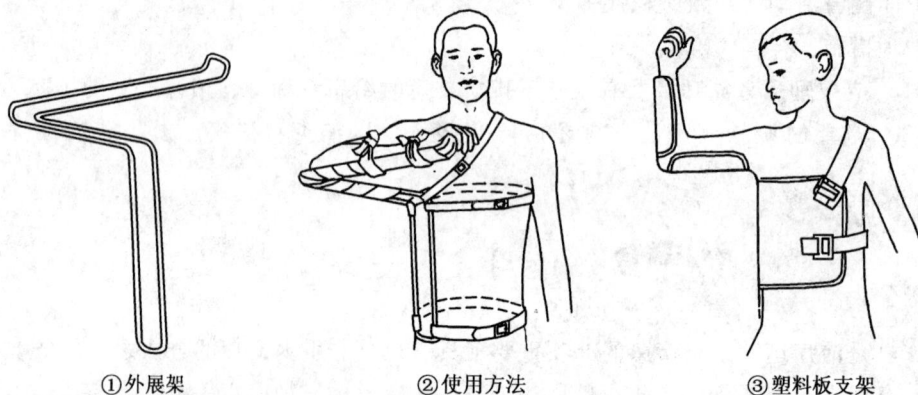

①外展架　　　　　　②使用方法　　　　　　③塑料板支架

图 4 - 13　上肢外展架

（1）适应证　因肩部或肱骨近端骨折或其他病变，需要在一定时间内维持肩关节相对功能位。

（2）主要功能　防止畸形，帮助恢复上肢功能。

（3）注意事项　支架固定的位置要贴体，不移位。

2. 肘支架　一般由轻便的铝合金制成，在肘关节处设有铰链，可控制肘关节的活动度。

（1）适应证　由于各种原因引起神经系统的损伤（如颈部外伤引起颈部神经的损伤等）使肘关节周围的肌肉瘫痪，肘关节失去伸屈功能。

（2）主要功能　保护肘关节，使肘关节在保护控制下活动。

（3）注意事项　支具制作要合体，以免压迫尺神经。

3. 腕支架　可用轻便的塑料板、铝板或皮革制成，将腕关节固定于背屈 20° ~ 30°位。

（1）适应证　某些原因（损伤、疾病等）使桡神经瘫痪而垂腕，屈腕和屈指肌功能尚好的患者。

（2）主要功能　使腕关节保持于功能位，防止屈肌挛缩畸形。

（三）下肢支具

1. 大腿支架　此架结构类似托马斯架，其上端的环与托马斯架的要求完全一样，内外两侧也各有一根铁条，其下端尽头处向内弯成钩状，插入鞋跟内的洞眼里。膝部有一皮革制成的护膝片，可以控制膝关节使之不弯曲（图 4 - 14）。

（1）适应证　下肢肌肉瘫痪。

（2）主要功能　当患者站立、行走时，可支持或代替下肢

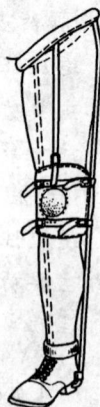

图 4 - 14　大腿支架

的瘫痪肌肉。

（3）注意事项 护膝片要正盖在髌骨上，不可上下移动位置而影响固定。

2．大腿支架带有膝关节铰链 架子上端可以是一个环，也可是桶状或宽带状，下端构造与大腿支架同，但在平其膝关节处有一带锁铰链，患者可以自己操纵。开锁时可使膝关节屈曲便于患者坐下；膝关节伸直时，铰链能自动锁住，便于患者站立、行走。

（1）适应证 肌力不平衡而造成膝关节不稳的患者行走时使用。

（2）主要功能 当患者站立、步行时被锁固定于伸直位，保证膝关节的稳定。

（3）注意事项 站立时铰链要锁得很牢，如果突然自行开锁，将会发生意外使患者穿用时产生畏惧感。

3．双侧或单侧条小腿支架

（1）双侧条小腿支架（下端呈扁方形） 这种支架的构造是：在膝的下方有一金属制成的环形固定圈，圈外包皮革，圈的两侧各连接一根铁条，条的下端呈扁方形向内侧弯成短钩状，插入鞋跟的扁方形洞眼中（图4-15）。

①适应证：用于踝关节屈、伸肌均瘫痪无力的患者。

②主要功能：控制踝关节的活动，起支持扶助作用。

（2）双侧条小腿支架（带有后档） 此支架上端的环与图4-15同，但两侧铁条下端呈圆形，插入鞋跟的圆洞眼中。铁条后方安设一短铁档（图4-16），在走路时，可限制足向跖侧屈，但可自由向背侧屈，故又称"垂足档"。

①适应证：背伸肌无力有足下垂畸形者。

②主要功能：控制足下垂，保持踝关节于功能位。

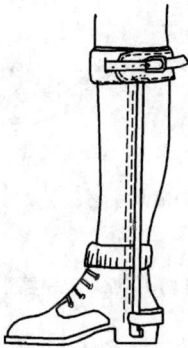

图4-15 双侧条小腿支架（下端扁方形）　　　图4-16 双侧条小腿支架（带有后档）

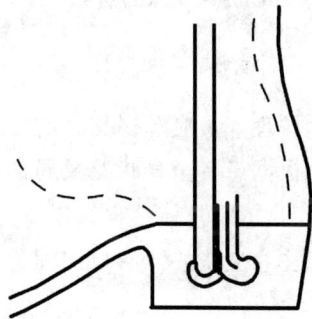

（3）双侧条小腿支架（带有前档） 其构造基本与图4-16同，只是在铁条前方安档。当走路时，可控制患足向背侧屈，但可任意向跖侧屈。

①适应证：胫后肌群瘫痪，踝关节向跖侧屈伸无力者。

②主要功能：控制踝关节过度背屈，而维持踝关节于功能位。

（4）单侧条小腿支架 此支架的铁条是圆的，下端插入鞋跟的圆洞眼中，踝关节可任意向跖侧或背侧屈曲。铁条放在对着畸形足底翻向的一面。在铁条对侧安设一T形束带。T 形束带的垂直支下端固定在鞋跟内，其横支的两头围绕足踝部拉住对侧铁条扣紧，这样便可以把足底向束带的方向拉，从而矫正内翻或外翻畸形（图 4 - 17）。

①适应证：足内、外翻畸形。

②主要功能：矫正足内、外翻畸形。

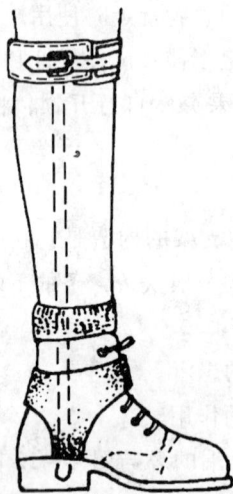

①内侧条（从小腿外侧看T形束带
垂直支下端固定在鞋跟内）

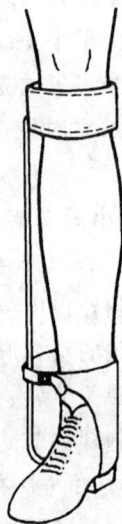

②外侧条（从正面看T形束带
围绕足踝部拉住对侧铁条）

图 4 - 17　单侧条小腿支架

二、使用支具后患者的护理

（一）一般护理

1. 护理人员应掌握支具的使用目的、作用及注意事项。

2. 根据患者全身状况及局部条件综合考虑，制订合理的治疗计划，让患者及家属了解治疗目的及具体过程，以取得合作。

3. 注意皮肤的清洁与护理，每天擦洗患肢，对着力部位应坚持按摩，提高皮肤耐磨性。

4. 注意观察支具是否合体，各种固定襻带是否牢固，对软组织有无卡压，对皮肤有无摩擦等。观察肢体血液循环变化，如疼痛、肿胀、发绀或苍白、末梢麻木、肌肉无力等，常为支具压迫或固定过紧所致，一旦发现，应立即去除或调节支具。

5. 鼓励患者活动，尤其鼓励户外活动，以促进食欲，增强体质，有效地预防肺部感染、泌尿系感染、压疮等并发症。

6. 创造条件安排患者参加某些劳动或文体活动，保持良好的精神状态和体力，以乐观的态度积极配合治疗，消除病残的感觉。

7. 注意预防并发症，支架穿用合适，维护保养及时，保持良好的固定与体位，防止压疮或血管神经受压损伤、继发畸形等并发症。尤其长期卧床、营养不良、年老体弱者，更应加强护理。

（二）穿用支具常见的并发症及其护理

1. 血液循环障碍　常因支具过紧或不合体而造成，如果压迫血管，可产生循环障碍，影响血液供应。

护理措施：

（1）随时注意观察肢端皮肤的颜色、温度、感觉、运动功能及有无发生坏死的臭气等，一旦发生，要及时减压处理。

（2）减压处理无效者停用支架或改用其他方式固定。

（3）不合体支具应与厂方联系修理或改制。

2. 神经损伤　由于支具不合适，可使某些表浅神经受压，尤其是在骨突邻近的神经，更易受伤。神经受压的症状是感觉失常，如发麻、有针刺感或感到肌肉无力，甚至瘫痪。

护理措施：

（1）使用支具要注意局部情况如麻木或感觉消失等，一旦发现，应立即去掉支具，查明引起麻木的原因，以便对症处理。

（2）压迫解除后，除局部可按摩理疗外，还可遵医嘱应用复方丹参、维生素 B_1、维生素 B_{12}、地巴唑等药物治疗，并观察恢复情况。

（3）不合体的支具应立即向制作工厂联系，加工修整。新支具未完成前，不可继续使用原支具。

3. 压疮　多因支具大小、松紧不合适造成。有时局部皮肤也可因受潮或湿污而磨烂、破溃。营养不良、瘦弱、贫血的患者皮肤抵抗力低，容易发生压疮。

护理措施：

（1）支具制作前应准确测量好配戴支具患肢的大小、形态，使支具能符合患肢的形状。

（2）支具内层及骨突的相应部位应衬软垫，防止因摩擦或压迫造成皮肤损伤。

（3）支具要注意维修。皮革支具的裂纹可擦伤皮肤，导致局部肿胀而形成压疮。在腋下及腹股沟部位的皮圈，容易被大小便或汗液湿污，从而导致皮革干裂。皮革支具应注意保持清洁、干燥。还应注意检查支具有无破损而影响固定及穿用的效果。发现问题，及时修复，以保持其固定的作用。

（4）做好皮肤护理，保持皮肤清洁、干燥。初戴支具者，最好每4小时用25%～35%的酒精按摩受压部位的皮肤一次，以后逐渐减少按摩次数。发现皮肤受压，应增加按摩次数，以提高皮肤耐磨性，并对局部加以保护，避免继续受压。经常变换体位可避免局部因受压过久而发生压疮。

4. 继发畸形　由于穿用支具后体位强迫患者感到不舒适，被迫而采取适应性的、不正确的保护性的姿势，久之可导致新的畸形，因此应随时加以纠正。此外支具不合适或应用不正确时也可发生。

护理措施：

（1）穿用支具后早期应注意及时纠正患者的不正确姿势。

（2）经常检查、了解支具使用情况，对支具不合适或使用不正确者及时纠正。

（3）门诊患者应将上述情况向患者及家属告知清楚，注意预防，发现异常及时与医院联系。

第四节　小夹板固定患者的护理

夹板固定是中医应用最广泛的骨折外固定物。在骨折整复后，采用不同的材料，如杉树皮、柳木板、硬纸板等，根据肢体塑制成适用于各部位的夹板，内加衬垫，使用时置于患肢，并用布带扎缚，以固定垫配合，保持骨折整复后固定位置的方法，称夹板固定。夹板固定的优点是取材方便，简便易行，一般不需固定上、下关节，便于功能锻炼。同时，可利用功能锻炼时肌肉的收缩，使肢体直径增大，夹板和固定垫与肢体间的压力增大，产生固定力和一定程度的侧方挤压力，对骨折施行有效的固定，并有一定程度的逐渐矫正侧方移位的作用。

一、小夹板固定的作用机理

1. 利用力量相等而方向相反的外固定力，抵消骨折端移位倾向力。

2. 利用外固定装置的杠杆来对应机体内部的杠杆，使机体内部因骨折所致的不平衡重新恢复平衡。

3. 通过捆扎带对夹板的束缚力向固定垫加压，施以矫正骨折端成角和侧方移位应力。

4. 在夹板有效固定的同时，通过肌肉的主动收缩活动增强内在固定力，矫正残余的畸形。

二、小夹板固定的适应证和禁忌证

（一）适应证

1. 四肢闭合性骨折（包括关节内及近关节内经手法整复成功者）。

2. 四肢开放性骨折，创面小或经处理闭合伤口者。

3. 陈旧性四肢骨折运用手法整复者。

4. 股骨干骨折因肌肉发达、收缩力大，需配合持续牵引。

（二）禁忌证

1. 患肢有血液循环障碍及神经功能损伤者。

2. 开放性骨折或皮肤广泛擦伤者。

3. 体形肥胖，小夹板无法固定或固定后无法达到目的，影响骨折愈合者。

4．不能按时复诊者。

三、小夹板的材料与制作要求

（一）夹板的选材

常用的夹板材料有：杉树皮、柳木板、竹板、厚纸板、胶合板、金属铝板、塑料板等。木板、竹板应按损伤的部位和类型，锯成长宽形状适宜，并将四角边缘刨光打圆。需要塑形者，用热水浸泡后再用火烘烤，弯成各种所需要的形状，内衬毡垫，外套袜套。按大、中、小搭配成套备用。夹板的材料应具备以下性能：

1．可塑性，能根据肢体各部的形态塑形，以适应肢体生理弧度的要求。

2．韧性，具有足够的支持力而不变形，不折断。

3．弹性，能适应肌肉收缩和舒张时所产生的肢体内部的压力变化，发挥其持续固定复位作用。

4．夹板必须具有一定程度的吸附性和通透性，以利肢体表面散热，不致发生皮炎和毛囊炎。

5．质地宜轻，过重则增加肢体的重量，增加骨折端的剪力和影响肢体练功活动。

6．能被 X 线穿透，有利于及时检查。

（二）辅助材料

1. 固定垫　又称压力垫，一般安放在夹板与皮肤之间。压力垫是用普通卫生纸、棉垫、毛毡等材料制成，它是一种软垫，但加压后有一定的弹性和支持力。根据不同部位的骨折，制成大小、厚薄、形状不同的压力垫，使之与放置部位的肢体形状与治疗目的相吻合。压力垫一般以 0.5～1.5cm 厚为宜。在制作压力垫时，在垫内可夹衬一层金属窗纱，以便在 X 线透视或摄片时确认压力垫的位置是否正确。

（1）**固定垫的种类**　临床常用的固定垫有以下几种形状：平垫、塔形垫、梯形垫、高低垫、抱骨垫、葫芦垫、横垫、合骨垫、分骨垫等（图 4－18）。

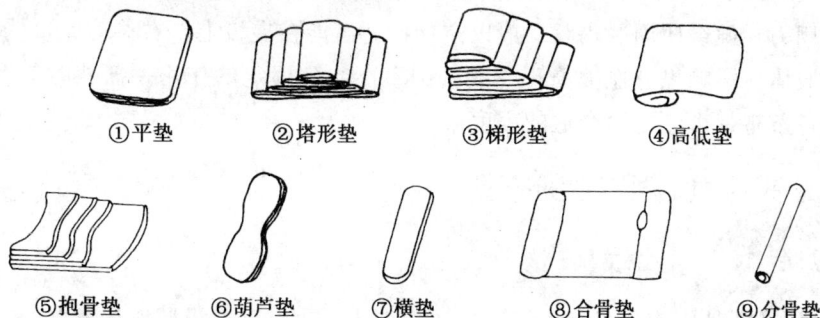

①平垫　②塔形垫　③梯形垫　④高低垫　⑤抱骨垫　⑥葫芦垫　⑦横垫　⑧合骨垫　⑨分骨垫

图 4－18　各种固定垫

（2）**固定垫的使用方法**　使用固定垫时，应根据骨折的类型、移位情况，在适当的位置放置固定垫，常用的固定垫放置法有：①一垫固定法：主要压迫骨折部位，多用于肱骨内上髁骨折、外上髁骨折、桡骨头骨折及脱位等。②二垫固定法：用于有侧方移位的骨折。骨折复位后，将两垫分别置于两骨端原有移位的一侧，以骨折线为界，两垫不能超过骨折端，以防止骨折再发生侧方移位（图4-19①）。③三垫固定法：用于有成角畸形的骨折。骨折复位后，一垫置于骨折成角突出部位，另两垫分别置于靠近骨干两端的对侧。三垫形成杠杆力，防止骨折再发生成角移位（图4-19②）。

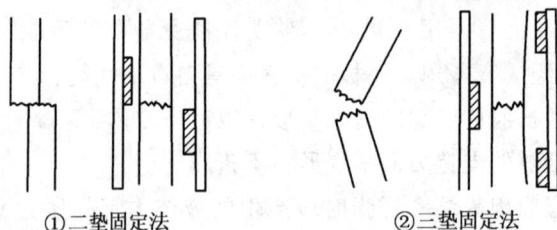

①二垫固定法　　　　　　②三垫固定法

图4-19　固定垫使用方法

2. 布带　用1.5~2.0cm宽的机制绷带3~4条（因纱布绷带易松弛而不宜使用），在夹板上缠绕两圈后打结。松紧程度以布带能在夹板上左右移动1.0cm为标准。

四、小夹板固定步骤

1. 外敷药　骨折复位后，维持患肢于适当体位，在骨折部敷贴好消肿接骨类药膏，敷药要平整，厚薄要适中，范围要大些。将摊好药物的棉纸四周反折后敷于患处，以免药物受热溢出污染衣被，加盖敷料，后用绷带缠绕1~2圈。必须指出的是，局部外敷药仅用于稳定性骨折。

2. 放置固定垫　将选好的固定垫准确地放置在肢体的适当部位，最好用胶布予以固定。

3. 安放夹板　按照各部位骨折的具体要求，依次安放预制的夹板。夹板安放妥当后，由助手用两手扶托固定。

4. 布带捆扎　术者用四条布带捆扎夹板，先捆中间两道，捆扎时两手需将布带对齐，平均用力，缠绕两周。松紧一般以布带捆扎后能在夹板上左右移动1cm为标准。太紧则压伤肢体，影响患肢血液循环，太松则不能起到固定的作用。捆扎时应数次调节，才能达到各条布带都能松紧合适的程度。

五、小夹板固定后患者的护理

（一）一般护理

1. 对用夹板外固定的患者应进行床边交接班，重点观察患肢血运情况。

2. 抬高患肢，维持肢体功能位置，卧床时在患肢下方置软枕，使其略高于心脏平面，以利于肿胀消退。

3. 观察布带的松紧度。一般在复位固定后的3~5日内，因复位的继发性损伤，部分浅静脉回流受阻，局部损伤性反应，患肢功能活动未完全恢复，夹板内压力有上升趋势。应每天将布带调整一次，保持扎带在夹板上有1cm左右的正常移动度。以后夹板内压力日渐下降，要注意防止布带过松。2周后肿胀消退，夹板内压力趋向平稳。

4. 骨折复位后，应定期检查夹板与固定垫的位置，如有移动，应及时调整。

5. 定期做 X 线透视或摄片检查，了解骨折是否再发生移位。特别是在复位后 2 周内要勤于观察或复查，若再发生移位，应再次进行复位。

6. 注意有无固定的疼痛点。若疼痛点是在压垫处、夹板两端或骨突处，应及时进行检查，防止产生压迫性溃疡。

7. 指导患者进行功能锻炼。鼓励患者活动肢端手指或足趾；做肌肉的等长收缩运动；做未固定关节的屈伸运动。功能锻炼可以促进全身及患肢血液循环，改善骨折部位营养代谢，有效预防各种并发症，加快骨折愈合和肢体功能恢复。

（二）常见并发症及护理

1. 骨筋膜室综合征　它是小夹板外固定治疗中危害最严重的并发症。

（1）主要发生原因　①夹板包扎过紧；②骨折复位不良，血管受压未能及时解除；③局部损伤严重，虽然夹板等附加外固定物的压力不大，但由于组织内水肿与血肿，骨筋膜室内压力已经增高，最终组织缺血坏死，甚至造成肢体坏疽；④未能向门诊患者及其家属作必要的注意事项交代，或其对交代不理解，未能取得患者及其家属的主动配合。

（2）护理措施　①疼痛加剧为骨筋膜室内压增高所引起的早期临床症状，故应加强护理观察，注意区别疼痛的性质、引起疼痛的原因，高度警惕骨筋膜室综合征的发生；②确诊后方可遵医嘱对症使用镇痛药物，如哌替啶50mg，或强痛定100mg肌注，疼痛缓解后能减轻患者的烦躁心理，解除患者痛苦；③骨筋膜室综合征一经确诊，立即松解所有外固定物，将肢体放平；④凡是确诊的患者，及时做好手术准备，手术切开减压，术后创口用敷料绷带松松包裹。

2. 压迫性溃疡　常常发生在夹板两端或骨骼隆突部位。

（1）主要发生原因　由于夹板边缘粗糙坚硬，摩擦挤压皮肤，或夹板过紧、衬垫不当、压力垫硬厚等，使肢体局部皮肤组织长时间受压缺血而发生坏死、溃疡。

（2）护理措施　①密切观察局部皮肤情况，加强局部护理，如果夹板固定后的肢体某部位出现与原来骨折疼痛性质不一样的持续性疼痛，应警惕压迫性溃疡的发生，需及时通知医师，松开夹板认真检查；②一旦发生皮肤红肿、水疱形成、表皮破溃等征象时，应针对原因妥善处理，更换衬垫质量好的夹板，在易受压部位加衬棉垫，在不影响治疗的前提下更换柔韧性好的压力垫或调整压力垫安放位置，并使夹板松紧适宜；③对已经发生的压疮，应按压疮进行治疗与护理。

3. 骨折端移位　骨折在未愈合之前都有发生再移位的可能。

（1）主要发生原因　①夹板固定松弛；②压力垫放置不妥当；③患肢体位摆放不当；④功能锻炼不正确；⑤去除夹板过早；⑥未能按时复查。

（2）护理措施　①注意保护患肢，搬运患者时应特别注意患肢的摆放，不要使患肢垂直悬吊或磕碰撞击，以免发生骨折再移位。②及时调整夹板的松紧度，以保证固定效果。患肢消肿时肢体变细，布带松弛，使夹板失去固定骨折作用，因此需每天检查调整，一般整复2周以后肢体周径变化减小，夹板压力趋向平衡。③骨折后早期，上肢骨折应用三角巾将伤肢悬吊于胸前，下肢骨折应用枕垫、沙袋垫好，并在翻身、坐起时由专人扶托保护。④严格按照骨折愈合进度合理安排与指导功能锻炼，严禁粗暴的被动运动，以防发生骨折移位或骨折端再骨折。⑤严格按照医嘱定期复诊，追踪拍片了解骨折对位情况和愈合程度。⑥由医师根据骨折愈合程度决定去除夹板时间，患者及家属不得擅自去除，以免发生严重后果。

第五章　围术期护理

手术是骨伤科的一项重要治疗方法，骨伤科手术疗法种类多，范围广，有清创术、开放复位内固定术、截骨术（切骨术）、截肢术、关节融合术、骨移植术、关节成形术、人工关节置换术等。手术能否取得预期效果，不仅取决于手术本身的成功，手术前后的准备与护理是否正确完善，都会直接影响手术效果，因此做好围术期护理相当重要。

第一节　手术前的准备与护理

一、一般护理

1. 对新入院患者详细介绍病房情况，使患者熟悉适应新的环境。

2. 对患者全身情况进行评估。

术前评估包括两方面的内容：①骨科创伤、疾病本身的危害；②影响患者整个病程的各种潜在因素。

其中，影响患者整个病程的各种潜在因素的评估包括：①心血管功能；②肺功能；③营养和代谢状态；④肾功能；⑤肝功能；⑥内分泌功能；⑦血液系统；⑧免疫状态等。

应全面细致地收集病史，综合分析判断，制订周密的护理计划。

3. 指导患者进高营养饮食，增强患者体质，提高组织修复和抗感染能力。提供高热量、高蛋白、高维生素饮食的时间取决于手术性质，通常应选择在大手术前 1 周左右开始，通过口服、注射等途径提供。

4. 协助医师及帮助患者完成术前各种检查。

5. 进行手术后适应性锻炼，如让患者了解咳嗽咳痰的重要性，教会有效咳嗽排痰的方法，练习床上大小便。吸烟的患者应在手术前 2 周起禁烟。

二、术前准备

1. 观察患者的体温变化，如发现患者发热、咳嗽、女患者月经来潮时应推迟手术日期。

2．督促检查患者做好个人卫生，理发、沐浴、剪指（趾）甲、更换干净内衣等。

3．根据医嘱做好输血前的配血准备，并完成药物过敏试验，将配血、药物过敏试验结果记录在病历规定处。

4．皮肤准备

（1）范围 骨科手术的切口由于术中临时延伸，术中复位需徒手牵引，术中体位变动，因此皮肤准备需要较常规范围广泛。如手部手术皮肤准备范围从肘上至手指末梢；足部手术从膝上至足趾末梢；前臂及肘关节手术，上起肩关节，下至手指末梢；膝关节及小腿手术，上起髋关节，下至足趾末梢；肩关节手术，应包括肩关节前后侧躯干，上起颈部，下至肋缘，肢体至前臂中段；髋关节手术上至乳头连线水平，下至踝部，并包括躯干部会阴处皮肤；脊柱、骶尾手术的皮肤准备范围也应较常规广泛。

（2）方法 患者更衣后，剪除指甲，将皮肤准备范围内的毛发剃净，再清洗、拭干。必要时消毒好手术区，以无菌巾包好。

5．对准备实施全麻手术的患者，术前晚应做肥皂水灌肠，以防麻醉后肛门括约肌松弛而在术中排便造成污染。术前晚灌肠还可以减轻或防止术后腹胀，有利于胃肠功能恢复。

6．手术前晚根据医嘱应用镇静剂，减轻患者的紧张感，保障睡眠与休息。

7．通知患者手术前 12 小时起禁食，术前 4 小时开始禁饮，防止患者在手术麻醉过程中发生呕吐、误吸而引起吸入性肺炎、窒息等意外。

三、手术日晨间护理

1．手术日晨测血压、脉搏、呼吸、体温。

2．取下患者非固定性义齿，以免术中脱落或咽下。嘱患者家属妥善保管随身携带的贵重物品如现金、存单、首饰、手表等物品。

3．手术部位的开放性伤口应换药一次，并清除伤口周围的胶布痕迹。

4．按医嘱术前用药。

5．送患者去手术室前请患者排空膀胱，或遵医嘱留置导尿管并妥善固定。

6．将必要的物品、病历、X 线摄片等随同患者一起送往手术室并交代清楚。

第二节　手术后的护理

一、床单位的准备

1．床单位应按照麻醉床准备，床旁除备好输液架、氧气、引流瓶、血压计等一般用具外，根据麻醉种类、手术规模准备抢救用品，如气管插管盘、输液泵、心电监护仪、呼吸机等。

2．根据不同手术准备所需要的牵引架、重锤及抬高固定肢体所用的枕垫、沙袋等。

二、搬运及卧位

（一）搬运

患者术后麻醉作用尚未消失，肢体处于无自主状态。同时患肢常有牵引、石膏、外固定器等装置，要注意防止因搬运不当而致手术失败。搬运时应采取三人平托法。三位搬运员同时站于患者未受伤一侧，分别托起患者头颈、躯干、下肢，保持患者身体轴线平直不扭曲（特别对脊柱手术），撤出担架车，将患者轻轻放置在病床上。搬运时如果人手较多，最好有专人扶持患肢，并注意保持合适体位。

（二）卧位

1. 全麻患者在未清醒前应去枕平卧，头偏向一侧，防止因呕吐引起误吸。

2. 四肢手术后，用支架、枕垫、沙袋等抬高患肢，以利于血液回流，促进消肿。抬高的原则是将患肢抬至心脏水平以上。

3. 对石膏外固定的肢体摆放，应以舒适、有利于静脉血液回流、不引起石膏断裂或压迫局部软组织为原则，石膏应用枕垫、沙袋衬垫妥当。

三、术后一般护理

1. 术后当天及近期内密切观察血压、体温、脉搏、呼吸、尿量、伤口出血、肢体血液循环等情况；较大型手术或出血较多、呼吸困难、生命体征不平稳及手术耐受力很差的患者宜送入监护病房，密切观察病情变化。

2. 遵医嘱正确实施各项治疗，对较大型手术及较重患者应详细记录液体出入量、输血输液、各种抗生素、镇痛药及其他药物的使用情况等。

3. 术后 6 小时如仍无排尿，应及时检查。确定为尿潴留时可采取以下措施：聆听流水声以诱导排尿；按摩或热敷小腹部 15~20 分钟，以缓解膀胱括约肌痉挛，利于排尿；针刺双侧三阴交、阴陵泉、中极等穴或予艾灸神阙穴，以增强膀胱功能。如系女性患者，操作者可用手掌根部于充盈的膀胱底部自上而下朝耻骨方向轻轻施压，促使排尿。以上方法如实施无效而见患者膀胱显著充盈、小腹胀满时，可行留置导尿术以减轻患者痛苦。

4. 密切观察肢体缺血的症状和体征，一旦出现患肢肿胀、触压痛明显、被动牵拉手指（足趾）时疼痛加剧等，及时报告医师，切勿擅自解除所有外固定物，暴露伤肢。

5. 注意观察术后伤口感染征象（详见术后常见并发症的护理）。

6. 手术后指导患者早期进食以保证必需的水分和营养摄入。如果麻醉或手术对胃肠道功能干扰较大，术后需待肠蠕动恢复，肛门排气后再进食。

7. 指导患者养成定时排便习惯。对长期卧床患者可一天数次按摩腹部，按摩呈顺时针方向，促进肠管蠕动。对有便秘倾向的患者可口服适量的蜂蜜。必要时可遵医嘱服润肠片以通便。

8. 指导患者及时进行功能锻炼。功能锻炼的内容和方法应根据患者的伤情、部位、性质、手术方法、全身健康状况而区别制订。功能锻炼的原则包括以下几个方面。

（1）全身和局部情况兼顾 术后早期或全身局部严重感染时患者多很虚弱、生命体征不平稳、伤口疼痛或出血，因此患者应以休养为主，活动为次；待全身及局部情况好转后逐渐增加活动，适当休息。功能锻炼除患肢局部活动外，还要注意全身性的锻炼，如深呼吸、肛门括约肌收缩、健肢的活动等。

（2）以恢复患肢的固有生理功能为主 上肢锻炼以恢复手指的抓、捏、握等功能为中心，同时注意肩、肘、腕关节的功能锻炼，这些关节的屈伸旋转也都是为手的灵活使用而服务的。下肢锻炼应以恢复负重、站立、行走功能为中心。

（3）以主动活动为主，辅以必要的被动运动 目的在于促进全身及局部血液循环，预防发生并发症。

（4）锻炼活动应循序渐进 活动时间、运动强度、活动范围都要因病制宜，因人制宜，量力而行，以患者不感到疲劳和疼痛为度。一般大手术后锻炼可分为三期。初期：术后1～2周。患者应以休息为主，这一时期的锻炼以患肢肌肉舒缩活动为主，在医护人员辅助下活动。如前臂术后做握拳或手指活动；下肢术后做股四头肌等长收缩和足趾活动；脊柱或髋部的大手术后常需在医护人员指导和协助下才能完成翻身或患肢活动等。中期：指从手术切口愈合、拆线到去除牵引或外固定物。这是骨、关节、韧带、肌腱等组织完成愈合过程的时间段。在初期锻炼的基础上及时增加运动量、运动强度、运动时间，并配合简单的器械或支架辅助锻炼。后期：指从骨、关节等组织的伤病已经愈合起到全身、局部恢复正常功能。在此期间需要对症加强锻炼，并配合理疗、按摩、针灸等，使肢体功能尽快得到恢复。

第三节 术后常见并发症的护理

一、切口感染

切口感染多发生在可能污染手术和污染手术，大多在术后3～7日表现明显。表现为切口持续疼痛并加重，并且体温升高，脉搏频速，化验血白细胞计数升高，打开切口外层敷料检查时可发现切口局部红、肿、热、压痛等典型体征。如果脓肿形成，则局部张力增高，并有波动感。护理措施：

1. 对可能发生切口感染的患者，应及时使用有效抗生素，并进行支持疗法增强患者体质。纠正糖尿病、贫血、低蛋白血症等慢性疾病。

2. 感染早期可拆除部分缝线，改善局部血液循环，并在全身应用抗生素的基础上，局部使用抗生素封闭及采用物理疗法。

3. 切口感染已成脓肿时则应在波动最明显处将伤口重新打开，充分引流，换药治疗。

二、肺部感染及肺不张

骨伤科患者多长期卧床，加之年老体弱、长期吸烟、既往患有慢性呼吸道感染时，容易发生肺部并发症。其中尤以肺部感染最常见，严重病例可出现肺不张。主要表现为手术后早期发热、体温升高、呼吸浅快、心率增快、血压上升。严重患者可出现烦躁不安、呼吸困难、发绀或严重缺氧、血压下降，甚至昏迷。体格检查听诊可有局限性湿啰音，呼吸音减弱、消失或管性呼吸音，常常以背后肺底部最典型，肺不张部位叩诊呈浊音或实音。临床化验血白细胞计数升高，血气分析氧分压（PaO_2）下降，二氧化碳分压（$PaCO_2$）升高，胸部 X 线检查有助于明确诊断。

护理措施：

1. 积极协助患者进行深呼吸，解除气管阻塞，使不张的肺重新膨胀。最简单的办法是用双手按住患者季肋部，限制腹部（或胸部）活动的幅度，让患者深吸一口气后，再用力咳嗽、咳痰。重复进行，一天数次。并做间断深呼吸。

2. 痰液黏稠不易咳出时，可遵医嘱给予口服必嗽平等祛痰药，或行超声雾化吸入，使痰液稀薄，易于咳出。

3. 注意病房温湿度，尤其北方地区气候干燥，应防止因空气干燥而致痰液黏稠。

4. 肺部感染时，应给予抗生素治疗。

5. 加强基础护理和支持治疗。

三、下肢深静脉血栓形成

因手术使血流缓慢、创伤引起血管壁损伤和血液处于高凝状态三大因素所致。表现为患肢疼痛、肿胀、静脉扩张和压痛。

护理措施：

1. 注意预防：加强小腿肌肉等长收缩和踝关节的活动，也可用腓肠肌电刺激疗法，促进血液回流，防止因血流缓慢和凝滞而形成血栓。手术后患者血液如呈高凝状态，可遵医嘱应用小剂量肝素或低分子右旋糖酐预防性治疗。

2. 腓肠肌静脉丛血栓形成实际不超过 3 天者，可遵医嘱用尿激酶溶栓疗法。

3. 髂股静脉血栓形成，病期在 48 小时以内者，可施行手术取栓。

4. 病期超过 3 天，根据医嘱采用肝素和香豆素类衍化物抗凝治疗，以防止血栓蔓延，等待血栓再通。

5. 避免患肢活动，忌做按摩、理疗等，以免使血栓脱落引起肺栓塞。

四、泌尿系感染

泌尿系感染多因各种原因引起的尿潴留所致。

护理措施：

1. 做好会阴护理，男患者需每天清洁尿道口 2 次，女患者除做好会阴护理外，还需注意阴道分泌物的色、质、量、味。

2. 留置导尿时，保持导尿管引流通畅，引流管不可放在高于患者耻骨的水平，以免引流受阻或尿液反流。

3. 导尿管每 2～4 周更换 1 次，更换导尿管时应在上午排空尿液后拔出，这样有利于分泌物的流出，使尿道黏膜得以恢复。待下午膀胱有胀满感时再行插管。更换导尿管必须注意无菌操作。

4. 鼓励患者多饮水，达到每天 3000ml 左右，以增加尿量，利于冲出尿中沉渣，清洗尿路。

五、压疮

压疮最主要的原因是局部组织遭受持续性垂直压力，由此引起皮肤溃疡。如长期卧床、长时间坐轮椅、夹板内衬垫放置不当、石膏内不平整或有渣屑等，均可造成局部组织受压而引起压疮。

护理措施：

1. 保持床铺的平整、松软、清洁、干燥、无皱折、无渣屑。

2. 对长期卧床或坐轮椅的患者，将骨隆突受压部位衬垫气圈气垫、棉圈棉垫，或使用气垫床等，以减轻局部组织长期受压。

3. 石膏或夹板固定患者的预防措施可参见相关护理内容。

4. 患者变换体位后，可配合应用 50% 红花酒精对受压部位按摩，以改善该部位血液循环、促进静脉回流。

5. 注意皮肤清洁干燥，每天用温水清洁皮肤。

6. 为患者更换床单、内衣时，一定要抬起患者躯体，避免拖、拉、拽等形成摩擦力而损伤皮肤。

第六章　骨伤科常用的
康复治疗技术及护理

骨伤科治疗的最终目标是功能恢复，而骨伤科的临床治疗往往只能为功能恢复创造必要条件，还需要通过康复治疗，特别是功能锻炼才能实现功能的最大恢复，也就是使临床治疗获得最佳疗效。所以骨伤科护理人员掌握康复治疗技术对提高护理水平是十分重要的。

一、康复

康复主要是指身心功能、职业功能和社会功能的恢复。1969 年世界卫生组织（WHO）医疗康复专家委员会将康复定义为："康复是指综合地、协调地应用医学的、社会的、教育的和职业的措施，对患者进行再训练，使其能力达到尽可能高的水平。"经过数十年的发展，对于康复的目的，越来越趋向于使残疾者能够和健全人平等地重新参与社会生活，即所谓的重返社会。1981 年，WHO 医疗康复专家委员会又将康复定义为："康复是指应用各种有用的措施以减轻残疾的影响和使残疾人重返社会。"从这个意义上讲，康复是使残疾者和功能障碍者功能恢复和权利恢复的过程，其包括医学康复、教育康复、社会康复和职业康复四部分：

1. 医学康复　是以医学手段矫治患者残疾，提高和恢复机体的功能。

2. 教育康复　是指帮助残疾者实现受教育的权利。

3. 社会康复　是残疾者重返社会，恢复参加社会的权力，包括残疾者参与社会活动、为残疾者建筑无障碍设施等。

4. 职业康复　是指为残疾人创造就业条件，使其实现自食其力。

医学康复、教育康复、社会康复、职业康复称为全面康复，俗称大康复。因此，康复是以全面康复为原则，以整体的人为对象，以提高功能水平为主线，以实现提高生活质量和最终回归社会为目的。

二、康复医学

（一）康复医学的概念和特点

康复医学是医学科学的一个重要分支。它与保健、预防、治疗医学并重，被国际上称为第四医学。康复医学的本质是一门功能医学。它主要研究患者的功能障碍的发生与发展，伴以功能障碍而产生的各种残疾，研究康复治疗措施与评价方法，其目的是改善患者功能障碍，提高患者的生活自理能力，使其回归社会。因此，康复医学和康复不是等同的概念。

康复医学的工作内容和形式与临床医学有很大的差别，有其自身的特点。康复医学工作采用的是小组工作形式，由多种专业人员组成，在康复医师（RD）的带领下开展工作。通常小组成员包括物理治疗师（PT）、作业治疗师（OT）、语言治疗师（ST）、心理治疗师（Psy）、康复工程师或义肢矫形器师（PO）、文体治疗师（RT）、职业治疗师（VC）、中医康复师（CTMT）、康复护士（RN）、家属和社会服务人员（SW）等（图6-1）。

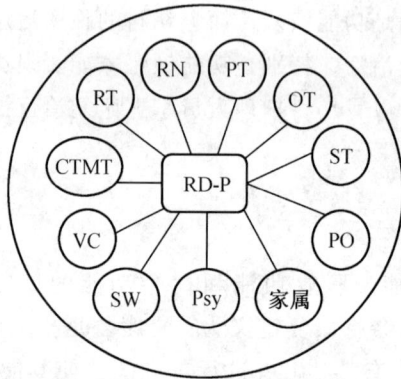

图6-1　康复治疗小组成员

（二）康复医学与其他医学学科的联系

康复医学与预防医学、临床医学的任务和方法不同，但同属医学科学体系，同样需要以解剖学、生理学、病理学等基础学科为基础。在实践工作中康复医学和其他医学学科也不能简单地划分治疗期与康复期。一些具体的医疗措施有时可用于预防、治疗、康复的目的。在实施上除专职人员在专业康复医学机构内进行，根据具体条件，也可由临床专科医师结合治疗工作在所在专科内进行。康复医学在方法学上吸收了各种医学学科中有助于功能恢复的疗法，在统一计划下综合运用。康复医学与其他医学学科的联系可用图作概略表示（图6-2）。

（三）康复医学的作用途径

康复医学的目的是恢复功能，可通过促进功能恢复、功能代偿和提供功能替代三种途径来达到目的。当功能损害存在恢复的可能时，通过功能训练促进其恢复。例如某些肌肉萎缩、关节纤维性挛缩，有可能通过适当的肌力练习和关节活动度练习促进其恢复。当功能损害不可逆转时，例如脑卒中引起的神经损害或慢性阻塞性肺气肿引起的肺功能损害，可通过适当的训练，促进代偿功能的恢复。人体各系统器官都具有相当大的

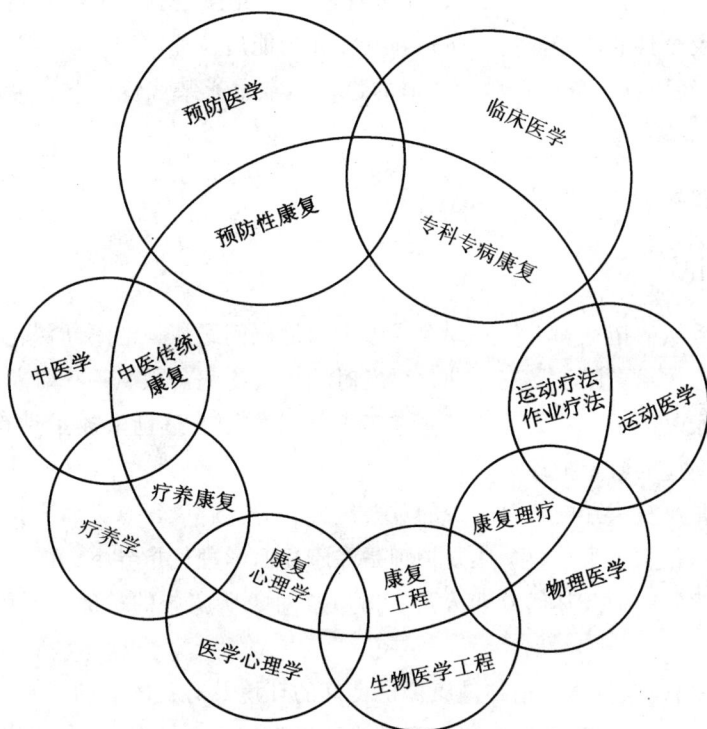

图 6 - 2　康复医学与其他医学学科的联系

代偿潜力，但必须通过训练才能使其充分发挥。至于超出代偿范围之外的功能损害，例如截肢、高位截瘫后，只能通过安装义肢，或配用轮椅来进行功能替代，重建肢体功能和行动能力。

对于因伤因病引起的残疾，也应重视预防。从康复医学角度可以提出残疾的三级预防：

一级预防：做好预防工作，减少各种伤病，残疾也就减少。

二级预防：完善临床医疗，注意早期康复，促进功能恢复，防止功能上的后遗症，做到病而不残，伤而不残。

三级预防：对残疾者进行充分的康复医疗，发挥功能代偿或利用功能替代，达到残而不废。

（四）康复医学的对象

随着康复医学的发展，康复对象的范围也逐渐扩大，目前可以包括：

1. 残疾人包括肢体残疾者，盲人和聋哑人等视、听器官残疾者，心、肺等内脏器官病变引起活动功能损害者，智力迟钝和精神异常致不能生活自理及从事正常职业和社会活动者。这些残疾人大部分需要一定时期的积极的康复治疗，改善其生活质量。

2. 慢性病患者，包括很多心血管、呼吸系统、代谢系统慢性病患者，疾病与功能损害互为因果，使疾病趋向恶化。

3．急性病、创伤及手术后患者，在全身基本情况稳定后，及早开始康复治疗，可加速罹患器官及全身的功能恢复，防止并发症和功能后遗症。

4．老年人经历着一个身心功能衰退的过程，常患有某些慢性病，也需要康复治疗的帮助。

三、康复护理

（一）概论

随着医学领域的拓宽和人们对现存或潜在的健康问题认识的不断深化，逐渐形成了独立的康复医疗体系。限于易感时期、早发时期以及疾病急救、治疗时期的一般护理已远远不能满足康复医学的需要，为了适应康复医疗需要，逐渐形成了具有独立特点的、与康复治疗相适应的康复护理。

康复护理是康复医疗中不可缺少的重要组成部分。就康复意义而言，康复护理对康复全过程所起的作用更为重要。康复护理是在康复医学理论指导下，围绕全面康复的目标，密切配合康复医师及其他专业人员，对康复对象所实施的一般和专门的护理技术。它的内容包括：

1．为维护伤残者身体和精神健康提供良好的环境及有益的活动。

2．创造条件，将功能训练内容与日常生活过程相结合，提高患者生活自理能力。

3．为避免并发症和二次残疾发生所采取的护理措施。

（二）康复护理的医学观

1．整体观　整体观点要求康复护士从人和社会的整体来看待康复护理。残障给患者带来的不仅是身体上的变化，而且往往有着巨大的心理创伤，同时也伴随就业、经济、婚姻、家庭等社会问题，因此康复护理与生物－心理－社会医学模式密切相关。在康复护理中，护士与患者接触的机会最多、时间最长，应以使患者尽可能重新回归社会为目的，既要医治他们的身体创伤，也要考虑他们的精神创伤，更应设身处地为他们以后的就业、经济、婚姻、家庭等各方面着想，不能只关心身体不关心精神，只关心医疗而不关心其社会问题。

2．自理观　自理是人们根据本身需要由个人发起和执行的，用以维持生命、健康和幸福的活动。自理不仅能满足个人的需要，而且使人能独立而不依赖他人，保持一个人的自尊、自信和尊严。对于残疾者，由于残疾的存在，他们的各种活动不可能达到残疾前的状况，但应力争使他们能够自理。康复护理应通过完全代偿、部分代偿、支持或教育等方法帮助残疾者克服自理方面的缺陷。

3．最佳健康状态观　最佳健康状态是指把人放在一个能最大地发挥他个人作用的环境中，并使他能接近最大限度地发挥自己能力的状况。最佳健康状况是康复的顶点，但最佳健康状况的水平却依残疾程度不同而异。康复护士应通过功能评定和功能预后的预测，了解残疾者在某一阶段的最佳健康状况，制订出切合实际的康复目标，并使残疾者亦充分了解此目标，共同为达到此目标而努力。当残疾严重程度有变化后，最佳健康状况的水平应重新确定。

（三）康复护理的原则

1. **尽早介入**　康复护理应从急性期开始，早期预防、尽早介入，应与临床护理同步进行，这有利于患者功能的恢复，如偏瘫患者急性期体位的护理，可以预防或减轻关节挛缩的发生。

2. **患者主体**　临床护理一般采取的是"替代护理"，目的是解除患者阶段性的体力不支，减轻疼痛，促进尽快恢复健康。与之不同的是，康复护理的目的是促进患者的功能恢复，早日实现生活自理，重返社会。康复护理不是靠"替代"完成患者受限的功能活动，而是让患者逐渐转变为"自我护理"、"协同护理"。自理的目的是为了发挥患者的潜能，防止患者的功能退化，增强患者的自信与自尊，摆脱对他人的依赖，激发他们的独立性，使他们部分或全部地照顾自己，实现生活质量和生命质量的提高。

3. **功能训练贯彻始终**　恢复患者机体功能，最大限度地发挥并保存现存机体的残存潜能，预防残疾和继发性残疾的发生是康复护理的中心任务。患者在接受各种各样的康复治疗时，大多数情况下是由各种康复治疗师在治疗室内利用有限的时间对患者进行康复功能的恢复与训练。但在有限的训练时间内很难很快实现康复对象的生活自理，而患者回到病房后的功能训练则成为康复治疗的延续。因此康复护士要督促并指导患者把康复训练的内容与日常生活活动紧密结合起来，贯彻始终，才能达到康复的效果。

4. **加强心理护理**　因为残疾会带给患者不良的心理反应，产生抑郁、焦虑、悲观及急躁，甚至绝望等心理问题，阻碍患者的康复进程和康复效果，治疗心理障碍，克服心理问题是康复护理的重要原则。康复护士要理解、同情、积极给予心理疏导和心理支持，激励患者勇敢面对现实，鼓励并协助患者树立面对现实的目标追求，重新安排新的生活，建立起生活的信心，摆脱不良情绪，以最佳的心理状态接受各种康复训练，可以促进康复计划的实施与完成，促进患者康复。

5. **团队协作**　康复护理是康复计划中的重要内容，康复护士是康复团队中与康复对象接触机会和时间最多的康复专业人员。康复护士不仅要配合和协调安排好各种康复治疗的时间、内容和顺序，保证患者康复训练的正常进行，而且还要与康复治疗小组其他成员保持合作，严格执行康复治疗计划，落实好康复护理的内容，及时反馈患者接受康复治疗的反应，才能保证患者康复治疗的完成。因此，康复护士在患者康复治疗的过程中不仅是护理员，还是康复流程的协调员、调度员，也是患者了解和掌握康复知识的宣传员，所以康复护士要有良好的团队合作精神，与其他康复小组成员共同实施对患者进行的康复指导。

（四）康复护理的特点

康复护理来源于一般护理，但又区别于一般护理，其特点可从其对象、目的、内容等方面区别于一般护理：

1. 护理对象　康复护理对象是指残疾人和有各种功能障碍以致影响生活、学习、工作的人，即称之障碍者。障碍者不仅在身体上留下了残疾，在心理上也产生了不平衡状态，以致在工作、生活、社会交往等各方面都存在着很大困难。只有了解和掌握护理对象这一特点，才能根据需要去达到护理目的。

2. 护理目的　康复护理目的不仅是通过各种护理手段，如给药、处置、观察、抢救等尽快实施治疗方案，以缩短疗程、减轻痛苦、加快恢复健康，更重要的是通过实施各种康复护理技术，最终使其达到尽可能高的生活自理能力，尽快、尽早地回归社会、回归家庭。

3. 护理内容

（1）评价患者的残疾情况　不同程度的伤、病原因可能会给患者带来不同程度的身心功能障碍，患者经过康复治疗以后其功能和能力会在一定程度上得到改善和恢复。康复护士要对患者进行残存功能、康复后残疾程度的变化和功能恢复情况进行阶段性的评价，并提供给康复治疗小组；同时修订护理计划，协助并指导患者完成康复功能训练。

（2）预防继发性残疾和并发症的发生　预防或减少残疾的发生，尤其是继发性残疾的发生是康复护理工作的重要内容。患者残疾后由于长期卧床容易产生压疮、关节挛缩、呼吸系统功能障碍、泌尿系统功能障碍及失用性综合征等并发症。通过康复护理可为长期卧床的患者设计摆放残损体位、定时翻身，指导患者进行功能训练，帮助患者早期离床运动等。

（3）功能训练的护理　康复护士要学习并掌握综合治疗计划的各种有关的功能训练技术与方法，以配合康复医生、康复治疗师对患者进行康复功能评定和残存功能的强化训练，如坐、站、走等。

（4）指导日常生活活动能力的训练　日常生活活动能力（ADL）是康复训练的重要内容之一，是由康复治疗师（OT、PT、ST等）实施的。由于各训练项目都有一定的时间限制，只靠康复治疗师有限的时间训练，患者不再自主练习，是很难在短时间内实现康复目的的。因此，康复护理人员就承担了指导和协助患者在病房内训练的任务。

（5）心理护理　心理护理是实现全面康复的重要环节。由于突发的伤、残，甚至造成残障的事实，会给患者以极大的心理打击和心理创伤，由此带来患者的心理问题或心理障碍，成为其实现康复目标的最大阻碍。因此，心理护理就成为康复护理所特有的护理内容。

（6）指导使用辅助器具及训练　康复治疗中利用矫形器、步行器、自助器或安装义肢是康复治疗的需要。康复护士要熟悉和掌握其性能、使用方法，以及注意事项等，正确指导患者使用辅助器具，利用辅助器具进行功能训练和日常生活活动能力的训练。

（7）营养护理　指及时对伤、残、病、老年慢性病患者的营养状况进行评估，确认患者营养方面的健康问题，判断造成营养缺乏的不同原因、类型，结合康复功能训练中的营养需求，制订适合的营养护理计划。

（五）康复护理的过程

康复护理的过程，具体说有以下几个步骤：

1. 护理评估 康复护理目的是通过实施各种康复护理技术，使患者达到尽可能高的生活自理能力，尽快、尽早地回归社会。为了达到上述目标，提高康复护理的有效性，系统评估和分析是十分必要的。护理评估是收集康复对象实际存在和潜在健康问题有关资料的过程，其目的是帮助护士作出正确的分析和诊断。

（1）**资料的收集** 是康复工作的开始。康复对象入院时，护士首先要做好有关康复方面的资料收集，内容包括以下几方面：①自然状况（姓名、年龄、性别、民族、婚否、工作单位、工作性质、家庭住址等）；②致残状况（原因、经过、起始时间等）；③现有残存功能（感觉、运动方面等）；④身体一般状况（精神、心理、生命体征、皮肤状况、排泄功能等）；⑤生活习惯、宗教信仰、兴趣与爱好；⑥家庭环境（经济状况，无障碍设施如何等）；⑦康复目的（康复对象及家属要求）。资料的收集有利于全面了解和掌握康复对象在康复前的基本情况，其作用是为制订康复护理计划措施提供依据。

（2）**康复护理评估** 主要指对人体日常生活基本动作能力的评估，包括饮食、排泄、更衣、清洁、移动、交流等各方面能力。康复评估在康复护理的过程中十分重要，要根据各阶段的评估，进行综合分析，形成护理诊断问题，指导不同阶段的计划制订和实施。包括：①入院时，为初期评估。目的在于了解掌握患者的残存功能，为制订康复护理目标提供可靠的依据。②训练阶段中的评估，即中期评估。目的在于验证康复护理计划适当与否；了解训练后的康复效果，以发现新的护理问题，进一步制订新的康复护理计划。③出院时，为终期评估。目的在于了解患者通过康复训练后的进步，独立生活能力的提高程度，以便指导出院后重返家庭、重返社会的生活、工作、学习的方式。

护理评估要做到客观、准确，要以实际观察或测定结果为依据，切忌只是向患者（或家属）询问情况得出结论。评估的方法、标准应一致从而具有可比性，评估结论需经过护理小组讨论确定。

2. 护理目标和计划的制订 康复护理的目标和计划是在总的康复医疗计划指导下进行的。根据资料的收集，针对存在的护理问题，按不同阶段确定目标和分别制订出具体的方案。一般在入院后1周内应制订出初期目标和计划；实施后，制订出中期目标和计划；再实施后，制订出终期目标和计划。每阶段的护理计划是动态的，都应遵循因人、因时、因地而异的原则，不可千篇一律地对待。

3. 康复护理的实施

（1）**康复环境的准备** 要按康复的要求，布置安排合适的环境。

（2）**营养与饮食** 要注意就餐的环境，环境应整洁、宽敞、明亮。均衡营养，通过食品的色、香、味的刺激，提高患者的食欲和情绪。选择合适的进食自助具，调整进餐用桌椅的高度和进餐时的姿势体位等。要保证每日进水量，以保障营养和水分的足够供给，使患者有足够的体力和抵抗力来接受康复训练和预防并发症的发生。

（3）并发症的预防　康复对象在康复过程中，减少或避免并发症的发生，是对康复效果的保证。一般常见的并发症有肺部感染、泌尿系感染、关节挛缩、压疮等。

（4）排泄障碍处理　排泄障碍者对其不能自控的状态感到很苦恼。使排泄障碍得到改善，是使康复对象重返社会的重要保障之一。①排尿的独立和援助：其一是排尿反射的训练、膀胱训练、间歇导尿、手法刺激等；其二是排尿方法的训练，如手法压迫排尿、自我排尿等；其三是独立排尿的护理，如排尿时间训练、进出水分的控制等。②排便的独立和援助：其一是按摩腹部的手法刺激；其二是栓剂给药或灌肠、手指掏便等。

（5）清洗（个人卫生）　清洗内容包括洗脸、漱口、刷牙、洗头、梳头、沐浴、剪指甲等。

护理方法要注意指导和训练患者利用残存的功能，独立完成清洁动作，必要时给予相应的协助。对于不能独立清洁者，护士必须每日按时进行身体的清洁工作，经常保持患者的头发、皮肤的清洁。

（6）体位与体位转移　根据重心与平衡的原理，要使功能障碍者的体位和姿势保持身体的安定与平稳，防止不安全问题的发生，保证康复训练的实施。例如偏瘫患者立位时，身体的重心由中心移向健侧，脊髓损伤患者坐位时，身体重心有前移等特点，在体位变换时所用方法各有不同，应注意保证安全与舒适。

由于伤残性质、类别的不同，在体位及体位转移的护理中，要特别注意按照康复医疗的要求去做。如偏瘫患者在卧位时，应注意尽量使患侧不要受压。在体位转移时，应以健侧肢体为重力的轴心来支撑转动身体进行移动。脊髓损伤患者在急性期，为保持脊髓的平稳，移动体位时，必须做到头、颈、躯干呈水平性的移动，以防止脊柱扭曲造成脊髓的二次损伤。脑瘫病儿的体位，以采取侧卧位为好，仰卧位会由于紧张性迷路反射（TLR）而引起全身伸肌痉挛或颈紧张反射，加重痉挛状态。

（7）衣服穿脱　当身体某部功能障碍时，就需要指导患者如何利用残存功能来解决衣物的穿脱，必要时给予护理协助。如偏瘫患者，要求先穿患侧，后穿健侧，先脱健侧，后脱患侧。脊髓损伤患者，若是高位损伤者，上肢功能障碍时，可指导用牙齿配合功能不健全的手，进行衣物的穿脱动作。另外，在衣物穿脱训练前，首先要训练患者的坐位平衡，以保持身体的平衡和稳定，才能有利于更衣动作训练。此外，对于衣物的选择也很重要，要求选用大小、松紧适度，弹性好，易穿脱的衣物。衣物的扣带不要复杂，以免影响训练效果和训练情绪。

（8）日常生活动作（ADL）及就业前训练　ADL训练和就业前训练主要是在康复医师指导下，由康复专业技术人员进行。但如何把这些训练内容在病房中继续进行并应用到日常生活当中去，使患者熟练掌握和应用，则是康复护理的主要任务。

（9）康复教育　康复护理工作者有义务也有责任对康复对象及其家属进行康复知识的宣传和教育。康复护理不只局限在病房里，为了达到全过程康复的目标，患者及其家属必须学会一些康复护理知识和技术，如自我导尿法，压疮的预防，矫形器、自助具的使用法等等，以便出院后能继续在家中康复。这些知识技术的培训指导工作是康复护理工作者责无旁贷的任务。

（10）康复小组的协调与配合　对于功能障碍的康复过程，绝不是某一部分人员所能够独立完成的，必须通过康复专业工作者围绕一个共同的康复目标，通力合作进行工作以达到目的。

由于康复小组的作用，使多方面的康复治疗和训练都集中在康复对象的身上，如果安排不当，不仅在时间上容易产生冲突，而且使患者在体力上和心理上都难以接受，会产生一定的不良影响。因此，康复护士要在康复医疗的总体计划下，注意时间安排的协调与管理，使其按部就班地参加各种训练。发现问题及时与康复医师或有关部门取得联系，合理调整。另外，在训练的内容和进度上，也要进行了解和掌握，勿使患者过于紧张疲劳。同时，还应做到将患者所训练过的内容应用到病房的日常生活之中，以巩固训练效果，真正达到康复的目的。

（11）出院前的生活指导　患者在住院期间，逐渐地接受一些康复护理的知识，学会一些力所能及的护理技术。在接近出院阶段，康复护士的任务是对其进行较为系统的生活指导，对其出院后个人健康管理问题，重返家庭、社会后的生活起居护理进行培训与指导。必要时还要协助制订家庭护理计划，制订计划时要求具体，方法要得当可行，以便掌握。

4. 康复护理记录　在康复护理的过程中，应当对康复对象的身体状况、精神状况、训练项目、训练效果及反应等随时做好记录。后者是计划修订、调整康复方案的可靠依据。

记录要求细致、全面、完整、准确无误、实事求是，否则，残缺不全、粗枝大叶的记录不仅没有意义，反而因提供不可靠的资料而造成错误判断，延误康复治疗。

5. 康复护理评价　评价工作以健康措施是否向目标发展或达到目标为依据，评价的结果对康复护理评估、诊断和计划的制订都是至关重要的。评价是护理程序的最后一步，但它与护理程序的第一步评估是联系在一起的，从而形成护理程序的循环。康复护理的有效性依赖于护士对患者康复过程中情况的连续性评估，以及根据实际情况的变化对护理计划的不断修改。

四、骨伤科康复护理

（一）骨、关节疾患

1. 骨、关节伤病患者的特点　由于疼痛或运动障碍，使得活动受限，而且有不同程度的 ADL 能力障碍；因畸形、变形等外观的变化，使患者产生心理压力，以致影响社交活动的参加，不利于全部康复目标的实现。

2. 护理要求　①熟练掌握各关节活动度的正常范围，以利判断伤残程度和残存功能，为制订康复护理计划提供依据。②明确骨关节疾患的康复目标：扩大关节活动度，增强肌力，提高运动速度和肌群的协调性。在护理中应本着这个目标去做，如良肢位的保持、关节活动训练、身体平衡训练等。③关节活动范围训练时，以主动训练为主，需被动训练者，避免动作过大过猛，关节活动范围由小到大，活动量也要从少渐进增多，以防造成不应有的损伤。④每次训练后应做详细记录，利于日后训练效果的对照。

（二）骨折

1. 骨折患者的特点　①骨折直接影响身体全部或局部的负重支撑作用；②脊椎骨折可造成不同程度的截瘫或肢瘫，高位脊椎骨折，损伤颈髓，影响呼吸功能及全身状况；③骨折多属突发性病变，以疼痛和功能障碍为症状特点。

2. 护理要求　①严密观察骨折部位的血液循环，注意肿胀、肤色、冷感、知觉、痛觉等变化。②脊椎骨折可致不同程度的脊髓损伤，救治中严格掌握搬运移动患者的方法，要求保持头、颈、躯干三点一线的水平位移动，避免搬动过程中身体扭曲，加重脊髓压迫，造成二次损伤。③功能锻炼应在治疗后尽早进行，贯穿治疗全过程；活动范围和活动量应循序渐进。④骨折固定时一定要注意保持功能位，以减少对功能恢复的影响。

（三）截肢

1. 截肢患者的特点　截肢会给患者造成很大的心理障碍；截肢使身体平衡力受到影响；截肢后佩戴义肢，是截肢患者康复的最佳手段。

2. 护理要求

（1）心理护理　截肢给患者心理造成难以忍受的压力，护士应调动一切积极因素做好心理护理，如向患者讲解截肢治疗，介绍截肢装配义肢的康复意义，通过患者家属以及成功病例对其进行开导和劝慰。

（2）截肢前的身体准备　截肢前除了心理准备以外，还要做身体方面的准备。如下肢截肢者，要进行拐杖作用的训练和指导、立位平衡的训练、上肢肌力或健侧下肢肌力的训练等；如上肢截肢者，进行单手操作日常生活动作训练和指导，如果截肢侧为利手（一般人以右侧手为利手），还应进行利手交换的训练。

（3）截肢后护理　①断端护理：保持断肢端的清洁、干燥，伤口愈合后，每日用温肥皂水清洁，轻轻摩擦，以提高该部位皮肤的耐受力，利于义肢的植入。每日注意观察断端血运情况，有无渗出、血肿或皮肤破溃等。②良肢位的保持：截肢后易发生关节挛缩，要用软枕垫抬高患肢和支撑固定保持良肢位。③保持关节活动范围：每日进行关节活动训练。④义肢安装后的观察：安装义肢后，注意观察断肢端有无肿胀、炎症或皮肤损伤，有无疼痛或身体疲乏感的程度。⑤保证使用义肢中的安全：使用中及时发现义肢有无异常声音或故障；对使用方法更要给予指导，训练中掌握使用要领，训练量要逐渐增大。

下篇　各论

第七章　骨折护理

第一节　骨折护理概论

骨的完整性或连续性中断，称为骨折。

【病因病机】

一、病因

暴力作用是造成骨折的主要原因。作用于人体的致伤外力一般可分为直接暴力、间接暴力、肌肉牵拉力和积累劳损四种形式。

1. **直接暴力**　骨折发生在暴力直接作用的部位，如打击伤、压轧伤及火器伤等。多为横断或粉碎性骨折，骨折处软组织损伤常较重。

2. **间接暴力**　骨折发生在远离暴力作用的部位，暴力通过传导、杠杆或旋转作用使远处发生骨折。如跌倒时手掌撑地，间接暴力可在桡骨远端、肱骨髁上或锁骨等部位发生骨折。

3. **肌肉牵拉力**　肌肉突然猛烈收缩，可拉断肌肉附着处的骨质。如骤然跪倒时，股四头肌猛烈收缩，可发生髌骨骨折。

4. **积累劳损**　长期、反复、轻微的直接或间接暴力，可集中作用于骨骼的某一点上而发生骨折，如长途行军导致的第 2、3 跖骨及腓骨干下 1/3 的疲劳骨折。骨折多无移位，但愈合慢。

骨骼本身有炎症，或患肿瘤或代谢性骨病时，因病变破坏了骨骼的正常结构，使其失去了应有的坚固性，遭受轻微外力时即可发生骨折，这种骨折称为病理性骨折。

二、骨折的移位

大多数骨折会发生不同程度的移位，影响其发生的因素包括：①暴力的大小、作用方向和性质；②肢体远侧段的重量；③肌肉牵拉力，尤其因疼痛刺激肌肉发生痉挛，可加重骨折段的移位程度；④搬运及治疗不当。

骨折移位一般有五种不同的方式，临床上常两个以上合并存在（图7-1）。

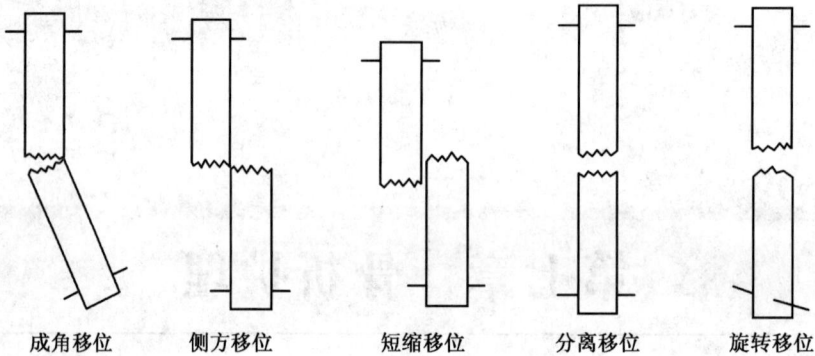

| 成角移位 | 侧方移位 | 短缩移位 | 分离移位 | 旋转移位 |

图7-1　骨折的移位

1. 成角移位　两骨折端的轴线交叉成角，以角顶的方向称为向前、向后、向内或向外成角。

2. 侧方移位　两骨折端相对移向侧方。四肢骨折以近端为基准，以远端的移位方向称为向前、向后、向内或向外侧方移位。脊柱骨折则以上位椎体移位的方向来描述。

3. 短缩移位　骨折端互相重叠或嵌插，骨的长度因而缩短。

4. 分离移位　骨折端在同一纵轴上互相分离。

5. 旋转移位　骨折端围绕骨的纵轴而旋转。

【分类】

一、根据骨折端是否与外界相通分类

1. 闭合性骨折　骨折处皮肤或黏膜完整，骨折断端不与外界相通。

2. 开放性骨折　骨折附近的皮肤或黏膜破裂，骨折断端与外界相通。

二、根据骨折整复后的稳定程度分类

1. 稳定骨折　骨折复位后经适当的外固定不易发生再移位者，如裂缝骨折、青枝骨折、嵌插骨折、横断骨折等。

2. 不稳定骨折　骨折复位后易于发生再移位者，如斜形骨折、螺旋骨折、粉碎性骨折。

三、根据骨折的损伤程度分类

1. 不完全骨折 骨的完整性或连续性仅有部分中断，如裂纹骨折、青枝骨折等。

2. 完全骨折 骨的完整性或连续性全部中断，管状骨骨折后形成远、近两个或两个以上的骨折段。

四、根据骨折线的形态分类（图7-2）

1. 横断骨折 骨折线与骨干纵轴接近垂直。

2. 斜形骨折 骨折线与骨干纵轴成一定角度。

3. 螺旋骨折 骨折线呈螺旋形。

4. 粉碎骨折 骨碎裂成两块以上，称粉碎骨折。骨折线呈"T"形或"Y"形时，又称"T"形骨折或"Y"形骨折。

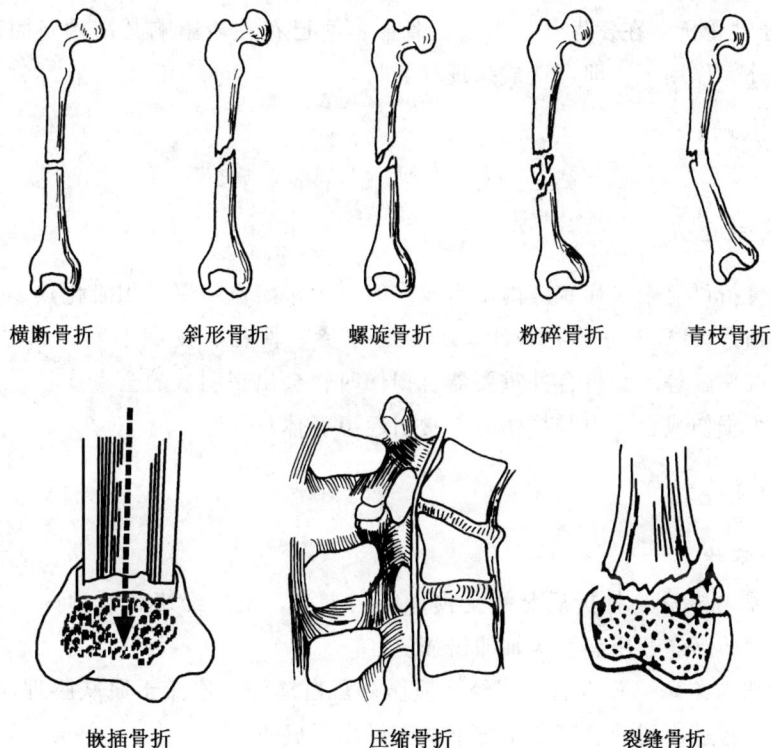

横断骨折　　斜形骨折　　螺旋骨折　　粉碎骨折　　青枝骨折

嵌插骨折　　　　压缩骨折　　　　裂缝骨折

图7-2 根据骨折线的形态分类

5. 嵌插骨折 发生在长管骨干骺端坚质骨和松质骨交界处。骨折后，坚质骨嵌插入松质骨内，可发生在股骨颈和肱骨外科颈等处。

6. 压缩骨折 松质骨因压缩而变形，如椎体和跟骨。

7. 裂纹骨折 骨折间隙呈裂纹或线状，常发生于颅骨、肩胛骨等扁骨处。

8. 青枝骨折 多发生在小儿。由于儿童骨质较软韧，不易完全断裂，骨折时骨皮质出现皱折或成角畸形，与青嫩的树枝被折时的情况相似。

9.**骨骺分离**　通过骨骺的骨折，骨骺的断面可带有数量不等的骨组织，是发生于少年儿童时期的一种骨折类型。

五、根据骨折后的时间分类

1.**新鲜骨折**　指尚未充分形成纤维连接，还可能进行复位者。一般在伤后 2 周内的骨折（小儿除外）属于新鲜骨折。一些愈合较慢的骨折，如股骨颈骨折、腕舟骨骨折，在 3 周内也属于新鲜骨折。

2.**陈旧骨折**　指骨折断端间已有纤维组织或骨痂包裹者。一般伤后 2~3 周以上的骨折，属于陈旧骨折。

六、根据骨折前骨组织是否正常分类

1.**外伤性骨折**　骨结构正常，因暴力引起的骨折，称为外伤性骨折。

2.**病理性骨折**　在发生骨折以前，骨骼本身已存在着影响其结构坚固性的内在因素，在轻微外力作用下，即可造成病理性骨折。

【临床表现】

一、全身症状

单纯的骨折可无全身症状。内出血较多时，由于瘀血停聚，积瘀化热，体温可略升高，通常不超过 38℃，可兼有口干、心烦、尿赤、便秘、夜寐不安、脉浮数或弦紧、舌质红、苔黄厚腻等。骨折合并重要器官损伤时，会出现明显的全身症状。如骨折伴有广泛的软组织损伤或合并内脏损伤时，常引起患者休克。

二、局部症状

1.一般症状

（1）**疼痛与压痛**　骨折后脉络受损，气血凝滞，阻塞经络，不通则痛，故骨折部出现不同程度的疼痛、压痛及纵轴叩击痛。

（2）**肿胀与瘀斑**　骨折后局部经络损伤，营血离经，瘀滞于肌肤腠理而出现肿胀。若出血较多，透过撕裂的筋膜溢于皮下，则可出现瘀斑。

（3）**功能障碍**　骨折后由于失去了骨骼的支架和杠杆作用，以及活动时引起的疼痛，使肢体丧失部分或全部活动功能。

以上三项可见于新鲜骨折，也可见于脱位、软组织损伤和炎症。有些骨折，如嵌插、不完全骨折，可仅有这些临床表现，此时需 X 线检查才能确诊。

2.特殊体征

（1）**畸形**　骨折端移位后，受伤肢体的形状改变，而出现畸形。

（2）**反常活动**　在肢体非关节部位，骨折后可出现不正常的活动。

（3）骨擦音或骨擦感　骨折端接触及互相摩擦时，可听到骨擦音或摸到骨擦感。

以上三种体征只要发现其中之一，即可确诊。青枝骨折、嵌插骨折、裂纹骨折等，需 X 线检查才能确诊。骨折断端间有软组织嵌入时，可以没有骨擦音或骨擦感。反常活动及骨擦音或骨擦感两项体征只能在检查时加以注意。

【骨折的并发症】

机体遭受创伤，除发生骨折外，还可能有各种全身或局部的并发症。并发症的存在可能影响骨折的处理和预后，有的甚至可能威胁患者的生命。因此，正确、妥善地处理并发症是骨折治疗中的一个重要环节。

一、早期并发症

1. **休克**　主要为严重创伤、多发性骨折、合并广泛软组织损伤或内脏损伤后所致的出血性休克。

2. **感染**　开放性骨折如不及时、彻底清创，有发生化脓性感染或厌氧菌感染的可能。

3. **内脏损伤**　可因暴力作用或骨折端刺戳，并发内脏损伤。如肋骨骨折可刺破胸膜和肺引起血气胸；暴力打击胸壁下段时，除可造成肋骨骨折外，还可能发生肝或脾破裂；骨盆骨折，骨端可刺破膀胱、尿道和直肠。

4. **脂肪栓塞**　骨折时骨髓被破坏，骨髓腔内的脂肪滴可进入破裂的血管内，引起肺或脑血管脂肪栓塞。

5. **重要动脉损伤**　邻近骨折的大血管可被刺破或压迫，引起肢体循环障碍。如肱骨髁上骨折可损伤肱动脉，股骨下端骨折及胫骨上端骨折可损伤腘动脉，锁骨骨折可损伤锁骨下动脉等（图 7 - 3）。

6. **缺血性肌挛缩**　肢体缺血如未得到及时的救治，肌肉组织发生坏死，经纤维修复形成瘢痕，挛缩后形成特有的畸形，如爪形手或爪形足。多由骨筋膜室综合征引起（图 7 - 4）。

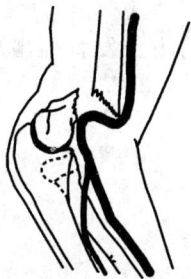

图 7 - 3　肱骨髁上骨折损伤肱动脉

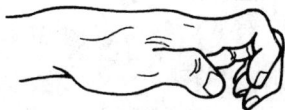

图 7 - 4　前臂缺血性肌挛缩后的典型畸形（爪形手）

7. **脊髓损伤**　颈段和胸、腰段脊柱骨折脱位时，可合并脊髓损伤，形成损伤平面以下的截瘫（图 7 - 5）。

8. 周围神经损伤　骨折时，由于挤压、牵拉、摩擦及外固定物压迫等原因，可造成附近的神经损伤。如肱骨干中下 1/3 骨折合并桡神经损伤、腓骨小头骨折合并腓总神经损伤等。

二、晚期并发症

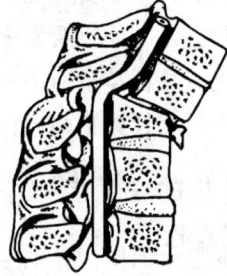

图 7－5　脊柱骨折脱位时损伤脊髓

1. 坠积性肺炎　骨折患者，尤其是老年患者若长期卧床不起，肺功能减弱，可致痰涎积聚，咳出困难，引起坠积性肺炎，可因此危及生命。应鼓励患者多做深呼吸，进行有效咳嗽及排痰，以免肺部感染。

2. 压疮　截瘫或其他长期卧床的患者，可因某些骨突部位如骶骨、足跟部等长期受压，局部组织因血液供应障碍，营养缺乏而发生坏死，形成溃疡，经久不愈。故应加强皮肤护理，早作预防。

3. 泌尿系感染和结石　脊柱骨折合并截瘫者，因长期留置导尿管，易发生泌尿系感染；长期卧床的患者，全身骨骼失用性脱钙，尿中排钙量增加，可引起泌尿系结石。因此，应在无菌条件下定期更换导尿管并冲洗膀胱，鼓励患者多饮水，保持小便通畅。

4. 损伤性骨化（骨化性肌炎）　关节内或关节附近骨折脱位后，由于骨膜剥离，骨膜下血肿与软组织血肿相连通，若处理不当，血肿在关节附近的软组织内机化、钙化、骨化，最终影响关节的活动功能。

5. 关节僵硬　如受伤肢体长时间固定而不注意功能锻炼，患肢静脉和淋巴回流不畅，关节内浆液渗出和纤维蛋白沉积，可使关节内、外发生纤维粘连。同时关节周围软组织因缺乏活动发生挛缩，造成不同程度的关节活动障碍。

6. 缺血性骨坏死　骨折后因血供障碍而引起骨质坏死。常见的有股骨颈骨折后股骨头坏死、腕舟状骨骨折后舟状骨坏死、距骨骨折后距骨体坏死等。

7. 创伤性关节炎　关节内骨折整复不良或骨干骨折成角畸形愈合，以致关节面不平整或关节面压力状况改变，可引起关节软骨损伤，导致创伤性关节炎。

8. 迟发性畸形　儿童或青少年骨骺损伤，可影响骨关节的生长发育而出现各种迟发畸形。如肱骨髁上骨折后出现的肘内翻畸形。

【骨折的愈合过程】

一、血肿机化期

骨断裂后，髓腔内、骨膜下和周围软组织内出血，形成血肿。骨折端由于损伤和局部血液供应断绝，有几毫米长的骨质发生坏死。伤后 6～8 小时，血肿即开始凝结成含有网状纤维的血凝块。它和损伤坏死的软组织引起局部无菌性炎症反应，新生的毛细血管和吞噬细胞、成纤维细胞等从四周侵入，血肿逐步机化，形成肉芽组织，并逐渐转化为纤维组织。这一过程约需 2~3 周方能初步完成。

骨折断端附近骨外膜深层的成骨细胞在伤后短期内即活跃增生，约 1 周后即开始形成与骨干平行的骨样组织，由远离骨折处逐渐向骨折处延伸增厚。骨内膜也有同样的组织学变化，但出现较晚（图 7-6）。

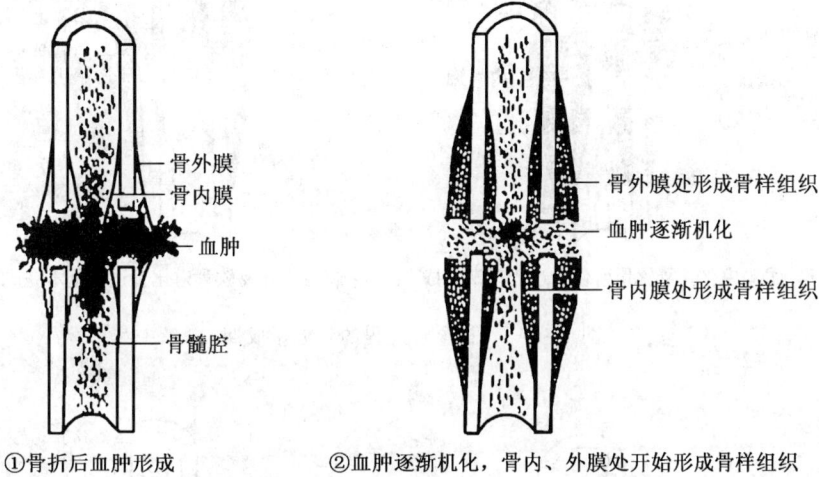

①骨折后血肿形成　　　②血肿逐渐机化，骨内、外膜处开始形成骨样组织

图 7-6　骨折愈合过程的血肿机化期

二、骨痂形成期

由骨内、外膜的成骨细胞在断端内、外形成的骨样组织逐渐钙化而成新生骨，即膜内化骨。两者紧贴在断端骨皮质的内、外两面，逐渐向骨折处汇合，形成两个梭形短管，将两断裂的骨皮质及其间由血肿机化而成的纤维组织夹在中间，分别称为内骨痂和外骨痂。

断端间和髓腔内的纤维组织先逐渐转化为软骨组织；然后软骨细胞增生、钙化而骨化，即软骨内化骨，分别形成环状骨痂和腔内骨痂；断端坏死骨亦经爬行替代作用而"复活"。软骨内化骨的发展演变过程要较膜内化骨的过程缓慢，故临床上应防止产生较大的血肿，减少软骨内化骨范围，使骨折能较快愈合（图 7-7）。

原始骨痂不断加强，并能抗拒由肌肉收缩而引起的各种应力时，骨折已达临床愈合阶段。X 线片上可见骨折四周包围有梭形骨痂阴影，骨折线模糊。患者可拆除外固定，逐渐恢复日常活动。

三、改造塑型期

原始骨痂为排列不规则的骨小梁所组成，尚欠牢固。随着肢体的活动和负重，在应力轴线上的骨痂不断地得到加强和改造，在应力轴线以外的骨痂逐步被清除，使原始骨痂逐渐被改造成为永久骨痂，后者具有正常的骨结构。骨髓腔亦再沟通，恢复骨之原形（图 7-8）。

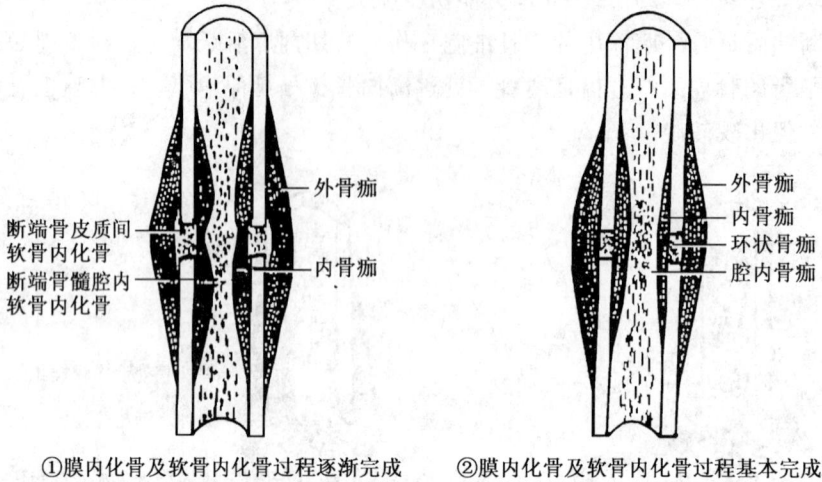

①膜内化骨及软骨内化骨过程逐渐完成　　②膜内化骨及软骨内化骨过程基本完成

图 7 - 7　骨折愈合过程的骨痂形成期

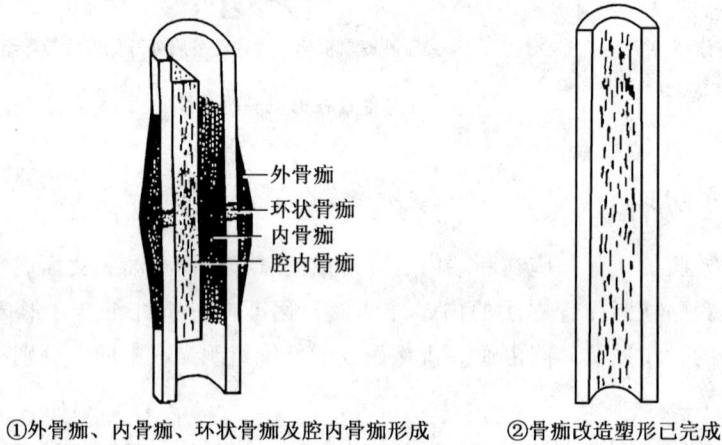

①外骨痂、内骨痂、环状骨痂及腔内骨痂形成　　②骨痂改造塑形已完成

图 7 - 8　骨折愈合过程的骨痂改造塑形期

附：骨折临床愈合标准

（1）局部无压痛及纵轴叩击痛。

（2）局部无异常活动。

（3）X 线片显示骨折线模糊，有连续性骨痂通过骨折线。

（4）外固定解除后伤肢能满足以下要求：上肢能向前平举 1kg 重量达 1 分钟。下肢能不扶拐在平地连续步行 3 分钟，并不少于 30 步。

（5）连续观察两周骨折处不变形。

（2）、（4）两项的测定必须慎重，可先练习数天，然后测定，以不损伤骨痂发生再骨折为原则。

【影响骨折愈合的因素】

一、全身因素

1. **年龄** 儿童生长活跃，骨折愈合较成人快。
2. **健康状况** 患者的一般情况不佳，如患营养不良、糖尿病、钙磷代谢紊乱、恶性肿瘤等疾病时，均可使骨折延迟愈合。

二、局部因素

1. **损伤程度** 有大块骨缺损或严重粉碎骨折，断端形成巨大血肿者，软骨内化骨的范围大，骨折的愈合速度较慢，严重的软组织损伤使骨的血液供应发生障碍，间接影响骨痂生长使骨折愈合缓慢。
2. **骨折断端的接触面** 断面接触大则愈合较易，断面接触小则愈合较难，故整复后对位良好者愈合快，对位不良者愈合慢。斜形骨折、螺旋形骨折也往往较横形骨折愈合快。若断端间有肌肉、肌腱、骨膜、韧带等软组织嵌入，或过度牵引使断端分离，影响骨折端的接触，则愈合将更困难。
3. **骨折部血供** 组织的再生需要足够的血液供应，长骨两端的松质骨血液循环好，愈合较骨干快。一些部位由于解剖上的原因，血液供应不佳，骨折愈合较差，如胫骨下1/3、腕舟骨、距骨和股骨颈的囊内骨折等。粗暴的手法复位及多次复位、切开复位内固定时造成骨膜的广泛剥离，均可进一步破坏局部血运，影响骨折愈合。
4. **固定与活动** 骨折复位后，若固定不当，骨折部仍存在不良应力，可干扰骨痂的生长，影响骨折的愈合。若固定过紧又使局部血运不佳，骨代谢减退，不利于骨折愈合。恰当的功能锻炼可促进患肢的血液循环，加快血肿吸收和骨痂生长，并可减少肌肉萎缩、骨质疏松、关节僵硬等并发症的发生。但过早和不恰当的功能锻炼，亦可干扰骨折的固定而有碍骨折愈合。因此，处理好固定与活动的关系，对骨折的愈合至关重要。
5. **感染** 感染引起的局部长期充血、组织破坏、脓液和代谢产物堆积，均不利于骨折的修复。

【骨折的急救】

骨折急救的目的，在于用简单而有效的方法抢救生命，保护肢体，避免再次受伤或污染，以便进行有效的治疗。

一、抢救生命

首先判断患者有无紧急情况，如心脏骤停、窒息、大出血、休克及开放性气胸等，有针对性地进行急救，待患者全身情况平稳后再进行骨折的处理。

二、止血

及时快速和有效的止血是救治患者的重要环节。常用的方法有指压止血、加压包扎、纱布填塞、止血带止血、止血钳止血等。

1. **指压止血法**　主要适用于人体表浅部位较大动脉损伤出血的急救。用手指或手掌压迫伤口近心端的动脉，将其压向深部骨骼上，阻止动脉血流通过，以达临时止血的目的。如头颈部出血，可在伤侧胸锁乳突肌内缘中点向后压迫颈总动脉；肱动脉出血，可将肱动脉压向肱骨干。此法仅为临时措施，应尽快使用其他方法止血或急送附近医院。

2. **止血带止血法**　适用于四肢损伤大出血的现场急救。使用得当，可挽救患者生命和肢体。若使用不当，可引起或加重肢端坏死、急性肾衰竭等严重并发症。使用时，止血带下应有衬垫物。弹性橡皮止血带是用左手的拇指、食指、中指夹持止血带头端，将尾端绕肢体一圈压住头端后再绕一圈，左手食、中指将尾端按住并从其下方牵出。

注意事项：①记录开始时间，紧急送医院进一步处理。②连续阻断血流时间一般不得超过1小时。每隔1小时放松止血带1次，以暂时恢复肢体血运1~2分钟。放松期间可采用压迫止血法控制出血，然后再缠扎止血带。总的缠扎止血带时间不得超过3小时。③保持一定压力，以止住动脉出血为准。④使用部位尽量靠近伤口的最近端，不用"标准位置"，不受"成对骨骼"的限制。⑤松开止血带前应纠正血容量和做好手术的准备。⑥禁止用细绳、电话线、布带等代替止血带使用。

三、加压包扎伤口

及时而妥善的包扎，能达到压迫止血、减少感染、保护伤口的目的，常以急救包内敷料或其他无菌敷料覆盖伤口，然后用绷带、四头带或叠成带状的三角巾加压包扎。若骨折端已戳出伤口，但未压迫血管、神经时，不应立即复位，以免将污物带进创口深处。若在包扎伤口时骨折端已自行滑回创口内，则到医院后务必向负责医师说明，促其注意。

四、固定伤肢

将伤肢固定，有减轻疼痛、保护骨折位置及防止骨折端损伤血管及神经的作用。凡可疑骨折者，均应按骨折处理。闭合性骨折患者不必脱去衣服、鞋袜等，以免过多搬动患者，增加痛苦。若患肢肿胀较剧，可剪下衣袖或裤管。闭合性骨折有穿破皮肤，损伤血管、神经的危险时，应尽量消除显著的移位，然后用夹板固定。固定肢体时应做到固定牢靠，松紧适当。一般可用预制的夹板，固定伤肢的上下关节。无器材时可就地取材，如木板、树枝、枪支等均可。也可将上肢贴胸固定，下肢和健侧下肢一并绑起固定。

五、迅速运送

患者经妥善固定后，应即迅速送往医院。

【骨折的治疗】

骨折的治疗原则是：复位、固定、功能锻炼和辨证用药。复位是将移位的骨折端恢复正常或接近正常的解剖关系，重建骨骼的支架作用。但骨折愈合需要一定的时间，因此还得用固定的方法将骨折维持于复位后的位置，待其坚固愈合。功能锻炼的目的是在不影响固定和愈合的前提下，尽快恢复患肢肌肉的舒缩活动，防止发生肌肉萎缩、骨质疏松、肌腱挛缩、关节僵硬等并发症。内服和外用药物，可纠正因损伤而引起的脏腑、经络、气血功能紊乱，促进骨折的愈合。

中西医结合治疗骨折，在继承中医丰富的传统理论和经验的基础上，结合现代自然科学（如生物力学和放射学）的成果，贯彻固定与活动相结合（动静结合）、骨与软组织并重（筋骨并重）、局部与全身兼顾（内外兼治）、医疗措施与患者的主观能动性密切配合（医患合作）的治疗观，辩证地处理骨折治疗中复位、固定、功能锻炼、内外用药的关系，做到骨折复位不增加局部软组织损伤，固定骨折而不妨碍正常肢体活动，因而可以促进全身血液循环，增强新陈代谢，加速骨折愈合，而且可使骨折愈合和功能恢复齐头并进。

一、骨折的复位

骨折复位的目的在于使移位的骨折端恢复正常或接近正常的解剖位置，为重建骨骼的支架作用创造条件。

1. 复位时间 骨折整复越早越好，最好能在发生反应性肿胀之前整复，此时复位比较容易成功。若患者有休克、昏迷、内脏及中枢神经系统损伤时，需等全身情况稳定后，才能整复骨折。如肢体明显肿胀，或已出现水疱，应在无菌技术操作下刺破水疱，排出液体，临时用石膏托或夹板固定，抬高患侧，密切观察末梢循环，待肿胀消退后再考虑复位。

2. 复位标准 骨折对位越好，支架越稳固，骨折越能较快愈合，肢体功能就能顺利恢复。

（1）**解剖复位** 矫正了骨折的各种移位，恢复了正常的解剖关系，对位（指两骨折端的接触面）和对线（指两骨折段在纵轴上的关系）完全正常时，称为解剖复位。这是骨折复位的理想位置，所有骨折都应争取达到解剖复位。

（2）**功能复位** 骨折整复后，某些移位虽未完全纠正，但愈合后对肢体功能无明显影响者，称为功能复位。功能复位是骨折整复的最低要求，达不到此要求者应视为复位失败，需进一步采取措施。在不过多增加创伤的条件下，尽可能达到解剖复位，至少应达到功能复位，这就是骨折复位的原则。不能为追求解剖复位而反复多次进行手法整复或轻易采用手术切开复位，增加软组织的损伤，影响骨折的愈合及功能恢复。功能恢复的标准根据患者的年龄、职业和骨折部位的不同而有所区别。一般要求：骨折部的旋转移位、分离移位必须完全纠正；下肢短缩在成人不超过1cm，儿童不超过2cm；与关节活动方向一致的成角移位，成人不超过10°，儿童不超过15°，与关节活动方向垂直的成角移位，需完全纠正；长骨干横形骨折，对位至少应达1/3以上，干骺端骨折对位至少应达3/4。

3. 复位方法 复位的方法有两类，即闭合复位和切开复位。闭合复位又有手法复位和持续牵引复位，持续牵引既有复位作用，又有固定作用。

（1）**手法复位** 应用手法使骨折复位，称为手法复位。绝大多数骨折都可通过手法复位，取得满意的效果。复位前必须认真分析创伤解剖和创伤机制，制订复位方案，包括具体手法、步骤及注意事项。骨折复位的基本手法有拔伸、旋转、屈伸、折顶、回旋、端提、捺正、分骨等。

（2）**持续牵引复位** 多用于周围肌肉较强、有移位的骨折，如股骨干骨折，或用于局部肿胀较重，手法复位困难的情况，如小儿肱骨髁上骨折，以及不能用外固定保持复位的骨折，如胫腓骨斜形、螺旋形或粉碎性骨折。持续牵引可使肌肉松弛，恢复骨骼的长度及轴线，达到逐渐复位的目的。持续牵引有一定的固定作用，在牵引期间，也可辅以手法整复从而取得较好的复位。有一定的骨痂形成后，可去除牵引，用小夹板固定或石膏固定，也可继续牵引至骨折愈合。

（3）**切开复位** 闭合复位失败或不适合采用闭合复位的骨折，可手术切开骨折部的软组织，暴露骨折端，在直视下将骨折复位。

二、骨折的固定

固定是治疗骨折的一个重要手段，已复位的骨折必须持续地固定在良好的位置，直至骨折愈合为止。固定方法分为外固定和内固定两类。

1. 外固定 外固定是指作用于身体外部的固定，目前常用的外固定有夹板、石膏绷带、持续牵引、经皮穿针外固定器等。

（1）**夹板固定** 夹板是用柳木板、松木板、杉树皮等制成的适合于各种肢体部位的固定物。使用时用布带捆扎于肢体上，加用适当的固定垫固定骨折。一般夹板的长度不超过该段肢体上、下关节，只有少数部位需使用超关节夹板。夹板固定通过布带对夹板的约束力、纸垫对骨折端的作用力和肢体肌肉收缩活动时产生的内在动力来保持骨折的稳定，它能有效地防止骨折端再发生移位，并能在骨折固定期内及时进行关节功能锻炼；肌肉收缩还可使骨折端产生纵向挤压，利于骨折愈合。夹板固定具有固定确实、骨折愈合快、功能恢复好的优点。应用夹板固定必须掌握正确的原则和方法，重视术后的观察护理，否则可因绑扎太松或衬垫使用不当而失去固定作用，导致骨折再移位，或因绑扎太紧而产生压迫性溃疡、缺血性肌挛缩，甚至肢体坏疽等不良后果。

（2）**石膏绷带** 其优点是：石膏吸水后硬结可起夹板和支架作用，制动关节，能够根据肢体的形状而塑形，凝固后定形起维持复位作用，与肢体接触面积大，造成皮肤压疮的机会少，干固后比较坚固，不易变形松散，固定作用可靠。缺点是：无弹性，不能随时调节松紧度，肢体肿胀消退后易使骨折再移位；固定范围大，一般需超过骨折部的上、下关节，不利于早期进行功能锻炼，易发生肌肉萎缩及关节僵硬，骨折愈合较慢。石膏固定骨折时，在不影响骨折复位的情况下，都应将有关的关节固定在功能位置上。

（3）持续牵引　常用的有皮肤牵引和骨牵引两种。持续牵引可以对抗患肢肌肉的牵拉力，并利用牵引架使患肢各关节处于肌松弛位，除牵拉作用外，还可防止骨折再发生成角、旋转和短缩等移位。因骨折周围的肌肉被牵紧，形成围绕在骨折四周的压力，使碎骨片靠拢，从而达到固定的作用。有时需辅以手法以矫治残存的移位，或加用夹板固定。持续牵引的缺点是不能及早离床活动。应用持续牵引时，必须注意按患者年龄、性别、肌肉发达程度及软组织损伤的情况，随时调整牵引的重量。如牵引重量太大，可引起过度牵引，使骨折端发生分离移位；牵引力太小，则不能达到复位和固定的目的，而致骨折畸形愈合。

（4）外固定器　外固定器固定是指应用骨圆针或带螺纹的骨圆针经皮穿入，穿过骨折远近两端骨干的骨皮质，外用金属外固定器固定的方法。穿针外固定介于侵入性与非侵入性之间，操作简便、固定可靠、感染率低，特别适用于严重软组织损伤的开放性骨折。

2. 内固定　内固定是通过手术将固定物直接作用于骨折段。常用的内固定物有：螺丝钉、接骨板、髓内针、钢丝、钢针等。

三、功能锻炼

功能锻炼是骨折治疗的重要组成部分，骨折经固定后，必须尽早进行功能锻炼，以促进骨折愈合，防止发生肌肉萎缩、骨质疏松、关节僵硬等并发症。除固定关节外，凡不受限制活动的部位都要保持活动。功能锻炼时应充分发挥患者的主观能动性，在医护人员的指导下，按一定的方法循序渐进，否则也可能引起不良后果。

四、中药治疗

药物疗法是中医骨伤科重要的疗法之一，它是在辨证论治的基础上具体贯彻内外兼治，即局部与整体兼顾的主要手段。人体一旦遭受损伤，则脉络受损，气机凝滞，营卫离经，瘀滞于肌肤腠理。因此必须疏通内部气血。根据损伤的发展过程，一般可按初、中、后三期辨证施治。

1. 初期　一般在伤后 1~2 周以内，由于筋骨脉络损伤，血离经脉，瘀积不散，气血凝滞，经络受阻。治宜活血化瘀、消肿止痛，可选用桃红四物汤、复元活血汤等。

2. 中期　伤后 3~6 周，此时肿胀逐渐消退，疼痛明显减轻，但瘀肿虽消而未尽，骨折初步稳定但未连接。治宜和营止痛，接骨续筋，可选用和营止痛汤、接骨紫金丹等。

3. 后期　伤后 7 周以后，瘀肿已消，已有骨痂生长，但筋骨尚未坚实，功能尚未恢复。治宜壮筋骨、养气血、补肝肾为主，可选用健步虎潜丸、壮筋续骨丹等。

【护理诊断/问题】

1. **心理问题** 骨折早期，突如其来的创伤刺激及治疗护理时的痛苦，会使患者产生一些特殊的心理变化，如焦虑、紧张、恐惧、怨愤等。骨折中后期，由于长时间的治疗休养会使患者从盲目乐观转而变为疑虑、不安、烦躁或委靡，对治疗失去信心。当肢体发生暂时性或永久性功能丧失时，患者容易有悲观失望、孤独厌世，甚至轻生的心理变化。

2. **疼痛** 创伤引起的骨折及伴随的周围组织损伤均会引起疼痛。伤后肌肉反射性痉挛，血肿、水肿压迫，骨折端移位刺激，组织外部压迫，局部感染等也都会造成明显的疼痛反应。

3. **肢体肿胀** 由于骨折部损伤和出血，使伤肢出现程度不同的反应性肿胀，伤后一般持续 12~48 小时。如果治疗正确，肿胀会逐渐消退。如果复位固定不好、功能锻炼不正确、伤口合并感染时，肿胀会持续不消退或反复发作、加重。

4. **躯体移动障碍** 骨折、神经受损、治疗限制，如牵引、石膏固定等都会造成不同程度的功能障碍，骨折后期的各种并发症也会导致功能障碍的发生。

5. **自理缺陷** 骨折、瘫痪及各种治疗限制，如卧床、牵引、石膏固定等都会造成患者生活自理能力的下降。

6. **营养代谢失调** 创伤后患者情绪波动、组织代谢率增加、疼痛的刺激、治疗措施的影响，加之伤后缺乏全身性活动，以及生活环境、习惯、节奏的改变，患者可出现消化功能减弱的现象，导致营养摄入不足及营养不良。

7. **肢体血液循环障碍** 骨折合并主要血管损伤、止血带使用不当、包扎固定过紧、肢体肿胀严重等都是造成患肢血液循环障碍的重要原因。

8. **皮肤受损** 局部持续受压，如瘫痪、牵引、石膏、大手术后不能自行变换体位；皮肤感觉障碍，如神经损伤，皮肤营养不良，如合并糖尿病等，排泄物刺激，如大小便、汗液、伤口渗出液等均可能导致皮肤破损。

9. **废用综合征** 由于长时间制动或卧床，缺乏功能锻炼等，可能引起骨骼、肌肉运动系统功能的退化，造成骨质疏松、肌肉萎缩、关节僵直等。

10. **相关知识缺乏** 对骨折治疗和康复过程缺乏了解。

【护理目标】

1. 帮助患者树立起战胜疾病的信心。
2. 缓解患者疼痛。
3. 患肢肿胀消退。
4. 有效预防患者全身及局部并发症的发生。
5. 给予生活照顾与护理，在病情允许下，提高患者自理能力。
6. 满足患者的机体营养代谢需要。
7. 患肢功能恢复与骨折愈合同步发展。

8. 维持患者呼吸、循环等正常生理功能。

9. 保证骨折固定效果，确保外固定牢靠。

10. 患者及家属了解骨折的治疗与功能锻炼的重要性，并能进行正确的锻炼。

【护理措施】

一、生活起居护理

病室环境应安静、舒适、阳光充足、空气新鲜流通，有降温与取暖设备，床边装有呼叫器。常用物品置于患者床旁易取到的地方，一般卧硬板床，提供合适的就餐体位与床上餐桌板。及时提供便器，协助做好便后清洁卫生。协助洗漱、更衣、床上擦浴、洗头等。协助患者使用拐杖、助行器、轮椅等，使其能进行力所能及的自理活动。及时鼓励患者逐步完成病情允许下的部分或全部自理活动。

二、心理护理

经常巡视病房，多与患者交谈，给予安慰和必要的病情解释；有针对性地进行医疗卫生知识宣传教育，介绍同类患者救治成功的病例，解除患者的紧张情绪，减少顾虑及担忧，增强战胜疾病的信心；帮助患者尽快熟悉适应环境，保持心情舒畅，以最佳的精神状态接受治疗、配合护理。

三、饮食护理

骨折患者原则上给予高蛋白、高糖、高维生素的饮食，并按骨折修复过程的特点，科学合理调配。早期由于骨折后发生出血、疼痛，甚至休克，失水、失钠严重，应供给低脂、高维生素、高钠、高铁、含水分多、清淡、易消化的饮食。骨折后期，软骨细胞增生、钙化变为骨质，可给予高蛋白、高脂肪、高糖、高热量、高维生素、高钙、高锌、高铜的饮食，以利于骨折的修复。忌食辛辣、香燥和过于寒凉的食物。对有糖尿病、肾病或肝病等疾患的骨折患者，饮食原则必须兼顾，否则不利于整体健康的恢复。

四、病情观察

1. **体位** 体位是否正确，肢体是否按治疗要求摆放与固定，要求也不能一概而论。如果一个人的肌肉、骨骼、神经系统受创伤或疾病的损害以致功能失常，这时就必须根据病情，按恢复功能的治疗要求，决定体位的放置法。如久病卧床，肌张力持续减退，肌肉便会萎缩无力，则可成为永久性伸长或屈曲，一般只要 2 周就足以产生重要肌肉群的挛缩畸形。由此可见，强调注意卧床患者的体位和活动锻炼是极为重要的。

2. **外固定情况** 观察外固定装置是否有效，夹板松紧度是否适宜，石膏有无断裂、松动，牵引滑轮是否灵活，牵引锤是否落地或着地及重量是否符合要求。

3. **患肢肿胀与血运情况** 观察有无血液循环障碍的表现。

4. **皮肤情况** 观察皮肤有无受压及破损，牵引针眼有无红肿、渗出物。

5. 疼痛情况　了解疼痛的性质及程度，确定引起疼痛的原因。

6. 伤口情况　观察伤口有无渗血及感染征象。

7. 功能锻炼情况　锻炼时是否伴有疼痛、肿胀、麻木等不适。

五、症状护理

1. 疼痛　加强临床观察，记录疼痛部位、性质、程度、发作规律、伴随症状及诱发因素，以确定引起疼痛的原因，并针对不同的病因对症处理；分散和转移患者的注意力，减轻焦虑与不适；必要时使用镇痛药，注意观察其疗效和不良反应。

2. 肢体肿胀　迅速查明引起肿胀的原因，及时对症处理；抬高患肢，鼓励患者进行患肢肌肉舒缩活动；伴有血循环障碍时，应检查包扎固定是否过紧，若过紧应及时解除；对严重的肢体肿胀，要警惕骨筋膜室综合征的发生，及时通知医师做相应处理。

3. 患肢血液循环障碍　密切观察肢端颜色、温度、毛细血管充盈度、脉搏、疼痛性质及有无患指（趾）被动牵拉痛，发现异常及时报告医师。

4. 肢体功能障碍　向患者说明功能锻炼的重要性，指导及时正确的功能锻炼，可按早、中、后三期循序渐进进行。

【辨证施护】

一、早期

1. 证治　伤后 1~2 周以内，筋骨脉络损伤，血离经脉，瘀积不散，气血凝滞，经络受阻，治宜活血化瘀、消肿止痛。

2. 护理　①应注意保暖，免受风寒湿邪；②饮食宜清淡、易消化，多食粗纤维蔬菜及水果，忌食生冷、辛辣、刺激性食物；③功能锻炼以患肢肌肉的舒缩活动为主。伤后 1~2 周内，患肢局部肿胀、疼痛且容易发生再移位，此期功能锻炼的主要方式是使患肢肌肉做舒缩活动。例如前臂骨折时，可做轻微的握拳及手指伸屈活动，上臂仅做肌肉舒缩活动，而腕、肘关节不活动。股骨骨折可做股四头肌舒缩活动等。原则上，骨折部上、下关节暂不活动，而身体其他各部关节均应进行功能锻炼。此期锻炼的目的，在于促进患肢血液循环，有利于消肿，防止肌肉萎缩，避免关节僵硬。

二、中期

1. 证治　伤后 3~6 周，肿胀逐渐消退，疼痛明显减轻，但瘀肿虽消而未尽，骨折初步稳定但未完全连接，治宜和营止痛，接骨续筋。

2. 护理　①应给予营养丰富的膳食，还可以食黑大豆、贝类、油菜、木耳、山楂、栗子等食品辅助散瘀止血。待脾胃健运后，可以补养气血，以血肉有情之品为宜，多食黄豆骨头汤，还可饮少量药酒，以活血通络。②功能锻炼应逐步活动骨折部的上、下关节，有条件者应多进行户外活动。两周以后患肢肿胀消退，局部疼痛逐渐消失，骨折端已纤维连接，并正在逐渐形成骨痂，骨折部日趋稳定。除继续进行患肢肌肉的舒缩活动外，可在健肢或医护人员的帮助下逐步活动上、下关节。动作应缓慢，活动范围应由小到大，接近临床愈合时应增加活动次数，加大活动幅度和力量。例如股骨骨折，在小夹板固定及持续牵引的情况下，可进行撑臂，抬臀，伸屈髋、膝等活动。有条件者应多进行户外活动。

三、后期

1. 证治　伤后 7 周以后，瘀肿已消，已有骨痂生长，但筋骨尚未坚实，功能尚未恢复，治宜壮筋骨、养气血、补肝肾为主。

2. 护理　①饮食以补益为主，忌食辛辣、寒凉之品；②加强患肢关节的主动活动锻炼及全身锻炼，鼓励患者多在户外做针对性的锻炼，多接触阳光，促进骨折愈合及各关节功能的恢复。

【健康教育】

1. 向患者及家属有针对性地进行卫生知识介绍，使其对所患骨折的特点、治疗原则、预后以及功能锻炼有所了解，能正确理解治疗的意图和注意事项，自觉主动配合各项治疗护理工作。

2. 能根据骨折不同时期的特点，调整饮食起居。

3. 告知患者功能锻炼的重要性和方法。正确的功能锻炼与骨折早期整复、合理的局部外固定等紧密的结合，是加速创伤愈合、保证伤肢功能恢复的有效措施。

（1）功能锻炼的分类　①局部锻炼：是保持肌肉张力，利用肌肉的拮抗作用，使骨折段稳定，以健肢带动患肢，使动作协调，对称平衡；②全身锻炼：可以防病治病，补药物之不足；③器械锻炼：借助器械锻炼的目的是补徒手之不足。

（2）功能锻炼的作用　坚持功能锻炼，有活血化瘀、消肿止痛、濡养伤肢关节经络、促进骨折损伤组织修复的作用，还可以避免骨质疏松和关节粘连，有利于肌体功能的全面康复。

（3）功能锻炼的原则　①必须以保持骨折固定、促进骨折愈合为前提；②要以恢复和增强肢体的固有生理功能为中心；③从整复固定后开始贯穿于全部治疗过程。

（4）功能锻炼的注意事项　①要在医护人员的指导下确定锻炼项目、内容和运动强度，制订锻炼计划，但要因人而异、因病而异。合适而有足够强度的运动量才能取得满意效果，既要不失时机，又要循序渐进、量力而行，次数由少到多，动作幅度由小到大，锻炼时间由短到长。并根据个人情况随时调整内容和运动量及修订运动方式和锻炼计划。②功能锻炼要全神贯注，思想集中，做较强运动前，一定要做好热身准备活动，并要适应当时气候的变化，注意防寒保暖，避免外邪侵袭。

4. 定期门诊随访。

【结果评价】

通过治疗及护理，患者及家属能做到：

1. 了解所患骨折的特点、治疗原则、治疗过程中的注意事项及预后。
2. 在治疗期间保持有效的固定，保证骨折愈合。
3. 安全并坚持进行正确的功能锻炼，尽早恢复肢体功能。
4. 掌握日常生活活动的原则。
5. 掌握服用药物的剂量、时间和方法。
6. 熟悉饮食宜忌。

第二节 上肢骨折

锁骨骨折

【解剖特点】

锁骨位于胸廓前上方，横架于胸骨和肩峰之间，内侧端与胸骨构成胸锁关节，外侧端与肩峰构成肩锁关节，是唯一联系肩胛带与躯干的支架。锁骨位置表浅，骨干较细，内侧 2/3 呈三棱形，凸向前，有胸锁乳突肌和胸大肌附着，外侧 1/3 扁平，凸向后，有三角肌和斜方肌附着。其后方有臂丛神经和锁骨下动、静脉经过。锁骨中外 1/3 交界处是骨折的好发部位。

【病因病机】

直接暴力和间接暴力均可引起锁骨骨折，但以间接暴力为多见。跌倒时肩部外侧或手掌着地，外力向上传达到锁骨而引起骨折，骨折多为短斜形，儿童则多为青枝骨折；暴力直接作用于锁骨，多造成横断或粉碎骨折。

骨折后，近端受胸锁乳突肌牵拉向上、向后移位，远端因上肢重量及胸大肌牵拉向下、向前移位。骨折严重移位时，锁骨后方的臂丛神经和锁骨下动、静脉可能合并损伤（图 7-9）。

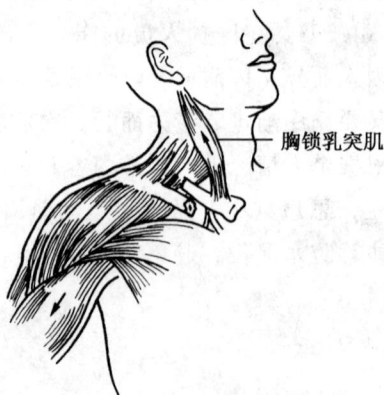

胸锁乳突肌

图 7-9　锁骨骨折的典型移位

【护理评估】

一、症状与体征

1. **症状** 患者肩下垂并向前内倾斜，头偏向患侧，常以健侧手托住患侧肘部，以减轻患侧上肢重量牵拉引起的疼痛。

2. **体征** 骨折后局部疼痛、肿胀、压痛，患肢活动受限，骨折处异常隆起，可触及移位的骨端。

二、影像学检查

X线检查可显示骨折类型和移位方向。

【处理原则】

1. 无移位骨折或幼儿青枝骨折，可用三角巾悬吊患肢3周。
2. 移位骨折可行手法复位，用横"8"字绷带或双圈固定3~4周（图7–10）。

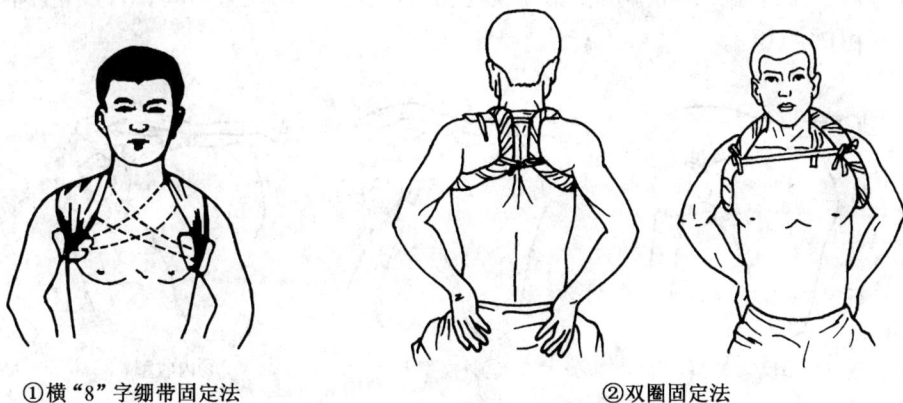

①横"8"字绷带固定法　　　　　　②双圈固定法

图 7–10　锁骨骨折的固定

3. 骨折合并神经、血管损伤，骨折不愈合或畸形愈合影响功能者，可切开复位内固定。

【辨证施护】

按骨折早、中、后三期辨证施护。

【护理特点】

1. 采用横"8"字绷带或双圈固定后，告知患者应保持挺胸抬头，双手叉腰，以防复位后的骨折端重新移位。卧床休息时，应去枕平卧于硬板床上，两肩胛骨间垫一窄枕，使两肩后伸、外展。

2. 在给予患肢局部固定后，指导患者应保持挺胸提肩姿势，练习手部及腕、肘关节的各种活动，并练习肩关节外展、后伸，如做挺胸、双手叉腰动作。但要禁止做肩的前屈、内收等动作。

3. 当解除患肢外固定后，督促患者开始全面练习肩关节活动，范围由小到大，次数由少到多，如肩关节环转活动、两臂做划船动作等，以防并发症的发生。

肱骨外科颈骨折

【解剖特点】

肱骨外科颈位于解剖颈下 2~3cm，相当于肱骨大、小结节下缘与肱骨干的交界处，亦为坚质骨与松质骨交界处，是骨折的好发部位。紧靠肱骨外科颈内侧有腋神经向后进入三角肌，臂丛神经，腋动、静脉通过腋窝，骨折严重移位时可合并损伤。

【病因病机】

肱骨外科颈骨折多由传达暴力引起。跌倒时手掌或肘部着地，外力向上传达作用于肱骨外科颈而引起骨折，由于所受暴力及受伤时肢体所处的位置不同，可发生不同类型的骨折（图 7-11）。

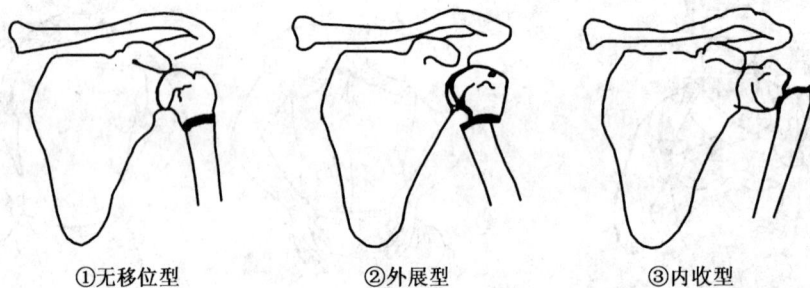

①无移位型　　　　②外展型　　　　③内收型

图 7-11　肱骨外科颈骨折类型

1. **无移位骨折**　包括裂缝骨折和嵌插骨折。前者多因直接暴力所致，后者多为小的传达暴力引起。跌倒时，手掌触地，暴力向上传达，造成两断端互相嵌插，产生无移位嵌插骨折。

2. **外展型骨折**　间接暴力所致。跌倒时患肢处于外展位，手掌触地，暴力向上传达在外科颈处发生骨折。骨折近端内收，远端外展，两骨折端外侧嵌插而内侧分离，或者两骨折断端重叠移位，骨折远端移位在骨折近端内侧，形成向前、向内成角畸形。

3. **内收型骨折**　与外展型骨折相反。跌倒时患肢处于内收位，手或肘着地，暴力使骨折近端肱骨头外展，骨折远端肱骨干内收，两骨折端内侧嵌插而外侧分离，或者两骨折断端重叠移位，骨折远端位于骨折近端外侧，形成向外成角畸形。

【护理评估】

一、症状与体征

1. **症状**　肩关节活动受限，疼痛、肿胀、皮下瘀血。
2. **体征**　肱骨外科颈局部有环形压痛和纵轴叩击痛。非嵌插骨折可出现畸形、骨擦音和异常活动。

二、影像学检查

X线检查有助于了解骨折类型和移位程度并与肩部其他损伤相鉴别。

【处理原则】

1. 单纯裂缝骨折或嵌插无移位骨折无需固定，三角巾悬吊患侧上肢3周。
2. 移位明显的肱骨外科颈骨折可在局麻下行手法整复，超肩关节夹板固定4～6周。对不稳定的内收型肱骨外科颈骨折在夹板固定后有时还需要将患肢固定于外展支架上。
3. 手法复位失败，或有明显移位的青壮年陈旧骨折，可采用手术切开复位内固定，术后三角巾悬吊患肢于胸前3～4周。

【辨证施护】

按骨折早、中、后三期辨证施护。

【护理特点】

1. 骨折固定后，用三角巾将患肢悬吊于胸前；患者卧床时，在肘后部垫一枕头，使患肩前屈30°，内收型骨折维持患肩于外展位，外展型骨折维持患肩于内收位。
2. 仰卧位时垫高患肢，使患侧肩臂与躯干平行，以免前屈或后伸。坐起时给予协助扶背部及健侧肩部，以免引起患肢疼痛及用力不当而影响固定。

肱骨干骨折

【解剖特点】

肱骨干是指肱骨外科颈远端1cm以下至肱骨髁部上方2cm之间的部分。肱骨干为长管状坚质骨，上部较粗，自中1/3以下逐渐变细，至下1/3渐成扁平状，并稍向前倾。肱骨中、下1/3交界处后外侧有一桡神经沟，桡神经紧贴骨干，此处骨折易合并桡神经损伤。

【病因病机】

直接暴力和间接暴力均可造成肱骨干骨折。肱骨中、上 1/3 骨折大都由直接暴力所致，多为横断骨折或粉碎骨折。骨折位于三角肌止点之上时，骨折近端受胸大肌、背阔肌和大圆肌的牵拉向前、向内移位，远端受三角肌、喙肱肌、肱二头肌、肱三头肌牵拉向上、向外移位（图 7 – 12①）；骨折位于三角肌止点以下时，近端因三角肌牵拉向前、向外移位，远端因肱二头肌、肱三头肌的牵拉向上移位（图 7 – 12②）。骨折后患者常将患肢屈肘悬吊胸前，以致骨折远端向内旋转移位。

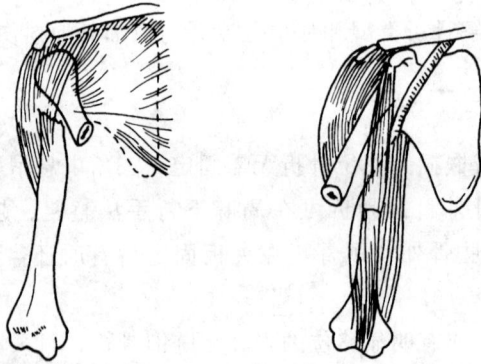

①骨折位于三角肌止点以上　②骨折位于三角肌止点以下

图 7 – 12　肱骨干骨折移位情况

肱骨下 1/3 骨折多由间接暴力所致，多为斜形或螺旋形骨折，移位常因暴力方向、肢体所处的位置而异，大都有成角移位。

【护理评估】

一、症状与体征

1. **症状**　局部肿胀、疼痛，活动受限。

2. **体征**　上臂短缩或成角畸形，局部压痛，有异常活动及骨擦音。合并桡神经损伤时，出现垂腕、伸拇及伸掌指关节功能丧失，手背桡侧皮肤感觉麻木等症状。

二、影像学检查

X 线检查可显示骨折类型和移位情况。

【处理原则】

1. **手法复位夹板外固定**　无移位骨折仅用夹板固定，早期进行功能锻炼。有移位骨折可在局麻或臂丛麻醉下行手法复位，夹板固定。一般成人固定 6~8 周，儿童 4~6 周。

2. **切开复位内固定** 适用于严重开放骨折、闭合骨折因骨折断端间有软组织嵌入、手法达不到功能复位要求或肱骨多发骨折者、骨折不愈合或严重畸形愈合者。

3. **合并桡神经损伤者** 可先观察2～3个月，一般神经挫伤在此期间能自行恢复，若无恢复迹象且有手术指征者，可手术探查。

【辨证施护】

按骨折早、中、后三期辨证施护。

【护理特点】

1. 骨折固定后，应将患肢的肘关节屈曲90°，以木托板或三角巾将前臂置于中立位，患肢悬吊于胸前。卧床时，在上臂下面垫一枕头，使患肢与躯干保持平行。翻身前或坐起时要扶托保护，以免患肢用力不当而影响固定。

2. 告知患者外固定解除后的功能锻炼。早、中期禁止做上臂的环转活动，逐步达到生活自理。后期可做以下关节活动：

（1）**肩关节环转运动（划圆圈）** 向前弯腰，使上臂自然下垂，活动上肢，以顺时针或逆时针方向在水平面划圆圈。

（2）**肩内旋运动** 将患侧手置于背后，然后从背部用健手托扶患侧手去触摸健侧肩胛骨。

（3）**肩外展、外旋运动** 举臂摸头后部。

（4）**肩外展、内旋、后伸运动** 反臂摸腰，即用患侧手指背侧触摸腰部。

（5）**肩内收、外旋运动** 患侧手横过面部去触摸健侧耳朵。

（6）**肩内收、外展、内旋、外旋、前屈、后伸、上举运动** 即做划船动作。

肱骨髁上骨折

【解剖特点】

肱骨下端扁而宽，前有冠状窝，后有鹰嘴窝，两窝之间仅为一层薄的骨片。髁上部又是肱骨由圆柱形变为三棱形的移行部位，为应力上的薄弱点，故易发生骨折。肱动、静脉和正中神经从肘窝部经过肱二头肌腱膜下进入前臂，肱骨髁上骨折时，易被刺伤或被挤压于腱膜与骨折端之间，引起前臂骨筋膜室综合征或正中神经挫伤。

【病因病机】

肱骨髁上骨折以儿童多见，多由间接暴力所致，根据暴力方向和受伤机理的不同，可分为伸直型和屈曲型，以伸直型多见，占髁上骨折的90%以上。

一、伸直型

跌倒时肘关节处于半屈曲位或伸直位，手掌着地，暴力沿前臂传导至肱骨下端，将肱骨髁推向后上方，同时自上而下的体重和冲力将肱骨干推向前下方，造成肱骨髁上骨折。骨折线由前下斜向后上方，骨折远端向后上移位，近端向前下移位（图7－13①），严重时可损伤正中神经和肱动脉。按骨折的侧方移位情况，又可分为尺偏型和桡偏型。

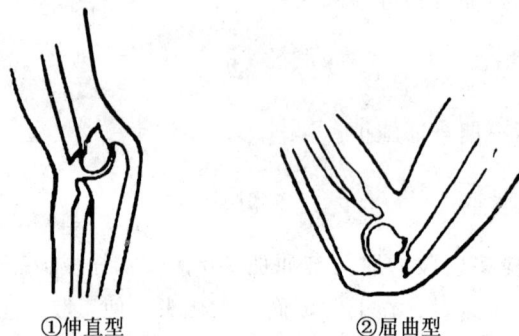

①伸直型   ②屈曲型

图7－13　肱骨髁上骨折典型移位

二、屈曲型

较少见，跌倒时肘关节处于屈曲位，肘后着地，暴力由后下方向前上方撞击尺骨鹰嘴，造成肱骨髁上骨折。骨折线由后下斜向前上方，远端向前移位（图7－13②）。此型较少血管神经损伤。

【护理评估】

一、症状与体征

1. **症状**　肘部肿胀、疼痛，伸直型骨折肘关节半屈曲位，肘前饱满，肘部向后突出。

2. **体征**　局部压痛，肘前可触及骨折断端，有异常活动和骨擦音，肘后三角正常。

二、影像学检查

X线检查有助于了解骨折移位情况，并与其他损伤鉴别。

【处理原则】

1. **手法复位外固定**　无移位骨折不需复位，用夹板或长臂石膏固定于功能位3～4周。有移位的骨折可在臂丛麻醉或全麻下手法复位，夹板或长臂石膏固定4～6周。伸直型骨折复位后应固定于肘关节屈曲位，屈肘角度以桡动脉搏动存在为准。如搏动减弱，应适当加大角度，直到能清楚触及桡动脉搏动为止。

2. **持续骨牵引**　对于伤后时间较长，软组织严重肿胀，已有水疱形成，不能手法复位，或复位后骨折不稳定者，可行尺骨鹰嘴牵引，重量1～2kg，待肿胀消退后行手法复位外固定。

3. 手术治疗 适用于肘部严重肿胀，桡动脉搏动消失，患肢剧痛、苍白、发凉、麻木，被动伸指时有剧烈疼痛者，经臂丛麻醉或血管扩张剂等处理仍不能改善时，应及时手术探查，并做相应处理。

【辨证施护】

按骨折早、中、后三期辨证施护。

【护理特点】

指导患者及家属功能锻炼。伤后1周内即指导患者开始练习握拳、伸指、腕关节屈伸及肩关节各种活动；当解除患肢外固定后，督促开始练习患肢肘关节屈伸活动。

尺桡骨干双骨折

【解剖特点】

前臂由尺、桡两骨构成。尺骨上端粗而下端细，是构成肘关节的重要部分。桡骨上端细而下端粗，是构成腕关节的主要部分。尺、桡两骨皆为微弓形的长骨，尺骨有向后轻度凸出的生理弯曲，桡骨有向桡侧凸出的生理弯曲。两骨由上、下尺桡关节及骨间膜紧密相连。上、下尺桡关节的联合活动使前臂具有独特的旋转功能。前臂旋转时，以尺骨为轴心，桡骨沿尺骨旋转，幅度约150°。骨间膜为一致密的纤维组织，几乎连接尺、桡骨的全长，其松紧度随前臂的旋转而发生改变，前臂在中立位时，两骨干中部距离最宽，骨间膜上下一致紧张，当前臂旋转时，骨干间隙缩小，骨间膜上下松紧不一致。因此在治疗尺桡骨干骨折时，应尽可能将前臂固定在中立位，以张紧骨间膜，使骨折尽可能达到解剖复位，否则将影响前臂的旋转功能。

前臂肌肉可分为屈肌、伸肌、旋后肌和旋前肌四组。前两组肌肉的牵拉使骨折产生短缩移位、侧方移位及成角移位；后两组肌肉的牵拉则产生旋转移位。

【病因病机】

尺桡骨干双骨折可由直接暴力、间接（传达）暴力或扭转暴力造成。

1. 直接暴力 多见于打击或机器伤，骨折为横形或粉碎性，骨折线在同一平面，常合并有较严重的软组织损伤（图7－14①）。

2. 间接暴力 跌倒时手掌着地，暴力沿桡骨干向近侧传导，在桡骨中、上段发生骨折，残余暴力通过骨间膜斜向下传导至尺骨，造成尺骨骨折。尺骨骨折线较桡骨骨折线低，桡骨骨折多为横形或锯齿状，尺骨多为短斜形（图7－14②）。

3. 扭转暴力 跌倒时前臂同时受到纵向传导和旋转扭力的作用，发生尺桡骨螺旋形双骨折。骨折线多由尺骨内上方斜向桡骨外下方（图7－14③）。

完全骨折时，由于暴力的作用以及伸、屈、旋前、旋后肌的牵拉，骨折端可发生重叠、成角、旋转和侧方移位。

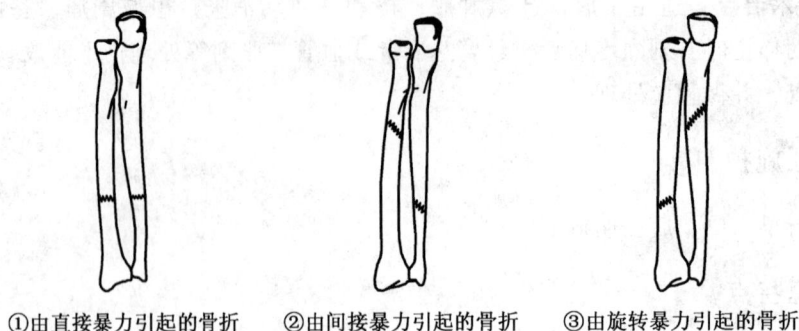

①由直接暴力引起的骨折　　②由间接暴力引起的骨折　　③由旋转暴力引起的骨折

图 7－14　尺桡骨双骨折类型

【护理评估】

一、症状与体征

1. **症状**　前臂肿胀、畸形、活动受限。
2. **体征**　局部压痛，有骨擦音和异常活动。

二、影像学检查

X 线检查可明确骨折类型及移位情况。

【处理原则】

1. **手法复位外固定**　治疗尺桡骨干双骨折，关键在于恢复前臂的旋转功能。中西医结合手法复位、夹板和衬垫固定，能将双骨折同时复位和稳妥固定，防止骨折再移位。固定时间为 4～6 周。

2. **切开复位内固定**　适用于多发骨折、多段骨折、不稳定骨折，软组织损伤严重或手法复位失败者及骨折不愈合或畸形愈合、功能受限者。固定时间随内固定材料不同而异，应视 X 线检查而定。

【辨证施护】

按骨折早、中、后三期辨证施护。

【护理特点】

1. 给予患者正确的体位。当骨折固定后，置患肢的肘关节屈曲 90°，以木托板或三角巾将患肢悬吊于胸前。卧床时以枕垫抬高患肢，以利肿胀的消退。

2. 指导患者及家属功能锻炼。伤后第 3 周，开始练习肩、肘关节的活动，如小云手等，活动范围逐渐增大，但不宜做前臂旋转活动；4 周后，练习前臂环转及推墙动作，使两骨折端之间产生纵轴挤压力；7～9 周后 X 摄片显示骨折已愈合，除去外固定，充分锻炼各关节功能。伤后第 7 周，X 线摄片显示骨折已愈合，除去外固定，指导患者充分锻炼各关节功能。

桡骨远端骨折

【解剖特点】

桡骨远端骨折是指桡骨下端 3cm 范围内的骨折。桡骨下端为松质骨，血液供应丰富。桡骨下端的尺侧与尺骨小头构成下尺桡关节，为前臂旋转活动的枢纽之一。正常时，桡骨下端关节面向掌侧倾斜 10°~15°，向尺侧倾斜 20°~25°，桡骨茎突较尺骨茎突长 1~1.5cm。

【病因病机】

由于间接外力引起，根据受伤姿势和骨折移位的不同，可分为伸直型和屈曲型。

1. 伸直型 又称 Colles 骨折，是最常见的骨折之一。跌倒时，前臂旋前，腕部背伸，手掌着地，应力作用于桡骨远端而发生骨折，骨折远端向背侧及桡侧移位（图 7-15）。

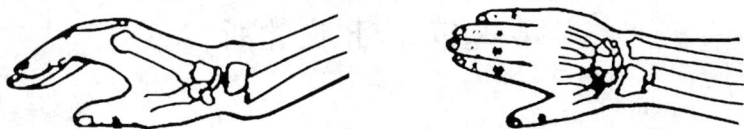

图 7-15 伸直型桡骨远端骨折的典型移位

2. 屈曲型 又称 Smith's 骨折，较少见，跌倒时，腕关节呈掌屈位，手背着地，传达暴力作用于桡骨远端造成骨折。骨折远端向掌侧及桡侧移位。

【护理评估】

一、症状与体征

1. 症状 腕部疼痛、肿胀，活动受限。

2. 体征 伸直型骨折移位严重者，可出现餐叉状畸形（图 7-16）；屈曲型骨折可呈锤状畸形。局部压痛，可触及骨折端。

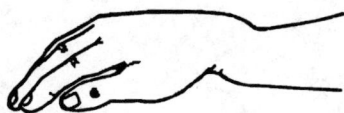

图 7-16 伸直型桡骨远端骨折的典型畸形

二、影像学检查

X 线检查可了解骨折类型及移位情况。

【处理原则】

手法复位，夹板或石膏固定 3～4 周。

【辨证施护】

按骨折早、中、后三期辨证施护。

【护理特点】

1. 当患肢骨折固定后，应将患肢肘关节屈曲 90°，以木托板或三角巾将患肢悬吊于胸前。卧床时以枕垫抬高患肢，以利肿胀的消退。

2. 指导患者及家属功能锻炼。骨折固定后，即鼓励患者做握拳、伸指及肩、肘关节的活动；2 周后可进行腕关节背伸和桡偏活动及前臂旋转活动；解除外固定后，充分练习腕关节的各种活动。

第三节　下肢骨折

股骨颈骨折

【解剖特点】

股骨颈长约 5cm，中段细，基底部粗。股骨颈与股骨干构成的角度叫颈干角，正常为 110°～140°，平均 127°。大于此角为髋外翻，小于此角为髋内翻。股骨颈的长轴与股骨的冠状面形成的角度称为前倾角，正常为 12°～15°。股骨头的血液供给有 3 个来源：①圆韧带内小凹动脉，来自闭孔动脉，供应头内下小部分血运；②骨干滋养动脉升支，对股骨颈血液供给很少，仅及股骨颈基部。③关节囊小动脉，来自旋股内、外侧动脉的分支，是主要血液供给来源（图 7-17）。

股骨颈骨折常见于老年人，主要由间接暴力引起。跌倒时扭转伤肢，暴力传达至股骨颈，引起骨折。由于老年人肝肾不足，筋骨衰弱，骨质疏松，很小的暴力即可引起骨折；而中青年人则需较大的暴力，才会引起骨折。股骨颈骨折主要按以下三种方式分类：

一、按骨折线的部位分类

可分为头下型、经颈型、基底型（图 7-18）。前两者骨折线在关节囊内，称为囊内骨折，骨折近端血运差，易发生骨折不愈合和股骨头缺血性坏死。后者属囊外骨折，血运较好，骨折较容易愈合。

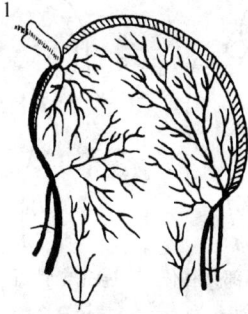

图 7 - 17　股骨头的血液供应示意图

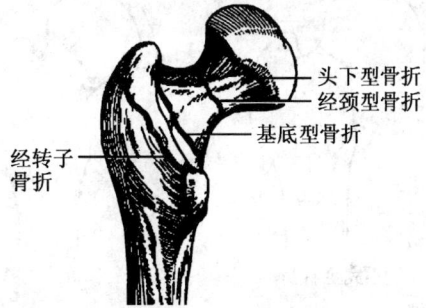

图 7 - 18　股骨颈骨折的不同部位

二、按 X 线表现分类

1. 内收型　骨折线与两髂嵴连线所形成的角度（Pauwel's 角，图 7 - 19）大于 50°。

2. 外展型　Pauwel 角小于 30°。

前者属不稳定骨折，容易发生移位；后者属稳定骨折，但处理不当可变为不稳定骨折。

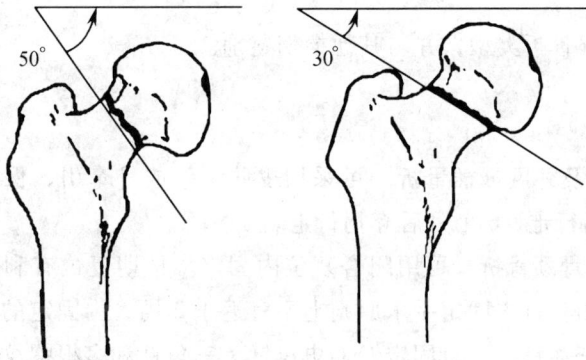

图 7 - 19　股骨颈骨折线与两髂嵴连线所形成的角度（Pauwel's 角）

三、按骨折移位程度（Garden）分类（图 7 - 20）

1. Garden I 型　不完全骨折。

2. Garden II 型　完全骨折，无移位。

3. Garden III 型　完全骨折，部分移位。

4. Garden IV 型　完全骨折，完全移位。

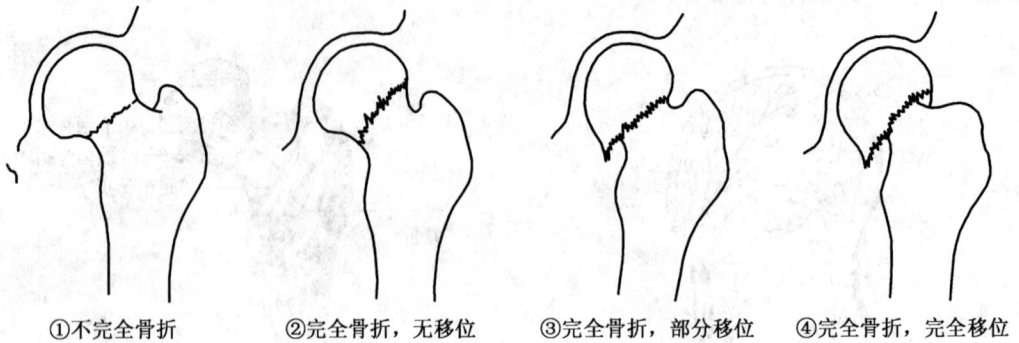

①不完全骨折　　②完全骨折，无移位　　③完全骨折，部分移位　　④完全骨折，完全移位

图 7 - 20　股骨颈骨折移位程度

【护理评估】

一、症状与体征

1. 症状　患侧髋部疼痛，下肢活动受限，移动患肢时疼痛明显。

2. 体征　患肢多有轻度屈髋屈膝及外旋畸形，叩击患肢足跟部或大粗隆部可引起髋部疼痛。

二、影像学检查

X 线检查可了解骨折类型，并与其他损伤鉴别。

【处理原则】

1. 不完全骨折及外展嵌插骨折　可采用皮肤牵引或骨牵引，保持患肢于外展中立位，3 个月后可扶拐行走，6 个月后弃拐行走。

2. 有移位的股骨颈骨折　可用闭合复位内固定。早期复位有利于消除骨折后血管受压或痉挛，股骨颈骨折内固定手术原则上不宜迟于 2 周。内固定的方法较多，常见的有：单钉固定，如三翼钉；多钉固定，如史氏针、三角针和多根螺纹钉；滑移式钉板固定及各种螺纹钉加压内固定等。

3. 65 岁以上患者的股骨头下型骨折　此类骨折愈合困难，发生股骨头缺血性坏死的机会较多，可施行人工关节置换。

4. 儿童股骨颈骨折　儿童股骨头血液供应与成人有所差异，易发生缺血坏死。可用多根细克氏针经皮穿针内固定，避免过早负重。

【辨证施护】

按骨折早、中、后三期辨证施护。

【护理特点】

1. 告知患者及其家属保持正确体位的重要性，指导患者及家属配合保持正确体位。牵引时伤肢外展30°～40°，足部中立位，防止外旋。内固定术后第2天可坐起。不盘腿、不侧卧，仰卧时两大腿之间置一枕垫，防止患肢内收和外旋。

2. 向患者讲明牵引的作用、目的及注意事项，引起患者的重视并自觉保护；经常检查牵引装置，保持牵引的效能，注意观察滑轮和牵引架是否松脱，牵引绳与大腿是否在同一轴线上，牵引锤是否着地或脱落，足底有无抵着床尾，致使牵引无效。

在牵引期间主要锻炼股四头肌等长收缩、骨关节被动活动、踝关节屈伸以及足部活动等，充分发挥患者的主观能动性。

3. 指导患者及家属功能锻炼。指导患者三点步态用拐法，即用健肢及双拐三点着地承负体重，患足悬立，双拐同时先向前迈步，着地后由双手持拐伴腋部负重，身体向前倾，健足向前移步，如此交替进行，严禁患肢负重。要有人陪护，以免发生意外。骨质疏松者，应有意识地进行功能锻炼，按时到医院复查。

股骨粗隆间骨折

【解剖特点】

股骨粗隆间骨折系指股骨颈基底至小粗隆水平之间的骨折，多见于60岁以上的老年人。粗隆部属松质骨，老年时变得脆而疏松，易发生骨折。股骨粗隆部位有许多肌肉附着，血液供应丰富，很少发生骨折不愈合或股骨头缺血性坏死。但粗隆间骨折有发生髋内翻的倾向，骨折易在畸形位愈合，可能遗留跛行。

【病因病机】

骨折多为间接暴力引起。跌倒时下肢强力内收或外展，或粗隆部受直接外力撞击均可发生。因局部骨质疏松脆弱，骨折多为粉碎性。

按骨折线走行方向分为顺粗隆间型和反粗隆间型（图7－21）。顺粗隆间型骨折线由大粗隆向下至小粗隆，其走行与粗隆间线平行，为稳定型。反粗隆间型骨折线由大粗

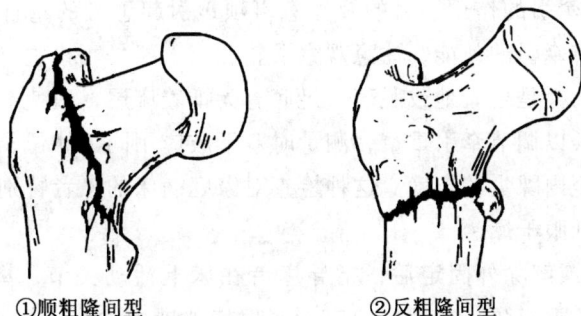

①顺粗隆间型　　　　②反粗隆间型

图7－21　股骨粗隆间骨折类型

隆下方向内上达小粗隆的上方，为不稳定型。有时骨折线难以分辨走向，呈粉碎骨折，其稳定性亦差。

【护理评估】

一、症状与体征

1. **症状**　局部可见肿胀及瘀斑，髋部疼痛。
2. **体征**　不能站立或行走。下肢短缩及外旋畸形明显，患侧粗隆升高，压痛明显。叩击足跟部常引起患处剧烈疼痛。

二、影像学检查

X 线检查可了解骨折类型，并与其他损伤鉴别。

【处理原则】

1. **牵引治疗**　适用于所有类型的粗隆间骨折。牵引时患肢保持外展中立位，注意防止发生髋内翻畸形。牵引应维持足够时间，一般均应超过 8 ~ 12 周，骨折愈合初步坚实后去除牵引。
2. **内固定法**　近年来多主张用内固定疗法，特别对年龄较高、不能耐受长期卧床的患者更为适用。施行内固定后，可以早期离床活动，减少并发症，预防髋内翻。内固定的方法有鹅颈三翼钉、滑槽加压螺纹钉加接骨板及多根钢针固定等。

【辨证施护】

按骨折早、中、后三期辨证施护。

【护理特点】

1. 告知患者及其家属保持正确体位的重要性，指导患者及家属配合保持正确体位；保持患肢于外展中立位，为防止患肢内收，应将骨盆放正，防止倾斜，患肢置外展中立位牵引；去除牵引或内固定后，患者的卧位姿势可以随意。
2. 向患者讲明牵引的作用、目的及注意事项，引起患者的重视并自觉保护；经常检查牵引装置，保持牵引的效能，注意观察滑轮和牵引架是否松脱，牵引绳与大腿是否在同一轴线上，牵引锤是否着地或脱落，足底有无抵着床尾，致使牵引无效；也可经常测量双下肢是否等长以调节牵引重量，测量时双下肢应用同一体位，下肢骨性长度为髂前上棘经髌骨内缘至内踝尖的长度。这种检查对家庭病床的患者特别重要。防止牵引针眼感染，保持牵引针眼干燥。
3. 当去除牵引或解除外固定后，指导患者在床上活动关节，离床活动需人陪护，注意安全，患肢不负重。防止髋部内收畸形，保持外展中立位，侧卧时不能卧于健侧，平卧时在大腿间夹一枕垫等。

股骨干骨折

【解剖特点】

股骨是人体中最长的管状骨。股骨干包括粗隆下至股骨髁上的骨干。股骨干四周为丰厚的肌肉所包围，前侧的股四头肌为伸膝肌，后侧的半腱肌、半膜肌和股二头肌为屈膝肌，内侧为内收肌群。此外，股骨的近端有髂腰肌、臀中肌、臀小肌和髋关节外旋肌附着，远端有腓肠肌附着。股骨干骨折后，这些肌肉的收缩常导致骨折端发生严重移位。

【病因病机】

股骨干骨折多由强大暴力所造成，主要是直接暴力，如汽车撞击、重物砸压、碾压或火器伤等。骨折多为横断或粉碎，骨折断端移位明显，软组织损伤也较严重。间接暴力所造成的骨折多为斜形或螺旋形，儿童的股骨干骨折可能为不全或青枝骨折。股骨干上 1/3 骨折时，骨折近段因受髂腰肌，臀中、小肌及外旋肌的作用，而产生屈曲、外展及外旋移位；骨折远段受内收肌牵拉则向后上、内后移位（图 7 – 22①）。股骨干中 1/3 骨折时，骨折端移位无一定规律性，视暴力方向而异，若骨折端尚有接触而无重叠时，由于内收肌的作用，骨折向外成角（图 7 – 22②）。股骨干下 1/3 骨折时，由于膝后方关节囊及腓肠肌的牵拉，骨折远端多向后倾斜，有压迫或损伤腘动、静脉和坐骨神经的危险（图 7 – 22③）。

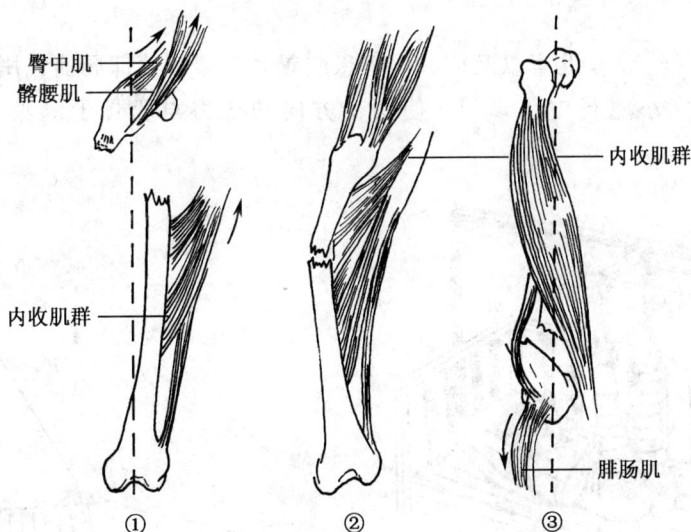

图 7 – 22 股骨干骨折的移位特点

【护理评估】

一、症状与体征

1. **症状**　疼痛剧烈，压痛、胀肿。
2. **体征**　畸形和功能障碍明显。

二、影像学检查

X 线检查可显示骨折部位、类型和移位方向。

【处理原则】

股骨干骨折因周围有强大的肌肉牵拉，手法复位后用石膏或小夹板外固定均不能维持骨折对位。因此，股骨干完全骨折不论何种类型，皆为不稳定型骨折，必须用持续牵引克服肌肉收缩，维持一段时间后再用外固定。

一、悬吊牵引（Bryant 牵引）法

适用于 3 岁以内幼儿。将幼儿的两下肢用皮肤牵引，两腿同时垂直向上悬吊，其重量以幼儿臀部稍稍离床为度（图 7 - 23）。牵引 3 ~ 4 周后，根据 X 线片显示骨愈合情况，去除牵引。对儿童股骨干骨折要求对线良好，对位要求达功能复位即可，不强求解剖复位。

二、罗索（Russell）牵引

适用于 3 岁至 12 岁儿童以及成人。将患肢置勃朗架使膝部屈曲，用宽布带在腘部向上牵引，同时小腿行皮肤牵引，使两个方向的合力与股骨干纵轴成一直线（图 7 - 24）。

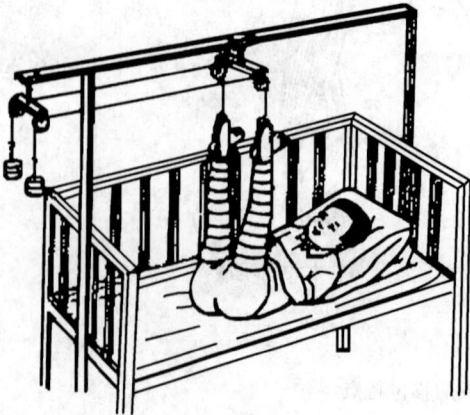

图 7 - 23　悬吊牵引法

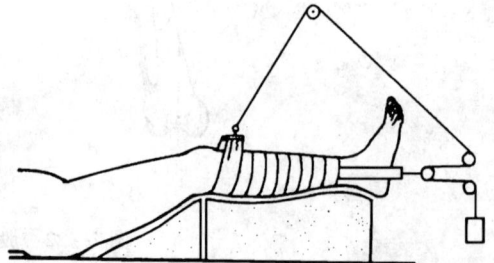

图 7 - 24　罗索牵引

三、骨牵引

适用于各类型骨折的治疗。横断骨折可先手法复位小夹板维持，然后用维持重量持续牵引（维持重量为体重的 1/12）；斜形、螺旋形或粉碎骨折可直接用牵引复位（复位重量为体重的 1/7），复位后改为维持重量。股骨下 1/3 骨折，由于腓肠肌的牵拉易发生后倾，牵引点的选择取决于骨折线的方向，如骨折线为横形或由后上向前下斜形者，做股骨髁上牵引；骨折线为由前上向后下斜形者，可做胫骨结节牵引（图 7-25）。

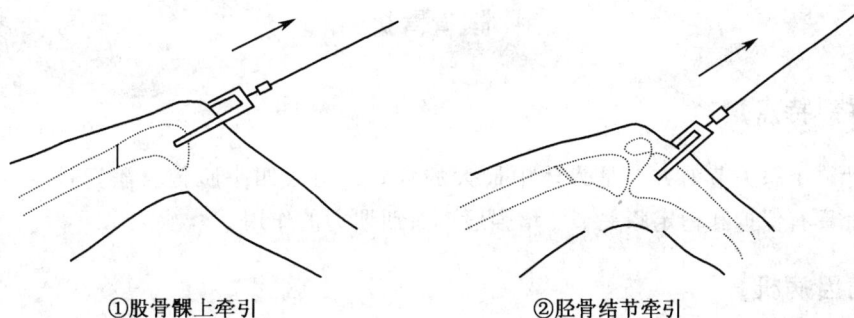

①股骨髁上牵引　　　　　②胫骨结节牵引

图 7-25　股骨下 1/3 骨折的牵引治疗

四、切开复位、内固定

对非手术治疗失败，骨折断端间软组织嵌入，合并重要神经、血管损伤，骨折畸形愈合或不愈合者，可行切开复位、内固定。常用方法有：

1. 股骨上 1/3 骨折　内固定方法有 130°角接骨板、长柄 Richard 钉、Ender 髓内钉或 Zickel 钉等。

2. 股骨中 1/3 骨折　可用接骨板、交锁髓内钉等。

3. 股骨下 1/3 骨折　可用 90°角接骨板、交锁髓内钉等。

【辨证施护】

按骨折早、中、后三期辨证施护。

【护理特点】

1. 告知患者及其家属保持正确体位的重要性，指导患者及家属配合保持正确体位。上 1/3 骨折应屈髋 40°～50°，外展约 20°，适当屈曲膝关节；中 1/3 骨折屈髋屈膝约 20°，并按成角情况调整外展角度；下 1/3 骨折时，膝部屈曲约 60°～80°，以使腓肠肌松弛，纠正远侧骨端向后移位。

2. 向患者讲明牵引的作用、目的及注意事项，引起患者的重视并自觉保护；经常检查牵引装置，保持牵引的效能；注意检查有无局部受压及患肢感觉及活动异常情况。术后当天即可做肌肉的静力收缩或舒张，每日 2～3 次，每次 15～30 分钟，术后 2～3

天锻炼膝关节屈曲80°，踝关节伸屈活动。

3. 指导患者及家属功能锻炼。伤后1~2周，伤肢疼痛、肿胀明显，此时应练习股四头肌等长收缩及踝足关节活动，以促进局部血液循环，防止肌肉粘连；2周以后，可逐步练习膝关节屈伸活动；去除牵引后，患者需维持原体位，练习抬臀、踝关节背伸活动；外固定去除后，可扶双拐下地练习行走；为防治足下垂，注意检查有无膝外侧受压、患肢感觉及活动情况，防止腓总神经损伤；鼓励患者主动屈伸踝关节；腓总神经麻痹时应将踝关节保持在功能位；防止被褥等物压于足背。

髌骨骨折

【解剖特点】

髌骨位于膝关节前方，是人体中最大的籽骨，与股四头肌腱及髌韧带组成伸膝装置。髌骨具有保护和稳定膝关节、增强股四头肌肌力的作用。

【病因病机】

直接暴力和间接暴力均可造成髌骨骨折。直接暴力多因外力直接打击在髌骨上，如撞伤、踢伤等，骨折多为粉碎性，其髌前腱膜及髌两侧股四头肌扩张部和关节囊多保持完好。间接暴力，多由股四头肌猛力收缩所形成的牵拉性损伤所致，常为横断骨折，移位大，髌前腱膜及两侧扩张部撕裂严重。

【护理评估】

一、症状与体征

1. **症状** 膝部疼痛，局部压痛、肿胀，髌前皮下瘀血，严重者皮肤可发生水疱。
2. **体征** 关节内大量积血，有移位的骨折，可触及骨折线间隙。

二、影像学检查

X线检查可显示骨折类型和移位情况。

【处理原则】

一、无移位骨折

可在无菌条件下抽出关节内积血，用长腿石膏托固定患肢于伸直位3~4周。固定期间练习股四头肌收缩，去除石膏托后开始练习膝关节伸屈活动。

二、髌骨横形骨折或移位较轻的粉碎性骨折

可行切开复位内固定。常用的固定方法有：

1. 钢丝张力带内固定。
2. 钢丝或螺丝钉固定。
3. 形状记忆骑缝钉或聚髌器固定。

三、不能复位的严重粉碎性骨折

可行髌骨切除术。

【辨证施护】

按骨折早、中、后三期辨证施护。

【护理特点】

1. 告知患者切口拆线后，如局部无肿胀、无积液，可带石膏托持双拐下地，下地时扶床边或门框下蹲，充分发挥患者的主观能动性。
2. 主动屈膝困难者，可采用压沙袋法，告知患者坐在床边，将患肢伸出床沿，在踝关节上压 3kg 左右的沙袋，每日 2~3 次，每次 15 分钟。活动时要量力而行，动作缓和，以免造成新的损伤。

胫腓骨骨折

【解剖特点】

胫骨是小腿承重的主要骨骼，腓骨主要供肌肉和韧带附着。胫骨干为三棱形管状骨，由前、内、外三嵴分成内、外、后三面。内外两面被前嵴分隔，前嵴及内嵴均能在皮下清楚摸到，整复骨折时，是一个良好的标志。胫骨上 1/3 横切面呈三角形，下 1/3 呈四方形，中 1/3 与下 1/3 交界处骨的形态转变，管径又细，易发生骨折。整个胫骨位于皮下，骨折时易穿破皮肤，形成开放骨折。

胫骨的滋养动脉，由胫骨干上 1/3 后外侧进入骨内，在胫骨骨皮质内下行 3~4cm 后，进入髓腔。胫骨干中段以下发生骨折时，滋养动脉易发生断裂，因此容易引起骨折延迟愈合或不愈合。

胫前动脉由腘动脉分出后，在胫腓骨间膜上缘向前穿越进入小腿前方。胫骨上 1/3 骨折时，骨折下端向上移位，会压迫腘动脉分叉处，造成小腿缺血性坏死，必须引起警惕。

腓总神经经腓骨颈处绕过，腓骨上端骨折移位时常会损伤腓总神经，发生腓总神经麻痹。

【病因病机】

直接暴力如重物撞击，车轮压轧时，可引起横断骨折、短斜形骨折或粉碎骨折。骨折多发生在外力作用部位，双骨折发生在同一水平（图 7-26①）。常并发软组织损伤。

间接暴力如高处落下、不慎跌倒，可引起长斜形或螺旋形骨折，骨折多发生在胫骨中下 1/3 交界处，双骨折不在同一平面，腓骨的骨折线较胫骨为高（图 7－26②）。

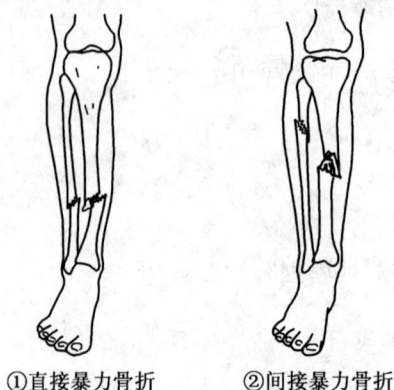

①直接暴力骨折　　②间接暴力骨折

图 7－26　胫腓骨干骨折类型

【护理评估】

一、症状与体征

1. **症状**　肿胀、疼痛。
2. **体征**　畸形和异常活动。

二、影像学检查

X 线检查可显示骨折类型和移位情况。

【处理原则】

1. **稳定的横断骨折、短斜形骨折**　可在麻醉下行手法复位，夹板或长腿石膏外固定。
2. **不稳定的长斜形、螺旋形或轻度粉碎性骨折**　单纯外固定不可能维持良好的对位，可先行跟骨牵引，3 周后改长腿石膏固定，或外固定支架固定。
3. **闭合复位失败或不能保持复位的骨折**　可行切开复位内固定。常用内固定物有螺丝钉、加压钢板、带锁髓内针等。固定时间为 8~10 周。

【辨证施护】

按骨折早、中、后三期辨证施护。

【护理特点】

指导患者及家属功能锻炼。伤后早期开始练习股四头肌等长收缩及踝足关节活动；2 周以后，可逐步练习膝关节屈伸活动；稳定性骨折者，4 周开始扶拐做不负重的步行锻炼。不稳定性骨折在解除牵引后，需在床上锻炼 5～7 天后，才可扶双拐做不负重的步行锻炼，此时患肢足尖不要着地，但足底要放平，充分发挥患者的主观能动性。

踝部骨折

【解剖特点】

踝关节由胫、腓骨远端和距骨构成，胫骨远端内侧向下的突出称内踝，后缘的唇状突出称后踝，腓骨远端的突出称外踝。胫骨远端关节面及内、外、后踝组成踝穴。距骨位于踝穴内，距骨体前宽后窄，踝关节背伸时距骨与踝穴密切接触，无活动余地；跖屈时距骨可轻度外展和内收，容易发生扭伤。

踝关节周围有三组主要韧带：

1. **下胫腓韧带** 位于胫骨下端与腓骨下端之间，连接两骨。该韧带断裂时，踝穴增宽，踝关节不稳定。

2. **内侧副韧带** 又称三角韧带，起自内踝顶端，向下呈扇形分布，分别附着于舟骨、距骨和跟骨，较坚强。

3. **外侧副韧带** 起自外踝顶端，分三束分别附着于距骨前外侧、距骨后外侧和跟骨外侧，形成三个独立的韧带，即距腓前韧带、距腓后韧带和跟腓韧带。外侧副韧带较内侧副韧带薄弱，易发生扭伤。

【病因病机】

多由间接暴力所致，可因外力的方向和肢体所处的位置不同，造成各种不同类型的骨折、各种不同程度的韧带损伤。根据暴力作用的方向，可分为内翻、外翻、外旋、纵向挤压等类型。

1. **内翻（内收）型骨折** 因足的强力内翻所致，按其损伤程度分为三度（图 7-27）。Ⅰ度：单纯内踝骨折，骨折线由胫骨下关节面斜向内上，接近垂直方向。Ⅱ度：暴力较大，内踝发生撞击骨折的同时，外踝发生撕脱骨折，称双踝骨折。Ⅲ度：暴力较大，在内外踝骨折同时距骨向后撞击胫骨后缘，发生后踝骨折（三踝骨折）。

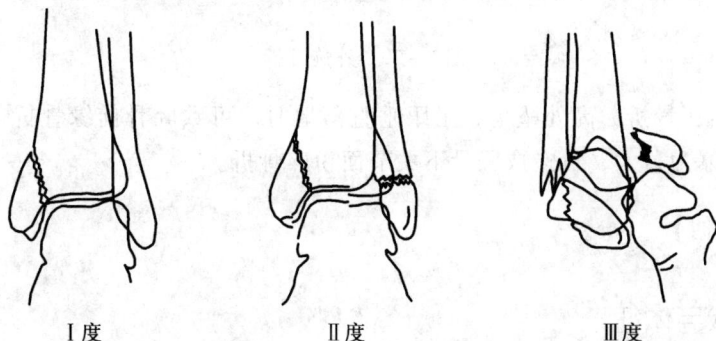

Ⅰ度　　　　　　Ⅱ度　　　　　　Ⅲ度

图 7-27　内翻（内收）型骨折

2. **外翻（外展）型骨折** 由足的强力外翻所致，按骨折程度可分为Ⅲ度（图7-28）。Ⅰ度：单纯内踝撕脱骨折，骨折线呈横形或短斜形，骨折面呈冠状，多不移位。Ⅱ度：暴力继续作用，距骨体向外踝撞击，发生外踝斜形骨折，即双踝骨折。如果内踝骨折的同时胫腓下韧带断裂，可以发生胫腓骨下端分离，此时距骨向外移位，可在腓骨下端相当于联合韧带上方，形成扭转外力，造成腓骨下1/3或中1/3骨折，称为 Dupuytren 骨折。Ⅲ度：暴力过大，距骨撞击胫骨下关节面后缘，发生后踝骨折，即三踝骨折。

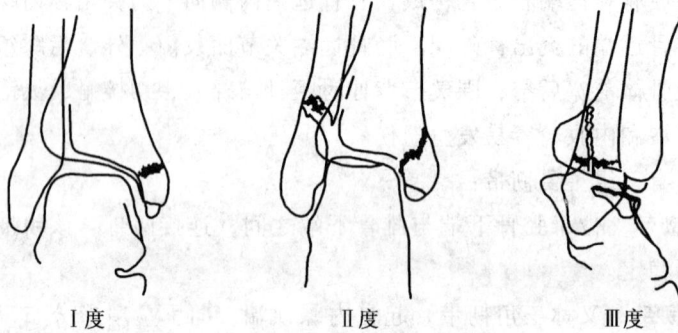

图7-28 外翻（外展）型骨折

3. **外旋骨折** 发生在小腿不动、足部强力外旋，或足不动、小腿强力内转时，距骨体的前外侧挤压外踝前内侧，造成腓骨下端斜形或螺旋形骨折。亦可分成Ⅲ度（图7-29）。Ⅰ度：骨折移位较少，如有移位，其骨折远段为向外、向后并向外旋转。Ⅱ度：暴力较大，发生内侧副韧带断裂或发生内踝撕脱骨折，即双踝骨折。Ⅲ度：强大暴力，距骨向外侧移位，并向外旋转，撞击后踝，发生三踝骨折。

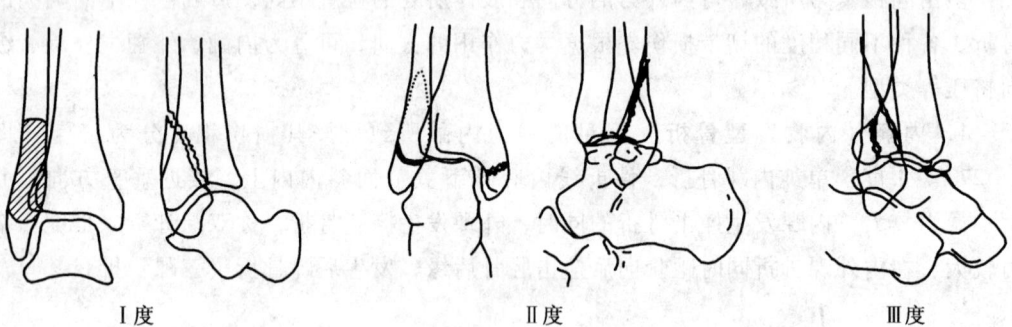

图7-29 外旋骨折

4. **纵向挤压骨折** 高处坠落，足跟垂直落地时，可致胫骨前缘骨折，伴踝关节向前脱位。如果暴力过大，可造成胫骨下关节面粉碎骨折。

【护理评估】

一、症状与体征

1. **症状** 肿胀、疼痛、瘀斑。

2. **体征**　关节畸形，功能障碍。

二、影像学检查

X线摄片检查，有助于了解骨折类型和移位情况。

【处理原则】

1. 无移位骨折用小腿石膏固定踝关节于背屈90°中立位6~8周。

2. 移位骨折可用手法复位。复位的原则是采取与受伤机制相反的方向，手法推压移位的骨块使之复位。骨折复位后，小腿石膏固定6~8周。

3. 手法复位不能达到治疗要求者，应手术切开复位内固定。

【辨证施护】

按骨折早、中、后三期辨证施护。

【护理特点】

指导患者及家属功能锻炼。伤后早期开始练习膝关节、跖趾关节和趾间关节活动；6~8周后去除外固定后，要加强踝关节的背屈活动，再逐步下地行走。

第四节　肋骨骨折

肋骨骨折是指肋骨的完整性和连续性中断，是最常见的胸部损伤。常合并血气胸。

【解剖特点】

肋骨骨折多见于第4~7肋，因其长而薄；第1~3肋较粗短，且有锁骨、肩胛骨及胸肌保护，较少发生骨折；第8~10肋前端肋软骨形成肋弓，与胸骨相连，弹性大，不易骨折；第11~12肋前端不固定而游离，弹性也较大，故也较少发生骨折。

【病因病机】

一、骨折机理及病理特点

肋骨骨折可由直接暴力或间接暴力造成，肌肉牵拉作用也可导致骨折。

1. **直接暴力骨折**　胸廓遭受外力直接作用，肋骨受力处发生骨折，常为横形或粉碎骨折，骨折端内移可刺伤胸膜或肺脏而导致血气胸。

2. **间接暴力骨折**　胸廓两侧或前后方受暴力挤压，肋骨过度弯曲而发生骨折。骨折线常为斜形。也可因前胸部受打击，外力传导至后端致肋骨角处发生骨折。

3. **混合暴力骨折**　暴力多较强大，导致1根甚至数根肋骨双处骨折，后者往往形成浮动胸壁（连枷胸）。该类型骨折的特点是：一骨或多骨双处甚至多处骨折。此类骨折往往伴有胸腔脏器损伤。

4. 肌肉牵拉骨折　临床可见于长期患病，骨质疏松严重脱钙的患者，可由于严重咳嗽、打喷嚏等，致肋间肌急剧强烈收缩造成肋骨骨折。骨折线多为横形或斜形。

二、分型

1. 单处骨折　单处单根肋骨骨折合并气血胸的可能性小，多处单根肋骨骨折合并气血胸的可能性大。在移位不明显时，对呼吸功能影响不大。

2. 双处骨折　多根肋骨双处骨折可能引起连枷胸并合并明显的心胸内损伤。在呼吸运动时受损肋骨与正常胸廓步调不一致，出现反常呼吸。

【护理评估】

一、症状

局部疼痛，深呼吸、咳嗽、喷嚏时加重是肋骨骨折的主要症状。骨折断端刺破肺组织时可有咯血。多根多处肋骨骨折，可有明显呼吸困难和紫绀。

二、体征

1. 肋骨骨折局部有肿胀、压痛，甚至触及骨擦感，用手挤压前后胸部能引起局部疼痛加重和骨擦音，此为肋骨骨折的特征，可以此与软组织损伤鉴别。

2. 肋骨断端刺破胸膜和肺，胸膜腔内气体经胸膜裂口进入胸部皮下组织，造成皮下气肿，或伴血胸、气胸时则有相应体征。

3. 由于深呼吸和咳嗽受阻，支气管内分泌物潴留，产生肺不张，伤侧呼吸音明显减弱或消失。

三、影像学检查

胸部 X 线检查可明确肋骨骨折的部位、数目，还可了解胸内脏器有无损伤及并发症，如气胸、血胸、肺损伤，显示主动脉破裂的纵隔增宽，创伤性膈疝等。

【处理原则】

一、闭合性肋骨骨折

1. 固定胸廓　减少胸廓运动以减轻疼痛。固定时间约 3～4 周。

2. 止痛　给予口服地西泮、可待因、吗啡等镇痛药，或中药三七片、云南白药等；也可用 1% 普鲁卡因做肋间神经阻滞或封闭骨折部位。

3. 处理并发症　出现反常呼吸，立即在伤侧胸壁放置牵引支架，或用厚棉垫加压包扎以减轻或消除胸壁的反常呼吸运动，也可经电视胸腔镜直视下导入钢丝的方法固定连枷胸。

4．建立人工气道　无力、不能有效排痰或呼吸衰竭者，实施气管插管或切开、呼吸机辅助呼吸。

5．预防感染　应用抗生素。

二、开放性肋骨骨折

1．**清创与固定**　彻底清创胸壁伤口，固定肋骨骨折。
2．**胸膜腔闭式引流术**　用于胸膜穿破者。
3．**预防感染**　应用抗生素。

【辨证施护】

肋骨骨折患者按早、中、后三期辨证施护。

【护理特点】

1．维持有效气体交换。在现场急救时，应及时清除呼吸道分泌物，对于出现反常呼吸运动的患者，可用厚棉垫加压包扎以减轻或消除胸壁的反常呼吸运动；对气管插管或切开，应用呼吸机辅助呼吸者，加强呼吸道护理，包括吸痰和湿化呼吸道；同时应密切观察生命体征、胸腹部活动及呼吸等情况，若有异常，及时报告医师并协助处理。

2．为减轻疼痛，遵医嘱应用镇痛、镇静剂或用1%普鲁卡因做肋间神经封闭。行胸带或胶布条固定，患者咳痰时，协助其用双手按压患侧胸壁。

3．指导患者康复功能锻炼。肋骨骨折固定后，轻症患者可自由活动，重者卧床休息，取半卧位，并锻炼腹式呼吸运动，有痰者要鼓励患者咳出，避免合并呼吸道感染。待症状减轻，应尽早下地活动。

第五节　脊柱骨折

脊柱骨折比较常见，伤情常较严重而复杂，甚至危及患者生命，应积极预防，正确治疗。

脊柱由32～33个椎骨，23个椎间盘联结而成。计颈椎7节，胸椎12节，腰椎5节，5个骶椎融合为骶骨，3～4节尾椎形成尾骨（图7-30）。每个椎骨分椎体和附件两部分。椎体前方有前纵韧带，后方有后纵韧带。附件包括两侧的椎弓根、椎板、横突、上下关节突及后方的棘突，棘突之间有棘间韧带和棘上韧带。椎板之间有黄韧带（图7-31）。整个脊

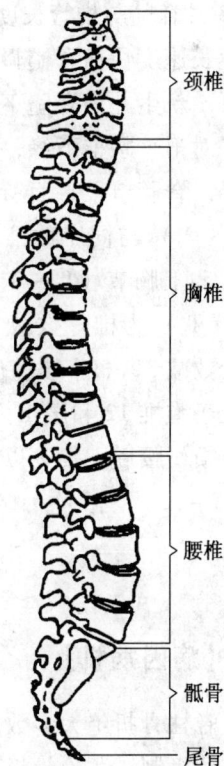

图7-30　人体脊柱图

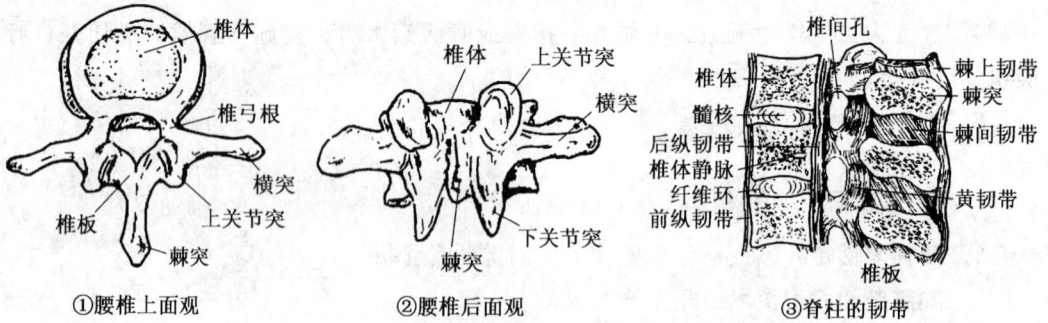

①腰椎上面观　　②腰椎后面观　　③脊柱的韧带

图 7 – 31　椎骨的结构

柱可以分为前、中、后三柱，中柱和后柱包裹了脊髓和马尾神经，该区的损伤可以累及神经系统，特别是中柱的损伤，碎骨片和髓核组织可以突入椎管的前半部，损伤脊髓，因此对每一个脊柱骨折病例都必须了解有无中柱损伤。

　　各个椎骨的椎孔相连而形成椎管，自枕骨大孔通向末节骶椎。脊髓在椎管内通过，并从每一节段发出一对脊神经通过相应的椎间孔。胎儿 1～3 月脊髓与椎管长度一致，自胚胎第 4 月起椎骨生长速度快而脊髓慢，使脊髓与椎骨的节段不相平。新生儿的脊髓下端平对第 3 腰椎，至成人则平对第 1 腰椎下缘，第 2 腰椎平面以下是马尾神经。脊髓节段平面所对应的椎骨平面：上颈节（C_1～C_4）与同序数椎骨相对应，下颈节（C_5～C_8）和上胸节（T_1～T_4）为椎骨数减 1，中胸节（T_5～T_8）为椎骨数减 2，下胸节（T_9～T_{12}）为椎骨数减 3，整个腰髓位于胸椎 10～12 之间，骶髓位于胸椎 12 和腰 1 之间，故当胸椎 10～12 骨折时损伤腰髓，腰 2 以下骨折时则损伤马尾神经（图 7 – 32）。

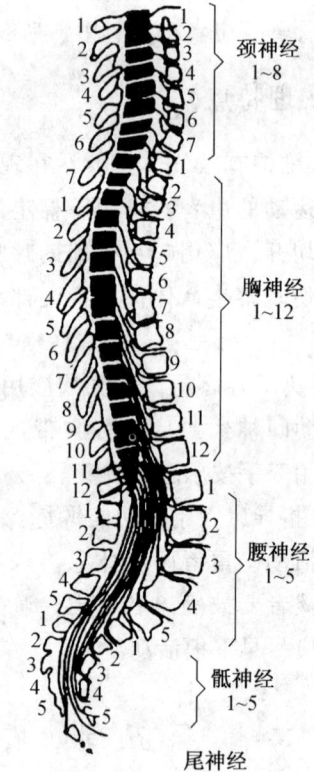

图 7 – 32　脊柱节段与椎骨的相应关系

颈椎骨折

【病因病机】

　　脊柱骨折绝大多数由间接暴力引起，少数因直接暴力所致。按照暴力作用的方向及损伤的机制，颈椎骨折可分为：

一、屈曲型损伤

是前柱压缩、后柱牵张损伤的结果。临床上常见的有:

1. **前方半脱位** 这是脊椎后柱韧带破裂的结果,这种损伤可以有30%~50%的迟发性脊椎畸形及四肢瘫痪发生率,因此是一种隐匿型颈椎损伤。

2. **双侧脊椎间关节脱位** 因过度屈曲后中后柱韧带断裂,暴力使脱位的脊椎关节突超越至下一个节段小关节的前方与上方。

3. **单纯性楔形(压缩性)骨折** 较为多见,这种情况多见于骨质疏松者。

二、垂直压缩损伤

暴力是垂直传递,无过屈过伸力量,多见于高空坠落或高台跳水等。

三、过伸性损伤

1. **有过伸性脱位** 最常发生于高速驾车时急刹车或撞车,由于惯性作用,头部先是向前冲,随后头部过度仰伸,接着又过度屈曲,使颈椎发生严重损伤。本病的特征性体征是额面部有外伤痕迹。

2. **损伤性枢椎椎弓骨折** 此类损伤的暴力来自颏部,颈椎过度仰伸,使枢椎的椎弓不堪忍受而发生垂直状骨折。以往多见于被缢死者,故又称为缢死者骨折。

四、机制不明的骨折

引起齿状突骨折的发生机制还不甚明了,暴力可能来自水平方向。

【护理评估】

一、症状和体征

详细了解受伤的时间、原因和部位,受伤时的体位,现场急救及搬运方式等。并评估患者的全身情况如意识、生命体征等,局部有无皮肤组织破损、出血及其他复合性损伤等,以及患者肢体的运动、感觉、二便情况,判断是否合并有脊髓损伤。

二、影像学检查

1. **X线检查** 是首选的检查方法,通常要拍摄脊柱正侧位片,必要时加摄斜位片,齿状突骨折要加拍张口位片。X线检查的局限性在于它不能显示出脊髓和神经根的受压情况。凡有中柱损伤或有神经症状的均须做CT检查。

2. **CT检查** 可显示出椎体的骨折情况,还可显示有无碎骨片突出于椎管内。CT片不能显示脊髓受损情况,为此必要时应做MRI检查。

3. **MRI检查** 可显示脊髓损伤早期的水肿、出血,并可显示脊髓损伤的各种病理变化如脊髓压迫、脊髓横断、脊髓不完全性损伤、脊髓萎缩或囊性变等。

【处理原则】

一、急救和搬运

由于急救和搬运不当可加重脊柱骨折的畸形和脊髓损伤的程度，应选用特制硬质搬运工具，若无条件可用硬担架或木板、门板搬运，不要用软担架。搬运时应注意患者体位。搬运前先将患者的两上肢贴于躯干两侧，两下肢伸直并拢，由2～3人平托患者躯干，搬至担架或木板上；或使躯干与肢体成一整体滚动移至担架或木板上（图7-33）。

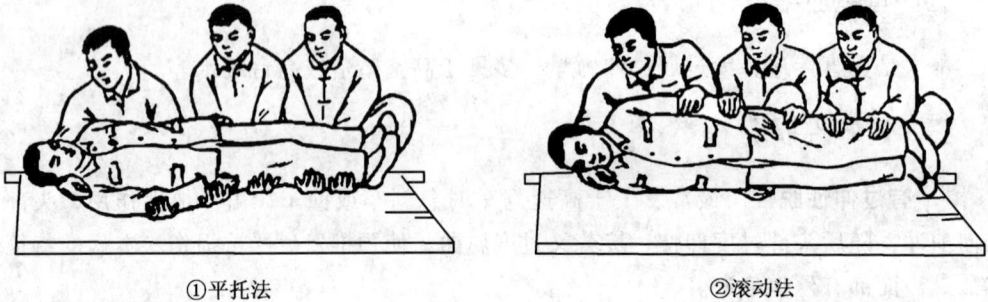

①平托法　　　　　　　　　　　　　　②滚动法

图7-33　脊椎骨折患者正确搬运法

切忌脊柱发生屈曲、扭转等动作；禁用搂抱或一人抬头，一人抬腿的方法（图7-34）。对颈椎损伤病员，要托住头部并沿纵轴略加牵引与躯干一致滚动。患者躯体与木板之间要用软物垫好，予以固定。搬动中要观察呼吸道有否阻塞并及时排除。并检查呼吸、心律和血压等变化。

二、治疗

有其他严重多发伤者，应优先治疗其他损伤，以挽救患者生命为主。

图7-34　脊椎骨折患者错误搬运法

1. 稳定型的颈椎骨折　如轻度压缩者，可用颌枕吊带牵引复位（图7-35），牵引重量3～5kg。复位后用头胸石膏固定3个月。石膏干硬后可起床活动。

2. 压缩移位明显的颈椎骨折　压缩移位明显的颈1前后弓骨折和有双侧椎间关节脱位者可以采用持续颅骨牵引复位（图7-36），牵引重量3～5kg，必要时可增加到6～10kg。复位后用头胸石膏固定3个月。有四肢瘫及牵引失败者须行手术切开复位内固定。

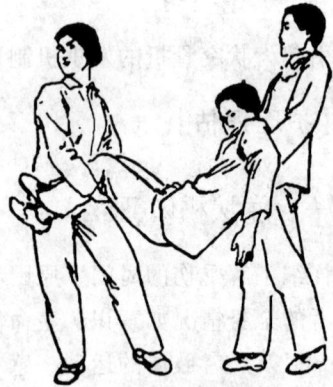

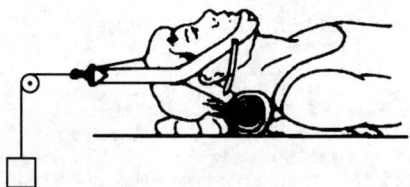

图 7-35 颌枕吊带牵引带

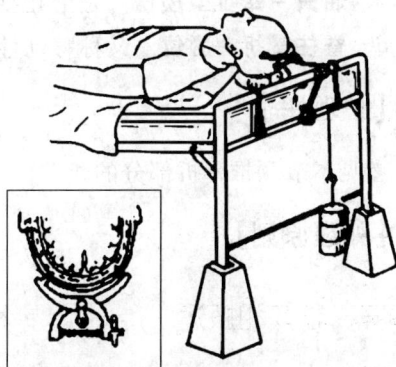

图 7-36 持续颅骨牵引

【辨证施护】

按骨折早、中、后三期辨证施护。

【护理特点】

1. 脊柱骨折宜卧硬板床，取仰卧位，以保持脊柱稳定。不可随便给枕头，如颈椎及高位胸椎损伤者，宜平卧不用枕头。根据病情需要，有时在颈部或肩下加枕垫使颈部后伸。

2. 轴线翻身，协助翻身或更换床单时，应保持头肩部和腰、腿在一条线上，同时同向翻动，切忌一人抱头，一人抱腿的错误翻身法，避免脊柱扭转。侧卧时，背后要用枕垫将全背顶住，避免上下身的卧位不一致。

3. 观察有无肢体活动及感觉改变等，判断是否合并脊髓损伤。

4. 枕颌带牵引的患者，牵引时避免带子压迫两耳。颅骨牵引者，应抬高床头，保持颅骨穿刺处皮肤清洁，防止感染，并经常检查，保持牵引在位有效。

胸腰椎骨折

胸腰椎脊柱（$T_{10} \sim L_2$）处于两个生理弧度的交汇处，是应力集中之处，因此该处骨折十分常见。

【病因病机】

按照暴力作用的方向及损伤的机制，胸腰椎骨折可分为：

1. **单纯楔形压缩性骨折** 脊柱前柱损伤，不损伤中柱，脊柱仍保持稳定性。

2. **稳定性爆破型骨折** 脊柱前柱和中柱损伤，不损伤后柱，保留了脊柱的稳定性，但损伤了脊髓而产生神经症状。

3. **不稳定型爆破型骨折** 这是脊柱前、中和后柱同时损伤的结果。由于脊柱不稳定，会出现创伤后脊柱后突和进行性神经症状。

4. **Chance 骨折** 为椎体水平状撕裂性损伤，临床上比较少见。

5. **屈曲－牵拉型损伤** 是潜在型不稳定型骨折。

6. **脊柱骨折－脱位** 又称移动性损伤。这类损伤极为严重,预后差。

【护理评估】

参见本节颈椎骨折部分的相关内容。

【处理原则】

一、急救和搬运

原则同本节颈椎骨折部分的相关内容。

二、治疗

根据脊柱骨折的程度、部位、类型,治疗也各不相同。

1. 胸腰段骨折轻度椎体压缩 属稳定型骨折,患者可平卧硬板床,腰部垫高。数天后即可行背伸肌锻炼。经功能疗法可使压缩椎体自行复位,恢复原状。3～4周后即可下床活动。腰背肌的锻炼方法有两种:

(1) 仰卧位锻炼法 ①五点支撑法:患者用头、双肘及双足作为支撑点,使背部、腰臀部向上抬起,悬空后伸(图7-37①)。②四点支撑法:患者用双手及双足支撑,

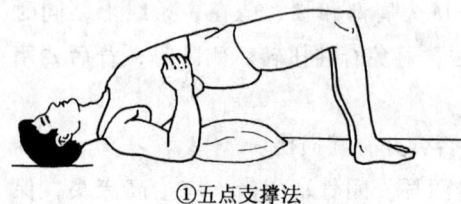

①五点支撑法

②四点支撑法

③三点支撑法

图7-37 仰卧位腰背肌锻炼法

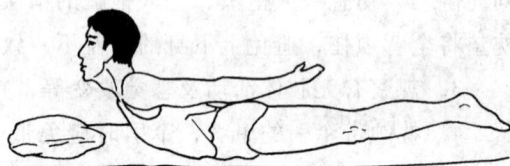

①头、胸、两上肢离开床面

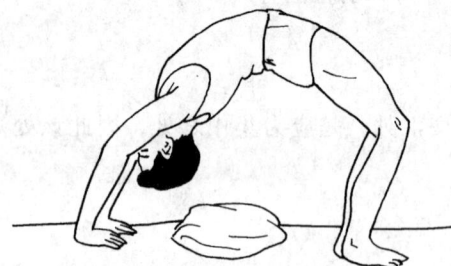

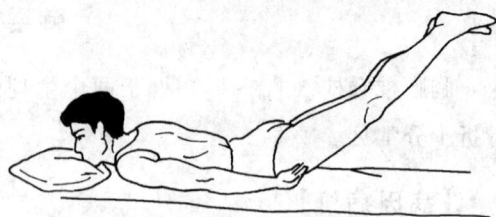

②下肢离开床面

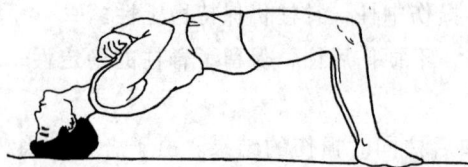

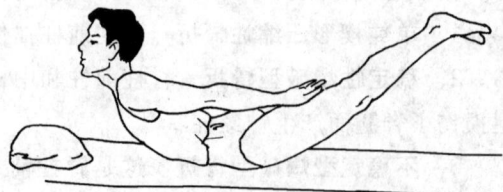

③整个身体成反弓状

图7-38 俯卧位腰背肌锻炼法

使全身腾空后伸，呈拱桥形。此法难度较大，多用于青壮年（图7-37②）。③三点支撑法：患者双臂放置于胸前，用头顶及双足支撑，使全身呈弓形撑起，腰背部尽力后伸（图7-37③）。

（2）俯卧位锻炼法　第一步：患者俯卧于床上，两上肢向背后伸，抬头挺胸，使头、胸及两上肢离开床面（图7-38①）；第二步：两腿伸直，向上抬起，离开床面，可交替进行抬起，然后同时后伸抬高（图7-38②）；第三步：患者头、颈、胸及双下肢同时抬起，两上肢后伸，腹部着床，身体呈弓形，如飞燕点水姿势，故名飞燕点水法（图7-38③）。

2．**不稳定型胸腰段脊柱骨折**　需手术治疗，可行切开复位内固定。

【辨证施护】

按骨折早、中、后三期辨证施护。

【护理特点】

根据胸腰椎骨折的部位、程度和康复治疗计划进行相应的腰背肌功能锻炼。

第六节　脊髓损伤

脊柱骨折脱位，移位的椎体或突入椎管的骨片，可造成脊髓损伤，造成损害平面以下的脊髓神经功能（运动、感觉、括约肌及自主神经功能）障碍。由于脊髓神经组织结构精细致密，一旦遭受损伤，恢复困难，预后多较严重。

【病因病机】

脊髓损伤多并发于脊柱骨折脱位，外力作用破坏了脊柱的稳定性，而脊柱不稳定是造成脊髓损伤，特别是继发性损伤的主要原因。按损伤的部位和程度可分为：

1．**脊髓震荡**　与脑震荡相似，脊髓震荡是最轻微的脊髓损伤。脊髓遭受强烈震荡后立即发生弛缓性瘫痪，损伤平面以下感觉、运动、反射及括约肌功能全部丧失。因在组织形态学上并无病理变化发生，只是暂时性的功能抑制，在数分钟或数小时内即可完全恢复。

2．**脊髓挫伤和出血**　为脊髓的实质性破坏，外观虽然完整，但脊髓内部可有出血、水肿、神经细胞破坏和神经传导纤维束的中断。脊髓挫伤的程度有很大的差别，因此预后极为不同。

3．**脊髓断裂**　脊髓的连续性中断，可为完全性或不完全性，不完全性常伴有挫伤。脊髓断裂预后很差。

4．**脊髓受压**　突入椎管的移位椎体、碎骨块、椎间盘等组织直接压迫脊髓，导致出血、水肿、缺血变性等病理改变。

5．**马尾神经损伤**　第2腰椎以下骨折脱位可产生马尾神经损伤，表现为受伤平面以下出现弛缓性瘫痪。马尾完全断裂者少见。

【护理评估】

一、症状与体征

脊髓损伤后，在损伤平面以下的运动、感觉、反射及括约肌和自主神经功能受到损害。

1. 脊髓损伤　在脊髓休克期间表现为受伤平面以下出现弛缓性瘫痪，运动、反射及括约肌功能丧失，有感觉丧失平面及大小便不能控制。2～4周后逐渐演变为痉挛性瘫痪，表现为肌张力增高，腱反射亢进，并出现病理性锥体束征。胸段脊髓损伤表现为截瘫，颈段脊髓损伤表现为四肢瘫。上颈段损伤的四肢瘫表现为痉挛性瘫痪。下颈段损伤的四肢瘫，上肢表现为弛缓性瘫痪，下肢仍为痉挛性瘫痪。

2. 脊髓圆锥损伤　正常人脊髓终止于第1腰椎体的下缘，因此第1腰椎骨折可发生脊髓圆锥损伤，表现为会阴部皮肤鞍状感觉缺失，括约肌功能丧失致大小便不能控制和性功能障碍，两下肢的感觉和运动仍保留正常。

3. 马尾神经损伤　马尾神经损伤很少为完全性的。表现为损伤平面以下弛缓性瘫痪，有感觉及运动动能障碍及括约肌功能丧失，肌张力降低，腱反射消失，没有病理性锥体束征。

脊髓损伤后要详细了解患者的受伤史，受伤的时间、原因和部位。脊髓损伤后各种功能丧失的程度常用截瘫指数来表示。一般要记录肢体自主运动、感觉及二便的三项功能情况，"0"代表功能完全正常或接近正常；"1"代表功能部分丧失；"2"代表功能完全丧失或接近完全丧失。三项功能得分相加后即为该患者的截瘫指数，如三种功能完全正常的截瘫指数为0，三种功能完全丧失则截瘫指数为6。从截瘫指数可以大致反映脊髓损伤的程度、发展情况，便于记录，还可以比较治疗效果。

二、影像学及体感诱发电位检查

1. MRI检查　可显示脊髓损伤早期的水肿、出血，并可显示脊髓损伤的各种病理变化如脊髓压迫、脊髓横断、脊髓不完全性损伤、脊髓萎缩或囊性变等。

2. SEP（体感诱发电位）　是测定躯体感觉系统（以脊髓后索为主）的传导功能的检测法。对判定脊髓损伤程度有一定帮助。

【处理原则】

1. 合理固定　防止因损伤部位的移位而产生脊髓的再损伤。

2. 减轻脊髓水肿和继发性损害　应用甘露醇和激素如地塞米松、甲泼尼龙等减轻脊髓水肿；伤后4～6小时内应用高压氧治疗，也可收到良好的效果。

3. 手术治疗　手术可解除碎骨片、出血对脊髓的压迫和恢复脊柱的稳定性。手术的途径和方式视骨折的类型和致压物的部位而定。

4. **中西医结合非手术治疗**　如针灸、按摩及各种物理治疗，以促进功能恢复。

5. **预防和治疗并发症**　如防治呼吸道感染、泌尿系统感染、压疮等。

6. **预后与康复**　指导和帮助截瘫患者进行功能训练和心理康复，调动患者主观能动性，使之尽快地适应出院后的生活及工作。

【辨证施护】

按骨折早、中、后三期辨证施护。

【护理特点】

1. 脊髓损伤特别是颈脊髓损伤的患者应做好呼吸道管理，如加强观察和保持气道通畅，翻身拍背促进排痰，有气管插管或气管切开者做好相应护理。

2. 做好留置导尿管的护理，进行膀胱功能训练，并教会患者及家属自行插导尿管排尿，预防尿潴留。

3. 对高热患者应通过降低室温、物理方法如冰袋外敷、温水擦浴等进行降温，必要时遵医嘱采用药物降温；对低温患者，应注意保暖，并采用一些升温措施，注意避免烫伤。

4. 密切观察患者的神志、体温、脉搏、呼吸、血压等，并注意观察患者肢体自主运动、感觉及二便的功能情况，记录截瘫指数。

5. 做好相关并发症的防治和护理，如压疮、肺部感染、泌尿系感染和结石、废用综合征、深静脉血栓形成等。

第七节　骨盆骨折

【解剖特点】

骨盆系一完整的闭合骨环。由骶尾骨和两侧髋骨（耻骨、坐骨和髂骨）构成。在前方正中两侧耻骨由纤维软骨连接构成耻骨联合；在后面骶骨与两侧髂骨构成骶髂关节，并借腰骶关节与脊柱相连；两侧髋臼与股骨头构成髋关节，与双下肢相连。因此骨盆是脊柱与下肢间的桥梁，具有将躯干重力传达到下肢，将下肢的震荡向上传到脊柱的重要作用。

骨盆环有两个承重主弓。在直立位，重力线经骶髂关节至两侧髋关节，为骶股弓；坐位时，重力线经骶髂关节至两侧坐骨结节，为骶坐弓。另有两个联结副弓起增强主弓的作用：一个经耻骨体及耻骨水平支连接骶股弓两端，另一个经耻骨和坐骨连接骶坐弓（图7-39）。骨盆遭受暴力时，副弓往往首先折断，主弓折断时，副弓多同时骨折。

骨盆对盆腔内脏器、神经、血管等有保护作用。骨盆骨折时，也容易损伤这些器官。盆腔内脏器，由前至后为泌尿、生殖和消化三个系统的器官。位于前方的膀胱、尿

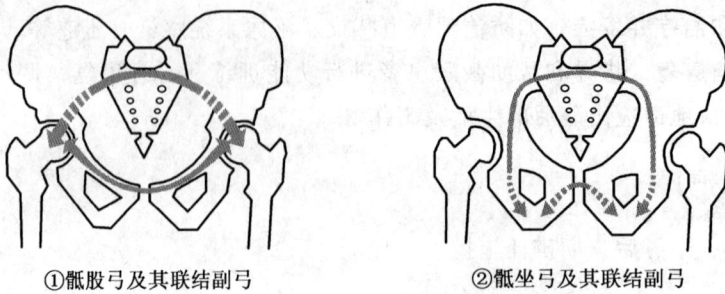

①骶股弓及其联结副弓　　②骶坐弓及其联结副弓

图 7 - 39　骨盆环的主弓与副弓

道和位于后方的直肠最易损伤。盆腔内血管丰富，骨盆本身亦为血供丰富的松质骨，因而骨盆骨折时，常常出血很严重。

【病因病机】

骨盆骨折多由强大的直接暴力所致，传导暴力也可通过骨盆环而造成骨折，少数可由附着于骨盆上的肌肉猛烈收缩引起撕脱骨折。骨盆骨折按骨盆环完整性的受损程度可分为 4 型：

Ⅰ型：无损于骨盆环完整性的骨折。包括髂前上棘或坐骨结节撕脱骨折、髂骨翼骨折（图 7 - 40）、骶骨骨折或尾骨脱位、一侧耻骨单支骨折等。

Ⅱ型：骨盆环单处骨折。骨盆系一闭合环，单处骨折不会导致骨盆环的变形。包括一侧耻骨上下支骨折（图 7 - 41）、耻骨联合分离、骶髂关节脱位等。

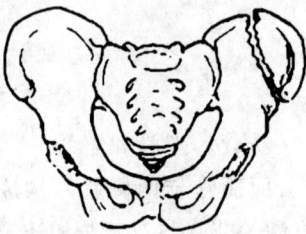

图 7 - 40　髂骨翼骨折

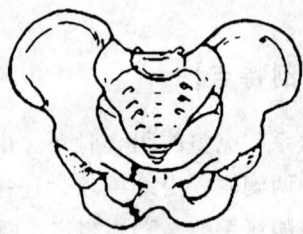

图 7 - 41　一侧耻骨上下支骨折

Ⅲ型：骨盆环两处以上骨折。骨盆环遭受破坏，骨折移位和畸形严重，可有骨盆环的分离或骨折块的纵向移位。包括一侧耻骨上下支骨折伴耻骨联合分离、双侧耻骨上下支骨折、骶髂关节脱位伴耻骨上下支骨折或耻骨联合分离、髂骨骨折伴耻骨联合分离或耻骨上下支骨折等（图 7 - 42）。

Ⅳ型：髋臼骨折，包括髋关节中心性脱位。

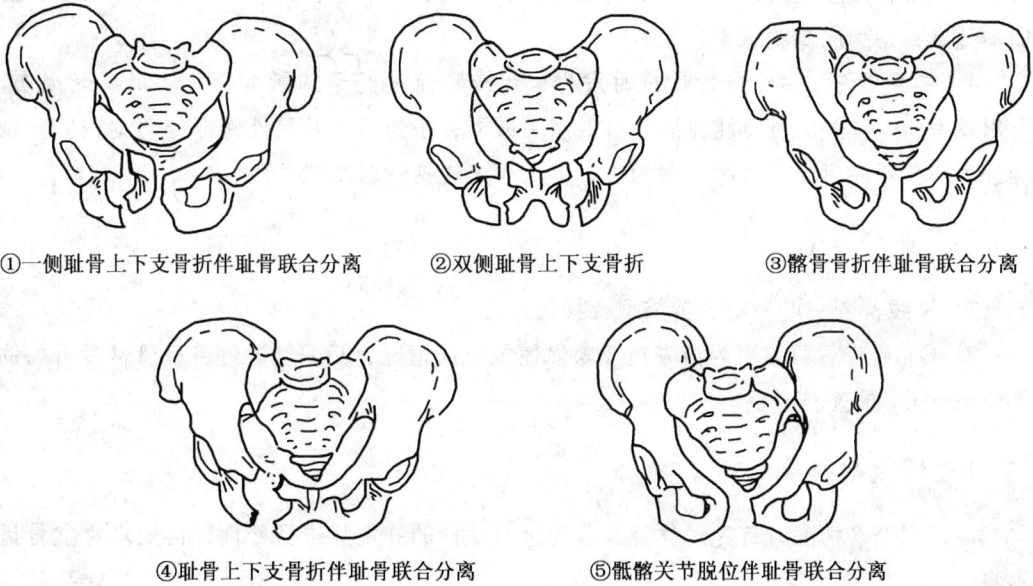

①一侧耻骨上下支骨折伴耻骨联合分离　②双侧耻骨上下支骨折　③髂骨骨折伴耻骨联合分离

④耻骨上下支骨折伴耻骨联合分离　⑤骶髂关节脱位伴耻骨联合分离

图 7 - 42　骨盆环双处骨折

【护理评估】

一、症状与体征

1. 多有严重外伤史，尤其是骨盆受挤压的外伤史，如车祸、高空坠落等。

2. 骨盆骨折常为一种严重的多发伤，多出现低血压和休克。骨折后疼痛广泛，活动下肢或坐位时加重。局部肿胀，在会阴部、耻骨联合处可见皮下瘀斑，压痛明显，移位严重时可有畸形和患侧下肢缩短。骨盆挤压试验与分离试验阳性。骨盆骨折常伴有严重并发症，而且常较骨折本身更为严重，应引起重视。

二、并发症

1. **腹膜后血肿**　骨盆各骨主要为松质骨，邻近又有许多动脉丛和静脉丛，血液供应丰富，盆腔与后腹膜的间隙又系疏松结缔组织构成，有巨大空隙可容纳出血，因此骨折后可引起广泛出血，出血量常达 1000ml 以上。巨大血肿可沿腹膜后疏松结缔组织间隙蔓延至肠系膜根部、肾区与膈下，还可向前至侧腹壁。如为腹膜后主要大动、静脉断裂，患者可迅速致死。

2. **尿道或膀胱损伤**　是骨盆骨折常见的并发症，尿道损伤较膀胱损伤为多见。多发生于耻骨联合附近的骨折脱位。尿道膀胱损伤后可发生尿外漏，一旦继发感染会导致广泛的蜂窝组织炎、脓肿形成、尿道及周围组织坏死、毒血症、肾衰竭，若不处理可导致死亡。

3. **直肠损伤**　较少见，骨盆骨折伴有阴部开放性损伤时，可合并直肠损伤。直肠破裂如发生在腹膜反折以上，可引起弥漫性腹膜炎；如发生在反折以下，则可发生直肠周围感染，常为厌氧菌感染。

4．神经损伤　多在骶骨骨折时发生，组成腰骶神经干的骶 1 及骶 2 最易受损伤，可出现臀肌、腘绳肌和小腿腓肠肌群的肌力减弱，小腿后方及足外侧部分感觉丧失。骶神经损伤严重时可出现跟腱反射消失，但很少出现括约肌功能障碍。

三、影像学检查

1．X 线检查　可显示骨折类型及移位情况。

2．CT 检查　可以更为清晰地反映骶髂关节的情况，只要情况许可，骨盆骨折病例都应该做 CT 检查。

【处理原则】

应根据全身情况，首先对休克及各种危及生命的并发症进行处理，再处理骨盆骨折本身。

一、骨盆骨折的处理

1．无损于骨盆环完整性的骨折　卧硬板床，绝对卧床休息。髂前上棘撕脱骨折患者置于屈髋位，坐骨结节撕脱骨折置于伸髋位，卧床休息 3~4 周即可。

2．骨盆环单处骨折　无移位或移位不明显者，卧床休息 4~6 周即可；有移位者，根据解剖特点和骨折移位情况，采用骨盆兜带悬吊或骨盆夹固定。

3．骨盆环两处以上骨折　对骨盆环双骨折有纵向错位时，可在麻醉下行手法复位或持续骨牵引复位，亦可行切开复位内固定。

4．髋臼骨折　对累及髋臼的错位性骨折进行牵引复位，使移位的髋臼底部骨折同股骨头一并复位。

二、并发症的处理

1．休克的防治　患者因腹膜后大量出血，常合并休克。应严密观察，进行输血、输液，骨盆骨折的输血可多达数千毫升。

2．膀胱破裂或尿道损伤　膀胱破裂可进行修补，同时行耻骨上膀胱造瘘术。尿道断裂者，可采用尿道会师复位术，对休克严重者，宜先做高位膀胱造瘘，二期手术处理。

3．直肠损伤　应进行剖腹探查，做结肠造口术，使粪便暂时改道，缝合直肠裂口，直肠内放置肛管排气。

【辨证施护】

按骨折早、中、后三期辨证施护。

【护理特点】

1. 密切观察生命体征，建立输血补液通道。骨盆骨折可伴有盆腔内血管损伤，输液途径不宜建立于下肢，应建立于上肢或颈部。

2. 做好病情观察，尽早发现相关并发症并协助处理，如腹膜后血肿、腹腔内脏损伤、膀胱或尿道损伤、直肠损伤等。病情观察的重点：

（1）全身情况 严重骨盆骨折或合并其他脏器损伤时，必须密切观察全身情况，如神志、体温、脉搏、呼吸、血压、尿量、皮肤黏膜贫血征象、甲床充盈血时间、皮肤弹性等。必要时监测中心静脉压，以及血红蛋白、红细胞计数、红细胞比容、CO_2CP、BUN 等指标，严重休克者应转入 ICU 病房全面监护。

（2）腹部情况 观察患者有无腹痛、腹胀、呕吐，观察肠鸣音的变化和腹膜刺激征，必要时协助医生行诊断性腹腔穿刺以明确诊断。

（3）排尿情况 观察有无血尿、尿道口滴血、排尿困难或无尿及会阴部血肿，判断有无膀胱、尿道损伤。

（4）肛门情况 观察肛门有无出血，有无触痛，可疑时应做肛门指检，确定有无直肠损伤。

第八节 手外伤

手部创伤及其修复所涉及的范围广，处理十分复杂，目前手外伤已经成为一门独立的学科。本节仅对手部开放性损伤的早期处理加以讨论。

【解剖特点】

上肢的功能集中表现在手部，手部解剖复杂，组织结构精细。这里仅就与手外伤诊断、治疗及护理有关的手的姿势加以描述。

手的姿势有休息位和功能位，这是两个不同的概念。手的休息位即手处于自然静止状态的姿势。此时，手内在肌和外在肌、关节囊、韧带的张力处于相对平衡状态，表现为腕关节背伸 10°～15°，轻度尺偏。掌指关节和指间关节半屈曲位，从示指到小指，越向尺侧屈曲程度越大。手的功能位是手随时发挥最大功能的位置，如张手、握拳、捏物等。表现为腕关节背伸 20°～25°，轻度尺偏。拇指处于对掌位，其掌指关节和指间关节微屈。其他手指关节略微分开，掌指关节及近侧指间关节半屈位，远侧指间关节轻微屈曲，各指关节屈曲位置较一致。手外伤后，特别是估计日后关节难以恢复正常，甚至会发生关节强直者，在此位置固定，可使手保持最大的功能。

【病因病机】

手外伤的常见致伤原因有：

1. 刺伤 如针、钉、竹尖、小木片等刺伤。特点是进口小，损伤深，可伤及深部组织。

2. **锐器伤** 日常生活中的刀、玻璃等切割伤，劳动中的切纸机、电锯伤等。伤口一般较整齐，污染较轻，伤口出血较多。

3. **钝器伤** 钝器伤引起组织挫伤，可致皮肤裂伤，严重者可致皮肤撕脱，肌腱、神经损伤和骨折。

4. **挤压伤** 常见的门窗挤压可引起指端损伤。车轮、机器滚轴挤压，则可引起广泛性的皮肤撕脱甚至全手皮肤脱套伤，多发性开放性骨折和关节脱位，以及深部组织严重破坏。

5. **火器伤** 如鞭炮、雷管爆炸伤等，特别是爆炸伤，伤口极不整齐，损伤范围广泛，常致大面积皮肤及软组织缺损和多发性粉碎性骨折。

不同的致伤原因对手的损伤程度、性质、范围不同，临床应进行相应的检查和处理。

【护理评估】

一、症状和体征

1. **皮肤损伤** 了解创口的部位和性质，评估创口皮肤是否有缺损，缺损范围的大小及深度，并判断损伤部位皮肤的活力。下列方法可以帮助判断皮肤的活力：①皮肤的颜色和温度：如与周围皮肤一致，则表示活力正常。如损伤局部呈苍白、青紫且冰凉者，表示活力不良。②毛细血管回流试验：按压皮肤表面时，皮肤变白，放开按压的手指，皮色很快恢复红色者，表示活力良好；如果恢复缓慢，甚至不恢复者，则示活力不良或无活力。③皮瓣的形状和大小：舌状皮瓣和双蒂桥状皮瓣活力良好，分叶状或多角状皮瓣其远端部分活力常常较差，缝合后其尖端部分容易坏死。④皮瓣的长宽比例：撕脱的皮瓣除被撕脱的部分有损伤外，其蒂部所来的血供也会有不同程度的损伤。因此皮瓣存活的长宽比例要比正常皮肤切取皮瓣时为小。⑤皮瓣的方向：一般来讲，蒂在肢体近端的其活力要优于蒂在肢体远端者。⑥皮肤边缘出血情况：修建皮肤边缘时，有点状鲜红色血液缓慢流出，表示皮肤活力良好。如皮肤边缘不出血，或流出暗紫色血液者，其活力较差。

2. **肌腱损伤** 肌腱断裂表现出手的休息位发生改变，如屈指肌腱断裂时，该手指伸直角度加大。还会出现一些典型的畸形，如指深、浅屈肌腱断裂，该手指呈伸直状态。应注意的是同一关节功能有多条肌腱参与作用者，其中一条肌腱损伤可不表现出明显的功能障碍，如屈腕、伸腕等。

3. **神经损伤** 手部外伤时所致的神经损伤主要表现为手部感觉功能和手内在肌功能障碍。

4. **血管损伤** 了解手部主要血管有无损伤、损伤的性质和程度。手部血液循环状况和血管损伤可通过手指的颜色、温度、毛细血管回流试验和血管搏动来判断。

5. **骨关节损伤** 关节局部疼痛、肿胀及功能障碍者，应怀疑有骨关节损伤。检查腕关节和手指各关节功能时，由于各关节活动范围存在个体差异，且尚无精确的统计数据，检查时应注意双侧对比。

二、影像学检查

局部疼痛、肿胀及功能障碍者，应疑有骨关节损伤。凡疑有骨折者应拍摄 X 线片，了解骨折的部位、类型以及移位情况，为治疗做准备。

【处理原则】

手的解剖和功能比较特殊，要求也较高，因此，手外伤的处理除遵守一般创伤处理原则外，还有其特点：

一、早期正确的急救处理

现场急救的目的是止血，减少创口污染，防止加重损伤。手部开放性损伤及时包扎固定，迅速转运至医院处理。

二、早期彻底清创

清创的目的是清除伤口内的污物及异物，要彻底切除已失去活力的组织及污染组织，以预防感染。一般应争取在伤后 6~8 小时内进行，处理创面要轻巧细致，尽可能不扩大组织损伤范围。清创过程中要充分止血，最好使用止血带，使手术野清晰，便于操作，缩短手术时间。手的结构复杂、精细，循环丰富，清创时要尽可能保留有血供的组织，少切除皮缘。对损伤的肌腱、神经、骨骼应尽可能一期修复，骨折和脱位必须复位固定，以恢复手部的支架。

三、早期闭合伤口

闭合伤口是预防伤口感染的重要措施。只有在彻底清创基础上闭合了伤口，才能保护外露的深部组织，阻止细菌入侵，防止感染。闭合伤口有以下几种方法：

1. **直接缝合** 皮肤没有缺损或缺损很少，可直接缝合，但切忌勉强做张力缝合。对跨越关节、与掌纹垂直、与指蹼平行的直线伤口，要做局部"Z"形皮瓣转移，避免疤痕挛缩。

2. **游离植皮** 皮肤缺损创面的基底仍保留血运良好的组织床，骨质、肌腱没有裸露，可进行游离植皮，骨质、肌腱小片外露可用附近软组织（肌肉、筋膜）或软组织瓣覆盖，再行植皮，一般以中厚皮片为好，指腹、手掌也可用全厚皮片。

3. **皮瓣移植** 骨质、肌腱有较大裸露，常需转移皮瓣覆盖。

四、正确的术后处理

手部损伤包扎固定很重要，包扎时应用纱布隔开手指以保持手的功能位和防止指蹼糜烂；同时应露出指尖，以便观察指端血循环。术后一般需用石膏托将伤手固定于功能位，肌腱神经损伤修复后应包扎固定于无张力位；抬高患肢减轻肿胀。手部创口一般10~14天拆线，带蒂皮瓣3~4周断蒂，伤口愈合后应及早解除外固定，练习手指活动；肌腱断裂缝合者需固定3周，骨折需固定4~6周。深部组织需做二期修复者，可在伤口愈合后1~2月内进行。

【辨证施护】

按手外伤（含骨折）早、中、后三期辨证施护。

【护理特点】

早期功能锻炼促进手的功能恢复。

一、功能锻炼方法

1. 皮肤损伤直接缝合术后　①术后疼痛、肿胀减轻后，练习握拳、屈伸手指、腕部屈伸和旋转活动；②伤口拆线后，练习用力握拳和手的伸屈、内收、外展等活动。

2. 皮肤缺损带蒂皮瓣移植术后　①断蒂前以活动健指为主。术后2天用健手帮助患手健指被动活动，锻炼时避免皮瓣牵拉。②手术部位炎性水肿消退后进行患指屈伸活动。③皮瓣断蒂后，患指被动和主动活动。在拆除皮瓣缝线后，进一步加大活动幅度，如握拳、伸指、用手握橡皮圈等。④进行手指功能与协调动作锻炼，如揉捏石球、核桃。

3. 手部骨折和关节脱位　用石膏、铝板功能位固定6周，去除外固定后，行缓慢的主动屈伸活动。

4. 手部肌腱损伤　①肌腱松解术24小时后，进行患指主动屈伸活动，每日3~5次，每次屈伸25次，慢慢过渡到抗阻力运动；②肌腱修复术后在石膏托或铝板外固定期（3~4周）内，首先活动未固定的关节。术后前3周内勿活动患指，因过早的肌腱活动可以造成缝接处断裂。外固定解除后，进行患指的主、被动活动，直至患指伸屈活动正常。

二、锻炼注意事项

1. 合理安排功能锻炼，练习幅度、活动量等应因病制宜，循序渐进。

2. 锻炼活动中应着重手的屈指练习。

3. 使用作业疗法，增加锻炼兴趣。在患手活动进行到一定程度时，指导患者做适当的游戏或工艺，如用筷子夹豌豆，用指尖拾竹签，用手和手指捏黏土、塑泥人、绘画、写字等。

第九节　断肢（指）再植

断肢（指）再植是把完全或不完全离断的肢体，在光学放大镜的助视下，重新接回原位，恢复血液循环，使之成活并恢复一定功能的高精细度手术。

断肢再植的基础研究是从 20 世纪 60 年代初开始的。1963 年 1 月上海第六人民医院成功地完成了世界首例断肢再植术，在当时被称为人类医学史上的奇迹。60 年代后期，技术操作更为精细的断指再植又获得成功。经过多年的努力，断肢、断指再植术在国内外得以广泛开展，成活率不断提高，一般可达 85% 以上。国内一些医院的成活率达到 90% 以上，处于世界领先地位。目前的研究重点，是在继续提高再植成活率的同时，如何争取良好的功能恢复。因为断肢及断指再植的目的，是在挽救患者生命的前提下，不仅仅是要让肢体成活，还要使被挽救的肢体尽可能地恢复功能，发挥应有的作用。

【适应证与禁忌证】

一、患者全身情况

断肢常由较大暴力所致，往往并发创伤性休克及其他重要脏器损伤。在诊断、处理时，既要注意局部情况，更要有全局观念，以挽救生命为前提，首先处理休克或重要脏器损伤，断肢可暂行冷藏保存，待患者全身情况许可后再行再植手术。对一些创伤重、全身情况一时难以纠正的病例，应放弃肢体的再植，切不可贸然行事，否则可能导致全身情况恶化，甚至死亡。

二、局部条件

再植的目的是恢复肢体的功能，绝非单纯为了存（接）活。因此要求断离肢体必须有一定的完整性。如果组成肢体功能的重要组织如神经、血管、骨骼、肌肉等已经毁损，则不能再植。

三、再植的时限与环境温度

肢体离断时间过长，因缺氧等原因，细胞变性、分解，最后形成不可逆性改变。即使再植后血流恢复，肢体仍不免坏死。特别是肌肉组织对缺血的耐受性较差，组织在缺氧和分解过程中产生大量毒素，吸收入血后可引起严重中毒，甚至死亡。因此，时间因素是重要的。在考虑时间因素的同时，应把环境温度等影响因素考虑在内。当肢体离断后，组织细胞并非立即死亡，仍能依靠组织内残存的营养物质进行短暂的新陈代谢。环境温度愈高，组织细胞的新陈代谢就愈旺盛，断肢耐受缺血时间就愈短；而环境温度低，则反之。总之，目前还没有一个绝对的再植时间限度，应根据具体情况，将各种影响因素综合起来，作出正确的判断。过去有人提出"超过 6 小时以上就不能再植"的观点，经实践证明是错误的。有许多再植成功的病例，都超过了 6 小时。对低温保存，离断平面较低的断肢，再植的时间指征可以适当放宽，但也不能没有限度。

四、离断平面

还应考虑到肢体离断平面的影响。离断平面高，肌肉丰富的肢体，耐受缺血的时间较短；离断平面低，肌肉较少的肢体，耐受缺血的时间较长。

五、禁忌证

1. 患有全身性疾病，不允许长时间手术，或有出血倾向者。

2. 断肢（指）多发性骨折及严重软组织挫伤，血管床严重破坏，血管、神经、肌腱高位撕脱者。

3. 断肢（指）经刺激性液体及其他消毒液长时间浸泡者。

4. 在高温季节，离断时间过长，断肢（指）未经冷藏保存者。

5. 患者精神不正常，本人无再植要求且不能合作者。

【断肢（指）后的急救处理】

1. **现场急救**　首先注意患者的全身情况，根据神志、脉搏、呼吸、血压等判断有无休克或合并颅脑、胸、腹部等重要脏器损伤，应以抢救生命为主。肢体完全离断者，一般血管回缩后可自行闭塞，采用加压包扎夹板固定就能止血；如断肢（指）残端有搏动性出血，现场如有条件可用止血钳夹住血管断端，但不可钳夹血管过多，不利血管吻合；其次用止血带记录应用的时间，每小时放松 1 次；肢体如有多处骨折，应固定好患肢，防止造成附加的血管损伤，保持离断肢体干燥，切忌用任何液体浸泡。较大的肢体断离，失血量多，现场初步处理后要迅速转送到有条件进行肢体再植的医院，途中应注意平卧、保暖，给热饮料等抗休克措施，并要建立静脉通道，必要时可输血、右旋糖酐、葡萄糖盐水等，继续观察患者的全身情况和局部渗血情况。

2. **断离肢体的保存**　断离肢（指）应用清洁布类包裹冷藏保存，外用塑料袋包装，周围置冰块，断离肢（指）禁忌直接浸泡在冰块或冰水中，切忌使用任何液体浸泡。

【术前的急诊准备】

1. 患者进入急诊室后，医护人员要迅速了解患者受伤经过，根据受伤史和检查结果，作出准确评估。立即将伤肢（指）近端及离体肢（指）一起摄 X 线片，同时检查血型、血常规、血小板及出凝血时间，并注意全身情况。严密观察生命体征，做好常规 TAT 预防注射。

2. 立即建立静脉通道，同时迅速通知手术室和有关医师，做好手术前准备，连同断离肢体送手术室进行手术。

3. 如患者有合并伤，应先做处理，断离肢（指）体应用无菌纱布包裹后送手术室保存在 2~4℃冰箱中，待全身情况许可时，再行再植手术。

【护理特点】

1. 保持室温在 20~25℃，同时注意患肢局部的保温、止痛，严防寒冷刺激，严禁吸烟及他人在室内吸烟，防止血管痉挛的发生。

2. 观察再植肢体血液循环，及时发现和处理血管危象。再植肢体血循环观察的指标有：皮肤颜色、皮温、毛细血管回流试验、指（趾）腹张力等。以上指标应综合分析并进行正确判断。一般术后 48 小时内易发生血管危象，如未能及时发现，将危及再植肢体的成活。因此，应每 1~2 小时观察一次，与健侧对比，并做好记录。正常情况下，再植肢体的指（趾）腹颜色红润，早期颜色可比健侧稍红，皮温亦可比健侧稍高，毛细血管回流良好，指（趾）腹饱满。血管危象由血管痉挛或栓塞所致，一旦发现应解开敷料，解除压迫因素，并通知医生。

3. 再植肢（指）体的功能康复：早期应在不影响组织愈合的原则下对关节做轻微的被动活动并逐渐增加活动度。尤其是肌腱损伤者，术后 3~4 天后，应立即进行伸曲指运动。后期功能锻炼以主动为主，运动强度循序渐进，由小关节运动逐步过渡到能完成精细动作，让患者有意识地进行抓、握、捏、夹及拇指外展、内收、屈曲、对掌、对指等训练，锻炼时应避免暴力性动作。同时注意观察各指功能恢复情况，及时调整训练内容，以便适合每个患者的具体情况。

第八章　关节脱位护理

第一节　脱位护理概论

关节脱位又称脱臼，古称脱骱，骨关节面失去了正常的对合关系者称脱位，失去部分正常对合关系者称半脱位。

【病因病机】

一、病因

1.**外因**　①直接暴力：较少见，可引起脊柱或骶髂关节脱位；②间接暴力：较多见，是引起四肢关节脱位的常见原因。

2.**内因**　①体虚：筋不束骨，可诱发半脱位或习惯性脱位；②关节病变：可诱发病理性脱位；③先天性因素：关节先天性发育不良，关节结构稳定性差，诱发先天性脱位。

二、病机

1.**韧带损伤**　韧带损伤，关节稳定性降低，可形成半脱位，进一步发展形成全脱位。

2.**关节囊撕裂**　关节囊撕裂或破裂，不能约束关节头，从而使关节头滑出囊外，形成脱位。

3.**关节面正常关系改变**　残余暴力使关节头移位，关节面失去正常的对合关系，产生脱位，如髋关节中心性脱位。

【分类】

一、按脱位产生的原因分类

1.**损伤性脱位**　因暴力作用于正常关节引起的脱位。

2. 先天性脱位 因胚胎发育异常或胎儿在母体内受到外界因素影响，引起关节结构失稳而诱发脱位，如先天性髋关节脱位。

3. 病理性脱位 因关节病变，破坏关节的稳定性而引起的脱位，如关节结核等。

4. 习惯性脱位 由于创伤造成脱位，第一次复位后治疗不当以致关节囊松弛，受轻微创伤可复发脱位，最常见于肩关节。

二、按脱位的时间分类

1. 新鲜脱位 一般指脱位时间未满3周者。

2. 陈旧性脱位 脱位时间超过3周者。由于脱位时间长，筋肉挛缩，整复困难，预后较差。

三、按脱位的方向分类

可分为内侧、外侧、前方、后方、上方、下方及中心性脱位。

四、按关节腔是否与外界相通分类

1. 闭合性脱位 预后较佳。

2. 开放性脱位 如处理不当，可发生关节感染或遗留关节功能障碍。

【护理评估】

一、症状与体征

1. 新鲜脱位

（1）外伤史 关节多有意外暴力致伤史，脱位未满3周。

（2）症状 ①肿胀；②疼痛；③关节功能障碍。

（3）体征 ①关节畸形：由于关节头移位，可在异常位置摸到异位关节头，肢体可变长或缩短。如肩关节前脱位，可有方肩畸形。②弹性固定：脱位后由于关节囊、韧带、肌肉的原因将脱出的关节头保持在异常位置，被动活动时感到有弹性阻力，除去阻力后，关节又回复到原来的异常位置。如髋关节后脱位，下肢呈屈膝屈髋、内收内旋位。③关节空虚：脱位后，关节头脱出关节盂，可在体表摸到关节所在的部位空虚。

2. 陈旧性脱位 脱位时间超过3周者。

二、影像学检查

X线检查对确定脱位的方向、程度、有无合并骨折、骨化性肌炎等有重要作用。

【处理原则】

以手法复位为主，时间越早复位越容易，效果越好。脱位时间较长时，关节周围组织挛缩、粘连、血肿机化，空虚的关节腔被瘢痕组织填充，手法复位难以成功。

一、手法复位

应在麻醉后无痛和肌肉松弛的条件下进行。其治疗要点为：按脱出的途径复位到原处，不能用暴力。若手法失败，可考虑手术治疗。

二、手术治疗

切开复位术　适用于有关节内骨折，神经、血管损伤或者软组织嵌入，手法复位失败者和陈旧性脱位手法不能复位者。

关节脱位多因暴力所致，可造成疼痛、肿胀、关节功能障碍。由于人们对脱位造成的严重程度认识不足，容易造成麻痹思想，不重视固定及功能锻炼，从而影响软组织愈合和功能恢复。故应根据患者的病情变化，采取与之相适应的护理措施。

【护理诊断/问题】

1. **感知改变**　由于关节脱位、半脱位引起。
2. **疼痛**　由于关节结构异常引起。
3. **相应功能障碍**　因关节结构发生异常或疼痛引起相应关节功能障碍所致。
4. **焦虑**　与脱位反复发作，担忧疾病的预后不良有关。
5. **不能保持有效固定的可能**　由于患者有关节复位就是治疗结束的错误认识所致。
6. **躯体移动障碍**　个体处于独立移动躯体的能力受到限制的状态，因有强制性的约束而不能活动，如牵引等。
7. **相关知识缺乏**　由于患者对关节脱位原因、康复不了解而引起。

【护理目标】

通过治疗及护理，使患者和家属能做到：
1. 能保持较为灵活的关节活动。
2. 疼痛减轻或消失。
3. 关节恢复正常结构及功能。
4. 情绪稳定。
5. 认识到复位后固定的重要性，并能保持有效的固定。
6. 掌握正确移动躯体的方法。
7. 对疾病及治疗能理解，并能主动配合。

【护理措施】

一、生活起居护理

由于骨关节受伤脱位后使用绷带、石膏、牵引固定，局部活动受限，有些患者在治疗期间甚至不能起床活动。要热情地做好基础护理。病室宜安静、清洁、温湿度适宜。

每日定期开窗通风换气 1~2 次，创造一个舒适的养病环境。

二、心理护理

患者多因突然受伤脱位，各方面没有准备，加上对疾病认识不足，产生焦虑、紧张、恐惧不安的心理状态。护士要掌握患者的心理活动，针对性给予安慰，与患者亲切交谈讲明固定、制动的作用和目的，引起患者的重视并自觉保护。保持最佳精神状态，以利疾病早日康复。

三、饮食护理

要注意饮食结构，均衡营养，鼓励患者多进高热量、高蛋白、高维生素饮食，多食用黑大豆、贝类、油菜、木耳、山楂等食品，可散瘀止血。待脾胃健运后，补以养气血的禽、畜、蛋、牛奶等血肉有情之品，还可饮少量药酒以活血通络。多食粗纤维食物，以保持大便通畅。

四、病情观察

1. 急诊关节脱位患者，有否合并骨折及神经损伤。对疼痛剧烈出现休克者应协助医师进行抢救。对强大暴力或高处坠下等因素所致者，应密切观察患者全身情况，如出现疼痛性休克时，立即通知医师处理，遵医嘱给予止痛剂对症处理。

2. 复位前，护士需配合医师使患者复位时采取最佳卧位，及进行术中器材及固定用物的准备。

3. 关节脱位后多伴有不同程度的肿胀，应以枕垫衬垫或悬吊患肢。颞颌关节、寰椎关节、肘关节可用绷带或三角巾悬吊。

4. 注意复位后将关节固定于功能位或稳定的位置，不得随意改变。固定时间一般为 3 周，不宜过长，否则致软组织粘连而发生关节僵硬，影响功能。

5. 牵引时患肢需保暖，并观察患肢血液循环及有无神经受压症状。

6. 卧床期间，做好翻身、拍背及按摩，鼓励患者做深呼吸及咳嗽，多饮水以冲洗泌尿道，防止压疮、坠积性肺炎及尿路感染的发生。

五、功能锻炼

正确的功能锻炼可避免发生肌肉萎缩、骨质疏松和关节僵硬等并发症，并且可增强血液循环，促进损伤组织的修复，又可防止关节粘连，尽快地恢复关节的最大活动范围。但功能锻炼既要不失时机，又要循序渐进、量力而行，切忌过分被动活动。锻炼方法可分早期和后期两种，具体方法如下：

1. **早期**　①上肢肩肘关节脱位，指导其用力做握拳和充分伸展手掌及手指屈伸等动作；②下肢膝髋关节脱位者，指导其行股四头肌舒缩和踝关节屈伸活动。同时鼓励患者做未固定的关节活动。

2. **后期**　①肘关节练习主动伸屈及前臂旋转活动；②肩关节练习环转、上攀、外展及内旋等；③膝关节练习屈伸活动；④髋关节做屈髋、外展、内收及内外旋转活动，逐渐扶拐下地行走，3 个月内不负重。经 X 线检查证实股骨头血供良好，方能逐渐负重步行。

【辨证施护】

见各疾病的辨证施护。

【健康教育】

1. 让患者了解关节脱位、半脱位是可以预防和控制的。
2. 在生活中注意安全，避免外伤和感染。
3. 固定同一姿势工作时间不宜太长，并注意调节。
4. 向习惯性脱位患者讲解避免脱位的注意点。
5. 向患者说明关节脱位复位后固定或牵引的重要性和必要性。
6. 科学合理地进行功能锻炼，防止因锻炼不当引发疾病的加剧。

【结果评价】

通过治疗及护理，患者及家属能做到：
1. 能安全进行康复功能锻炼。
2. 对关节脱位、半脱位的症状、病因有所了解。
3. 掌握日常工作和生活活动的原则和方法。

第二节　　寰枢关节半脱位

当存在先天性关节结构异常、头颈部遭受挥鞭性外伤、颈部遭感染破坏时，可使寰枢椎间韧带松弛，出现半脱位。

【解剖特点】

1. 第 1 颈椎又名寰椎，呈环状，无椎体、棘突和关节突，它由前弓、后弓及侧块组成。前弓较短，后面正中有一小关节面称齿突凹，与枢椎的齿突相关节。
2. 第 2 颈椎又名枢椎，椎体向上伸出指状突起，称齿突，与寰椎齿突凹相关节。
3. 维持寰枢椎关节的稳定结构主要有：关节囊、前后寰枢韧带、腹膜、寰椎十字韧带（它分横部和直部两部分，横部亦称寰椎横韧带，可防止齿突向后朝脊髓方向移动；直部可以加强横韧带的坚固性，有协助防止齿突前脱位的作用）、齿突尖韧带、翼状韧带（是重要的节制韧带，有限制头及寰椎在枢椎上旋转及侧方半脱位的作用）。

【病因病机】

一、西医病因病理

1. **先天性关节结构异常** 如齿突发育不全、齿突不连、齿突枕骨相连、寰椎枕化等异常现象，导致关节结构不稳而产生颈椎的自发性脱位。

2. **外伤** 导致韧带断裂、关节囊破裂引起寰枢关节半脱位。

3. **职业** 由于职业习惯，引起邻近脊椎的代偿性过渡活动进而产生脱位。

二、中医病因病机

1. 风热之邪侵袭头、颈部足太阳膀胱经、督脉等经脉，引起头痛、头晕、局部肿胀、颈项僵硬等症状。

2. 寒湿之邪凝滞经脉，引起颈部活动受限，上下肢活动无力，少数患者有颈部棘突偏歪现象。

【护理评估】

一、症状与体征

1. **症状** ①颈痛：为本病的常见症状，表现为重痛，活动时加重，卧床休息后减轻；②颈部活动及左右旋转受限：由于项韧带保护性痉挛，使颈项部僵硬，各方向活动受限，左右旋转尤为困难；③上下肢无力。

2. **体征** ①颈部压痛：第2颈椎棘突旁有压痛，有时向双上肢放射；②斜颈畸形。

二、影像学检查

X线检查在张口正位片上，可见齿突向一侧移位。侧位片可见齿突向后脱位，寰椎向前脱位。

【处理原则】

一、非手术治疗

1. **复位** 无神经症状者可施手法复位，若移位严重伤及脊髓神经，宜施颅骨牵引复位。

2. **固定** 用硬性颈围固定。

3. **推拿治疗** 可用一指禅推法、滚法、揉法、摇法等在局部按摩治疗。

二、手术治疗

较少用，适用于经正规非手术治疗无效者。

【辨证施护】

一、风热证

1. **证治**　风热之邪侵袭头、颈部足太阳膀胱经、督脉等经脉，引起头疼、头晕，局部肿胀、颈项僵硬等症状。治宜祛风散热。
2. **护理**　①中药汤剂宜偏凉服，忌辛燥之品；②减少户外活动。

二、寒湿证

1. **证治**　寒湿之邪凝滞经脉，引起颈部活动受限，上下肢活动无力，少数患者有颈部棘突偏歪现象。治宜散寒祛湿。
2. **护理**　①温服散寒祛湿之汤剂；②保暖避风寒；③饮食宜清淡、易消化，宜少量多餐，忌荤腥、油腻、助湿食物。

【护理特点】

1. 卧床休息，减少头部活动，不宜使用高枕，注意保暖。
2. 清淡饮食，多吃蔬菜水果等，保持大便通畅。
3. 密切观察病情变化：
   (1) 手术患者术后注意观察有否出现脊神经受压症状以及局部肿胀、疼痛的变化。
   (2) 注意观察固定位置有无变动。
   (3) 注意伤口情况，发现局部感染应通知医生进行对症处理。
   (4) 使用围领和颈托时需观察症状有无缓解，症状消失一段时间后可减少围领和颈托的使用，并最终除去，以防长期应用，引起颈背部肌肉萎缩、关节僵硬。
   (5) 在锻炼时，头部旋转幅度不能太大，速度不宜过快。
   (6) 伏案工作时间不宜太长，并注意调节姿势。
4. 做好相关症状护理：头痛者可轻揉风池穴、太阳穴等；颈项僵硬者，可局部热敷、按摩或理疗等，以活血化瘀、疏通经络。

第三节　颞颌关节脱位

颞颌关节脱位又称下颌关节脱位。唐代孙思邈《备急千金要方》称"失欠颊车蹉，开张不合"，清朝吴谦《医宗金鉴·正骨心法要旨》称"吊下巴"。下颌关节脱位是临床常见的脱位之一，好发于中老年及身体虚弱者。按脱位时间和是否复发，可分为新鲜性、陈旧性和习惯性脱位；按脱出部位的多少可分为单侧脱位和双侧脱位；按脱位后髁状突与脱位颌关节窝的位置关系，可分前脱位和后脱位两种，临床以前者为多见。

【解剖特点】

1. 颞颌关节由下颌骨的髁状突与颞骨的下颌窝与关节结节构成。其运动方式为髁状突在关节腔内前、后滑动。

2. 张口时髁状突在关节结节下方；闭口时滑回关节窝。

3. 颞颌关节囊侧壁有韧带加强，前壁松弛薄弱。

【病因病机】

一、西医病因病理

1. **过度张口**　由于颞颌关节囊侧壁有韧带加强，前壁松弛薄弱，当过度张口如打哈欠、大笑、拔牙时，髁状突经前壁滑到关节结节的前方，又因咬肌痉挛不能自行滑回关节窝，形成下颌关节前脱位。

2. **暴力打击**　下颌部遭到侧方暴力打击，或咬食较大硬物时，关节囊的侧壁韧带不能抗御外来暴力，可发生一侧或双侧的下颌关节脱位。单侧脱位多见。

二、中医病因病机

年老体虚，肾气不足或身体虚弱，气血虚衰患者，筋不束骨，易引起习惯性脱位。

【护理评估】

一、症状与体征

1. **症状**　口半开，不能自然张闭嘴，语言不清，咬食不便，吞咽困难，流涎等。

2. **体征**　咬肌痉挛呈块状隆起，颧弓下方可触及髁状突，耳屏前方可触及凹陷。

二、影像学检查

根据临床表现，多可作出诊断，所以，一般不需做 X 线检查。

【处理原则】

一、整复方法

1. 新鲜下颌关节脱位

（1）**复位前的准备**　患者坐低位靠背椅，助手双手固定患者头部，术者站在患者前面，可指揉颊车穴，缓解咀嚼肌痉挛；或选用 1%～2% 普鲁卡因在患侧下颌关节处局部麻醉。术者用数层纱布或胶布裹住拇指，以防被患者咬伤。同时，嘱患者放松局部肌肉，将口张大。

（2）**口腔内复位法**　术者用双手拇指伸入患者的口腔内，按于两侧下臼齿上，其余四指在外面托住下颌，两拇指先往下按，俟下颌骨移动时再往里推之，余四指同时协调地将下颌骨向上推送，听到响声，即复位成功，速退出拇指。

（3）口腔外复位法　术者站在患者前方，双手拇指分别置于两侧下颌体与下颌支前缘交界处，其余四指托住下颌体，然后双手拇指由轻而重向下按压下颌骨，余指同时用力将其向后方推送，听到滑入关节窝的响声，则示复位成功。

2. 陈旧性下颌关节脱位　脱位超过 3 周未整复者为陈旧性脱位。因关节周围已有不同程度的纤维性变，整复较新鲜脱位困难。常用软木垫复位法。整复时，先在臼齿嚼面垫一软木，然后徐徐上抬髁部，应用杠杆作用，可将髁状突向后下方牵拉滑至下颌窝内。

3. 习惯性下颌关节脱位　复位手法与新鲜脱位相同，常采用口腔外复位法。有的患者亦可自己复位，但复位后必须用绷带等加以妥善固定。

二、固定方法

复位后托住下颌部，闭口 3~5 分钟，然后将四尾带兜住下颌部，在头顶打结即可，亦可选用普通绷带固定法。其目的是限制张口过大，只要张口不超过 1cm 即可。固定时间一般不超过 2~3 周，习惯性脱位应适当延长。

【辨证施护】

一、肾虚筋弱

1. **证治**　年老体虚，肾气不足或身体虚弱。治宜补肾壮筋，方用补肾壮骨汤。
2. **护理**　①应注意休息；②中药汤剂宜温服；③饮食宜营养丰富，易消化吸收。

二、气血虚衰

1. **证治**　气血虚衰患者，筋不束骨。治宜补益气血，方用补中益气汤。
2. **护理**　应卧床休息，中药汤剂宜温服。

【护理特点】

1. 嘱患者应闭口休息，不能过度张口，更应避免张口打哈欠、大笑、唱歌、咬硬物等。
2. 正确复位后，嘱患者先进流食，少咀嚼，3 周后恢复正常饮食。
3. 习惯性脱位者，应用四尾带固定，时间可适当延长至 2~3 月。
4. 在固定期间，指导患者做咬合动作，增强关节稳定性及关节功能。

第四节　上肢关节脱位

肩关节脱位

肩关节运动中的稳定性，主要依靠三角肌和肩袖肌的作用维持。三角肌和肱二头肌有悬吊作用，防止因上肢的重力或持重而造成盂肱关节分离，引起肩关节脱位。好发于青壮年，在全身关节脱位中位居第二。

【解剖特点】

肩关节由肩胛骨的关节盂和肱骨头构成。关节盂浅、肱骨头大，关节囊和韧带薄弱松弛，关节活动范围大，这些因素都使肩关节易于脱位。因关节的前下方缺少韧带和肌肉，是肩关节最薄弱环节，故发生前下方脱位最多见。

【病因病机】

一、西医病因病理

1. **直接暴力**　因打击或冲撞肩关节的前方或后方，引起关节囊破裂，导致肱骨头移位。

2. **间接暴力**　①传达暴力：肩外展、外旋位跌倒时，手掌或肘部着地，暴力沿肱骨纵轴传导使肱骨头冲破薄弱的关节囊前壁，形成喙突下或锁骨下脱位。②杠杆作用：若受伤时，暴力使患肩上举、外展、外旋，肱骨大结节与肩峰紧密接触，形成杠杆力的支点，使肱骨头冲破关节囊的前下方，形成盂下脱位。易伴发大结节骨折。

二、中医病因病机

1. **跌仆损伤，气滞血瘀**　导致经脉不通，肩部疼痛，关节弹性固定。局部有瘀斑，舌暗滞，脉弦涩。

2. **肝肾两亏**　肾主骨生髓，肝主筋，肾虚骨失所养，肝虚筋失濡养，以致易受外邪侵袭，肩部疼痛，活动受限。关节盂空虚，伴耳鸣，腰酸，两膝无力，舌淡胖，脉虚弱。

【护理评估】

一、症状与体征

1. **症状**　患肩肿胀、疼痛、功能障碍，多由间接暴力引起。

2. **体征**　①方肩畸形：三角肌塌陷，关节盂空虚，肩峰突出，肩部失去正常圆形轮廓，呈方肩畸形；②搭肩试验（Dugas 征）阳性：肩关节脱位时，患侧手掌搭于对侧肩部时肘部不能紧贴胸壁；③患肩弹性固定于肩外展 20°～30°位；④异位肱骨头：在腋窝，或喙突下、锁骨下可扪及脱位的肱骨头。

二、影像学检查

X 线检查可明确脱位的方向和位置、脱位的类型并判断有无合并骨折。

【处理原则】

一、非手术治疗

以手法复位为主。要在麻醉无痛下进行，手法要轻柔，以免造成合并伤。多数新鲜关节脱位可经过手法复位获得成功。

1. **足蹬法（Hippocrites 法）** 患者仰卧。术者面向患者，站于患侧，双手握住患肢腕部，并将足底伸入患侧腋下，用力持续牵引，以足跟向外推挤肱骨上段，内收、内旋上臂即可复位。

2. **牵引回旋法（Kocher 法）** 患者坐位或仰卧。术者一手握住患肢腕部，另一手握肘部，屈肘 90°，先沿肱骨纵轴牵引，然后将上臂外展、外旋，再内收，使肘部紧贴胸壁并移向中线，再内旋，将患侧手掌搭于对侧肩上即可复位。

3. **固定** 整复成功后，立即用颈腕吊带或三角巾将患肢悬于胸前，固定时间均为 3 周。这样有利于关节囊的愈合，可预防骨化性肌炎及习惯性脱位的发生。

4. **药物治疗** 早期瘀肿严重时，可外敷活血化瘀药物，消炎止痛为主，内服舒筋活血汤、云南白药、跌伤丸等。也可外敷金黄膏或消肿止痛膏等。

二、手术治疗

对青壮年陈旧性肩关节脱位患者，在麻醉和无菌技术下可采取手术切开，再行复位。

【辨证施护】

一、血瘀证

1. **证治** 早期治宜活血化瘀，消肿止痛，方用舒筋活血汤或热敷局部；中期治宜舒筋活络，方用补肾壮筋汤，或进行推拿按摩；后期治宜补养气血，方用八珍汤等。

2. **护理** ①遵医嘱用中草药烫洗局部，有活血化瘀的功效；②热敷可以促进血肿及水肿的吸收，要防烫伤。

二、肝肾两亏证

1. **证治** 疼痛，活动受限，关节盂空虚，腰酸无力，脉虚等。治宜滋养肝肾，方用左归丸。

2. **护理** ①注意保暖；②移动患者时需扶托患肢，动作宜轻柔，避免因动作剧烈引起疼痛；③遵医嘱口服缓痛剂。

【护理特点】

1. 肩关节脱位患者，注意观察末梢血液循环、感觉、运动情况，有否合并骨折或神经、血管损伤。

2. 复位后患肢肘关节屈曲90°石膏或三角巾固定，制动时间3周，固定期间向患者讲述肩关节脱位后固定的重要性，取得患者合作。

3. 固定3周后，指导患者进行弯腰、垂臂、甩肩锻炼，以肩为顶点做圆锥形环转运动，其幅度由小到大。4周后指导患者做手指爬墙和手高举摸顶锻炼，或患手触摸对侧肩胛骨直至肩关节功能完全恢复正常。

肘关节脱位

肘关节是人体六大关节之一，脱位为其常见损伤，多见于青少年和成年人，儿童和老年人少见。脱位后多伴有严重的关节囊和韧带、血管以及神经损伤和骨折的发生。若处理不当，晚期易发生肘关节僵硬。

【解剖特点】

1. 肘关节由3个关节组成，肱桡关节、肱尺关节、上尺桡关节同属一个关节囊，统称肘关节。

2. 肱桡关节由肱骨小头球状面与桡骨小头顶凹窝状关节面构成，为多向运动关节，绕肱骨小头可做伸屈及环转运动，稳定性差。

3. 肱尺关节由肱骨滑车、尺骨半月切迹构成关节，前有冠突，后有鹰嘴，为典型的屈戌关节。

4. 上尺桡关节由桡骨小头环状关节面与尺骨冠突外侧的桡骨切迹，通过环状韧带的骨纤维环构成，为车轴样关节，可做自身环状运动。

【病因病机】

一、西医病因病理

1. **直接暴力** 较少见。跌倒时，肘关节屈曲，肘后部着地，暴力可引起尺骨鹰嘴骨折，及尺桡骨上部脱位至肱骨下端前方，形成前脱位。

2. **间接暴力** 最多见。跌到时，手掌着地，暴力可使鹰嘴滑出鹰嘴窝，撕破关节囊后壁，尺桡骨上部脱位至肱骨下端后方，形成后脱位。若尺骨半月切迹关节面脱离肱骨滑车关节面，位于滑车内侧者称尺侧脱位，位于滑车外侧者称桡侧脱位，合称侧方脱位。

一、中医病因病机

1．瘀滞　跌仆、撞扭损伤局部筋脉，引起气滞血瘀，瘀阻筋脉，则局部瘀斑、疼痛、畸形，肘后三角关系发生改变。舌暗滞，脉弦涩。

2．气血两亏　气血亏虚，气不摄血，血不养筋，筋不束骨，则肘后三角位置异常，关节功能障碍，局部肌肉消瘦，面色无华，舌淡胖，脉虚无力。

【护理评估】

一、症状与体征

1．症状

（1）**疼痛**　脱位引起尺神经牵拉伤、关节囊撕破，则出现局部疼痛，肘关节活动时加重。

（2）**肿胀**　外伤撞击，肘窝出血，引起肿胀。

（3）**肘关节功能障碍**　陈旧性关节脱位肘窝血肿易机化，关节囊损伤粘连，影响关节功能；新鲜脱位主要是失去正常的解剖关系所致。

2．体征

（1）**畸形**　肘窝丰满、肘后空虚见于前后脱位；肘部横径增宽见于侧方脱位。

（2）患肘弹性固定于微屈曲位。

（3）肘后三角关系异常。

（4）后脱位可于肘窝扣及肱骨下端；前脱位可于肘后扣及肱骨下端；侧方脱位可于侧方扣及肱骨下端及尺骨鹰嘴。

（5）尺神经损伤者，尺侧一个半手指感觉障碍。

二、影像学检查

X 线检查可确定脱位类型及有无并发骨折。

【处理原则】

一、非手术治疗

对新鲜肘关节脱位应以手法复位、外固定治疗为主，先整复脱位，再整复骨折；若既有前或后脱位，又有侧方脱位时，先整复侧方脱位，再整复前或后方脱位。

1．肘关节后脱位

（1）**推顶屈肘法**　嘱两助手分别握住腕部及上臂顺势牵引，术者双拇指推鹰嘴向前，其余四指交叉环抱肱骨下端掌侧，向后按压，使肱骨滑车回复至尺骨半月切迹，远端由助手配合屈曲肘关节，若能屈至 90°，则提示脱位已整复。

（2）**固定**　屈肘至 90°位，用横"8"字绷带固定或石膏后托固定于屈肘位，三角巾悬吊于胸前2~3周。

（3）手法　解除固定后，可行指揉、拿法、分筋理筋等推拿手法。

2. 肘关节前脱位

（1）整复　患侧肘关节屈曲位，近端助手握住上臂，远端助手握腕部做顺势牵引，术者下蹲，双拇指推肱骨下端向掌侧，双手四指交叉环抱前臂近端掌侧，向背侧按压，整复脱位，同时远端助手配合伸肘协助整复。

（2）固定　复位后，用石膏后托将肘关节固定在140°位，2~3周后去除固定。

3. 肘关节桡侧脱位

（1）整复　助手固定上臂，术者一手握腕部，使肘部近于完全伸直位，另一手在尺骨上端向后内加压；前臂旋后，将外侧脱位变成肘后脱位，再按整复肘关节后脱位的方法，牵引屈肘法便可复位。

（2）固定　在肿胀不剧以及不影响血运的情况下，屈曲肘关节，用小夹板或石膏托固定，用颈腕带悬吊上肢。3周后去除固定，进行肘关节功能锻炼，或推拿手法治疗。

4. 肘关节尺侧脱位　复位时，将鹰嘴及桡骨小头向桡侧挤压，使其变成后脱位，再按肘关节后脱位进行整复及固定。

5. 陈旧性肘关节后脱位　脱位时间在3~4月，未合并骨折及骨化性肌炎，可试行手法复位。

（1）尺骨鹰嘴牵引及松解粘连　用6~8kg重力牵引1周后在臂丛麻醉下顺或逆时针摇、伸或屈扳动患侧肘关节。力量由轻到重，范围由小到大，速度均匀缓慢。也可用揉、搓、拿等按摩手法松解粘连。

（2）摇肘、推按　肘关节粘连得到充分松解后，牵引摇肘1~2分钟，术者双拇指推尺骨鹰嘴向掌侧，其余四指环抱按压肱骨下端向背侧，持续稳定协同用力。

（3）屈肘固定　在强力持续牵引下，远端助手缓缓屈曲肘关节，若能屈至90°位，则提示复位成功。用"8"字绷带或石膏后托固定3周。

二、手术治疗

适应证：

1. 经手法整复无效者。

2. 陈旧性脱位合并骨折、骨化性肌炎者。

【辨证施护】

一、血瘀证

1. 证治　早期治宜活血化瘀，消肿止痛，方用舒筋活血汤或热敷局部；中期治宜舒筋活络，方用补肾壮筋汤，或进行推拿按摩；后期治宜补养气血，方用八珍汤等。

2. 护理　①遵医嘱用中草药烫洗局部，有活血化瘀的功效；②热敷可以促进血肿及水肿的吸收，要防烫伤。

二、肝肾两亏证

1. 证治　疼痛，活动受限，关节盂空虚，腰酸无力，脉虚等。治宜滋养肝肾，方用左归丸。

2. 护理　①注意保暖；②移动患者时需扶托患肢，动作宜轻柔，避免因动作剧烈引起疼痛；③遵医嘱口服缓痛剂。

【护理特点】

1. 关节脱位复位后，严密观察患肢远端的血液循环及患肢远端的感觉、运动。若发现患肢远端苍白、发冷、大动脉搏动消失或感觉、运动障碍，提示有血管、神经损伤的可能，及时通知医师进行相应处理，防止远端缺血而发生缺血性挛缩及爪形手。

2. 3 周后指导患者进行科学合理的功能锻炼，防止关节僵直。

小儿桡骨头半脱位

桡骨小头半脱位，多发生于 1～4 岁学龄前儿童，及时得当治疗通常无后遗症。

【解剖特点】

1. 上尺桡关节由桡骨小头环状关节面与尺骨冠突外侧的桡骨切迹通过环状韧带的骨纤维环构成。

2. 儿童时期，桡骨小头发育不够完善，环状韧带松弛，桡骨颈部没有明显形成，极易滑脱。

【病因病机】

多由间接暴力牵拉前臂引起，一般认为是由于小儿关节囊及环状韧带松弛，加之小儿桡骨小头发育尚不完善，当受到外力牵拉时，桡骨头自环状韧带脱出，肱桡关节间隙加大，关节囊内负压急骤增加，使关节囊或环状韧带部分被吸入肱桡关节之间并嵌顿，阻碍桡骨头回复原位，发生半脱位。

【护理评估】

一、症状与体征

1. 症状　病儿哭诉肘部疼痛，手不能握取物品，上举不能。

2. 体征　检查可见前臂旋前位，并有旋后痛，被动屈肘痛，桡骨小头处压痛。

二、影像学检查

X 线检查有助于诊断，摄片无骨折发现。

【处理原则】

一、原则

以手法整复为主，不需麻醉。

二、复位手法

手术者一手握住患儿肘部，拇指抵住桡骨小头后上方，另一手握前臂，牵引下内旋外旋前臂，在旋转过程中可感觉到桡骨小头入臼声。复位成功，症状立即消失，活动如常。

【护理特点】

1. 复位后无需固定，告知患者 3 周内穿脱上衣时，避免用力强拉，以防再脱位。
2. 告诫家长避免用力牵拉小儿的上肢，特别是已发生过桡骨小头半脱位的病儿，否则易造成习惯性脱位。

第五节 下肢关节脱位

髋关节脱位

髋关节脱位，中医称为"胯骨出"、"机枢错努"。髋关节是完善的球窝关节。髋臼周缘附有关节盂软骨，以加深关节窝。髋臼窝可容纳股骨头的 2/3，加上坚强的关节囊及圆韧带，更增加了髋关节的稳固性。分布于髋关节的韧带，可限制关节过度活动。髋关节脱位由强大暴力引起，多见于青壮年男性。

【解剖特点】

1. 髋关节为杵臼关节，由股骨头和髋臼组成。其特点是臼深，头呈球形，关节囊坚韧厚实，周围有强大的肌肉覆盖。因此髋关节既稳定又灵活，可做屈、伸、收、展、内旋、外旋等各种运动。

2. 髋关节的前方有髂股韧带，系全身最强大的韧带，除屈髋动作外，在其他运动中，它均处于紧张状态，对防止髋关节脱位有极其重要的作用。

3. 髋关节囊的后方有坐股韧带，它限制股骨内收内旋；髋关节的内侧有耻股韧带，它限制股骨外展、外旋。

4. 在髋关节的下方，特别是后下方，除部分闭孔外肌覆盖外，无坚固韧带加强，是髋关节的薄弱点。

【病因病机】

一、西医病因病理

临床上根据股骨头脱位后位置分为后脱位、前脱位、中心性脱位，其中以后脱位最多。

1. **髋关节后脱位**　当屈髋位时，外力作用使大腿内收内旋，股骨颈前缘抵于髋臼前缘形成支点，股骨头受杠杆作用冲破关节囊后壁，形成后方脱位。

2. **髋关节前脱位**　外伤使股骨干急骤外展、外旋，大转子顶端与髋臼上缘相撞形成支点，迫使股骨头由髋关节囊的前方薄弱处脱出，形成前脱位。

3. **髋关节中心性脱位**　暴力作用于大粗隆部位，或髋关节轻度外展位，暴力沿股骨纵轴上传，股骨头撞击髋臼底部，致髋臼底骨折，股骨头内陷而向盆腔内移位，形成中心性脱位。

二、中医病因病机

1. **气滞血瘀**　强大暴力或从高处坠下等因素损伤局部筋脉，影响气血运行，导致气滞血瘀，髋部疼痛肿胀、畸形、活动受限，局部瘀斑，或腹胀纳差、发热等，舌暗，脉涩。

2. **气血两亏**　身体虚弱，久病气虚者导致筋不束骨，机枢错努，髋部疼痛肿胀、畸形、功能障碍，少气自汗，爪甲无华，舌淡白，脉细弱。

【护理评估】

一、症状与体征

1. **症状**　①疼痛、肿胀、关节功能障碍、不能站立行走，是髋关节前、后和中心性脱位的共有症状。②髋关节后脱位患肢缩短，呈屈曲、内收、内旋畸形，可出现坐骨神经损伤症状；髋关节前脱位患肢较健侧长，呈外展、外旋和稍屈髋的典型畸形，可出现股神经，股动、静脉损伤症状；髋关节中心性脱位症状不明显，重者可发现患肢缩短，可出现盆腔内血肿。

2. **体征**　后脱位时可在臀部触及脱位的股骨头；前脱位时可在闭孔或腹股沟处触及股骨头；中心性脱位者体征不明显。

二、影像学检查

X线检查后脱位可见股骨头呈内旋内收位，位于髋臼外上方，可合并股骨头、股骨体和髋臼后缘骨折。前脱位可见股骨头位于髋臼前下方，甚至在闭孔内或耻骨上支附近；中心性脱位者可见髋臼底骨折与突入盆腔的股骨头。

【处理原则】

一、非手术治疗

1. 手法复位

（1）髋关节后脱位　采用手牵足蹬法。患者仰卧，按照先牵引、后摇晃再外旋的顺序进行。术者一足蹬于会阴部，双手握患踝，行顺势牵引后稍放松牵引力量，再内外旋转，摇晃患髋；然后内收患肢，利用杠杆力量，使股骨头滑入髋臼。

（2）髋关节前脱位　采用屈髋拔伸手法。患者仰卧，按照先牵引，后摇晃再按压的顺序进行。近端助手固定骨盆，远端助手骑跨于患侧小腿上，前臂穿过腘窝，做顺势牵引后稍放松，再内、外旋转摇晃患髋。然后术者双手环抱大腿根部，用力向外侧按压，使股骨头纳入髋臼。亦可采用回旋法，按照先牵引，后摇晃再回旋的顺序进行。牵引和摇晃的操作同上，回旋时术者在持续牵引下，患腿做外展外旋、屈髋屈膝、内收内旋、伸直下肢等手法，如出现入臼声，或患髋能顺利伸直，则提示整复成功。

（3）中心性脱位　宜采用持续牵引法整复；在麻醉下进行，可减轻整复时的损伤和股骨头的缺血坏死。移位较轻微者宜采用拔伸扳拉法。患者仰卧，近端助手固定骨盆，远端助手握踝部行对抗牵引。术者双手环抱大腿根部，向外扳拉，矫正股骨头向髋臼底的移位。对移位较重者宜采用双向牵引法复位。复位后患肢持续牵引。

2. 固定方法　患肢皮牵引固定 2~3 周，牵引重量 4~6kg。

二、手术治疗

1. 经手法复位无效者，可采取手术治疗。
2. 陈旧性髋关节脱位以手术复位为主。
3. 有坐骨神经、闭孔神经、股动脉、股静脉受压，手法复位不能解除压迫，则应尽快手术复位。

【辨证施护】

一、气滞血瘀证

1. 证治　髋部疼痛肿胀、畸形、活动受限，局部瘀斑或腹胀纳差、发热等，舌暗，脉涩。治宜活血化瘀，方用舒筋活血汤。

2. 护理　①注意局部保暖；②疼痛剧烈者，可口服止痛片，也可针刺足三里、阳陵泉、环跳穴；③解除固定后可采取中草药烫洗，要防烫伤，有舒筋通络、活血化瘀、减轻肿胀的作用。

二、气血两亏证

1. 证治　筋不束骨，机枢错努，髋部疼痛肿胀、畸形、功能障碍，少气自汗，爪甲无华，舌淡白，脉细弱。治宜补益气血，方用生血补髓汤。

2. 护理　①饮食宜富含维生素及锌、钙并易消化的食物，如水果、骨头汤等；②注意髋部及下肢保暖。

【护理特点】

1. 复位后取仰卧位于硬板床，垫放便盆时要防拖拉并要减少移动患肢，动作轻柔，增加舒适感。

2. 密切观察患肢的血液循环及大动脉搏动情况。若发现患肢苍白、发冷、大动脉搏动消失者，提示有大血管损伤，及时通知医师进行相应处理。

3. 复位后患肢在持续皮牵引下保持于外展伸直位，后脱位患者防止髋关节屈曲、内收、内旋活动，经常观察患者，察看固定位置有无变动，有无局部压迫症状。严禁后脱位患者坐起，因为患者坐起时髋关节处于屈曲、内收、内旋位，容易引起再脱位。告知患者脱位复位后牵引的重要性和必要性，指导正确有效的牵引，防止关节再脱位。前脱位患者要避免髋屈曲、外展、外旋位。

4. 卧床期间，做好翻身、拍背及按摩，鼓励患者做深呼吸及咳嗽，防止坠积性肺炎、压疮的发生；多饮水以防止尿路感染的发生。

5. 患者在床上侧卧时，健肢在下，患肢在上，两腿中间垫一软枕，保持患肢外展位。

6. 正确指导患者进行下肢的功能锻炼。复位后患肢牵引固定情况下，行踝关节的活动，3 天后进行抬臀练习。去除皮牵引后，指导患者用双拐练习步行，3 个月后，经 X 线片检查证实股骨头血液循环良好后方可弃拐步行。

7. 密切观察患者生命体征、尿量、伤口渗血、出血、肢体血液循环等情况。注意有无尿路感染、伤口感染征象；如有伤口引流管，应严密观察伤口引流情况，保持引流管通畅，注意颜色、引流量。

踝关节脱位

踝关节脱位即胫距关节脱位，又称距骨脱位，较少见。常合并内外踝或距骨头骨折。

【解剖特点】

1. 踝关节由胫、腓、距三骨构成，距骨被内、外、后三踝包围，由韧带牢固固定于踝穴内。

2. 内侧的三角韧带起于内踝下端，呈扇形展开，附着于跟骨、距骨、舟骨等处，主要作用是避免足过度外翻。

3. 外侧韧带起于外踝尖端，止于距骨和跟骨，分前、中、后三束，主要作用是避免足过度内翻。

【病因病机】

一、直接暴力

如车祸伤时，暴力作用于踝关节前方或侧方可引起开放性前脱位或侧方脱位，常合并骨折，踝穴扩大，踝关节稳定性降低。

二、间接暴力

滑跌时，足部外侧着地，足过度内翻、内旋而致距骨向腓侧脱位，即外侧脱位。如足部内侧着地，足过度外翻，可引起距骨向胫侧（内侧）脱位和内踝骨折。如从高处跌下，前足着地，可引起距骨向后侧脱位。距骨易发生缺血坏死。

【护理评估】

一、症状与体征

1. 症状

（1）踝关节疼痛、肿胀　由于外伤引起韧带损伤或断裂，踝关节局部组织发生肿胀，疼痛剧烈，不能活动。

（2）功能障碍　踝关节脱位后因疼痛而有保护性反应，关节不能做屈、伸和环转运动。

2. 体征

（1）踝关节前脱位　足极度背屈，不能跖屈，跟骨前移，跟腱紧张。

（2）踝关节外侧脱位　外踝处高突，足呈内翻畸形。

（3）踝关节内侧脱位　足呈外翻外旋畸形，内踝下高突，外踝下凹陷。

（4）踝关节后脱位　足跖屈跟骨后突畸形，胫骨下端可触及空虚。

二、影像学检查

X线检查可提示脱位类型及骨折移位、下胫腓联合分离的情况。

【处理原则】

总体原则是恢复距骨正常位置，矫正内、外、后踝骨折移位及下胫腓联合分离，恢复踝穴关节面平整。

一、整复手法

1. 牵引　患者仰卧。近端助手固定小腿部，远端助手握跟部及前足顺势牵引。

2. 推按

（1）前脱位　术者推胫骨下端向前，按距骨向后，远端助手配合外翻、背屈踝关节，即可复位。

（2）内侧脱位　术者推胫骨下端向内，按距骨向外，远端助手配合内翻、背屈踝关节，使距骨滑入踝穴。

（3）外侧脱位　术者推胫骨下端向外，按距骨向内，远端助手配合外翻、背屈踝关节，使距骨复位。

（4）后脱位　术者推胫骨下端向后，按距骨向前，远端助手配合牵足向前，背屈踝关节。

二、固定

固定时间4~5周。对前脱位和外侧脱位者用超踝关节塑形夹板加垫，或小腿石膏后托将踝关节固定于外翻位；对内侧脱位者则固定于内翻位；对后脱位者则用小腿石膏后托将踝关节固定于背屈位。

【护理特点】

1. 踝关节脱位复位后，用石膏靴固定或用宽胶布、绷带固定于踝关节背伸90°位3~4周，以保持关节的稳定性。

2. 注意观察患者，固定位置有无变动，有无局部压迫症状，注意观察患肢的血液循环情况。

3. 固定期间，注意抬高患肢减轻局部水肿，早期可做足趾的伸屈活动及股四头肌锻炼。

4. 解除固定后做踝关节功能锻炼，如屈伸活动，防止关节僵硬或粘连。采用中草药熏洗踝部，可舒筋通络、活血化瘀，促进瘀血的吸收。

5. 负重行走时宜穿高帮鞋，保护踝关节，防止再次脱位。

第九章 软组织损伤与疾病护理

第一节 软组织损伤与疾病护理概论

软组织损伤与疾病主要是指与软组织相关的一些疾病，包括肩关节周围炎、肱骨外上髁炎、腕管综合征、膝部软组织损伤、踝关节扭伤、跖管综合征、急性颈扭伤、颈部软组织劳损、落枕、颈椎病、腰部扭挫伤、腰椎间盘突出症、腰椎椎管狭窄症等。属于中医"筋伤"的范畴。

【解剖特点】

广泛来讲，筋指皮下组织、筋膜、肌肉、肌腱、韧带、关节囊、关节软骨盘、椎间盘、腱鞘、神经、血管等组织。骨骼与筋两者之间关系十分密切，而且互相影响。"伤筋动骨"说明筋伤会影响骨骼，筋伤不一定伴有骨折、脱位，但骨折、脱位一般均伴有不同程度的筋伤。

【病因病机】

软组织损伤与疾病的病因比较复杂，但归纳起来不外内因和外因两大类。

1. **外因** 外因包括直接外力、间接外力和慢性劳损。外来暴力直接打击或冲撞肢体局部可引起直接受损部位处的皮下组织、肌肉、肌腱等软组织的急性损伤；而间接暴力虽远离作用部位，但其传导力也可造成肌肉、肌腱、韧带的撕裂或断裂。若长期、单调和反复的动作，作用于人体某一部位引起软组织积劳成伤，如肩部、肘部、手部、膝部、腰部在日常频繁的劳作中，局部活动过度，而导致筋肉疲劳与损伤。

2. **内因** 内因是指受人体内部因素影响而致软组织损伤的因素。软组织损伤常与身体素质、生理特点和病理因素有十分密切的关系，与年龄和解剖结构也密切相关。不同年龄，软组织损伤的好发部位和发生率不一样：儿童筋骨发育不全，易发生扭伤；青壮年活动和运动多，易造成筋的扭挫伤、撕裂伤等；中老年易患有劳损性、退行性疾病，例如多发生颈椎病、腰腿痛、肩周炎等。

【护理评估】

一、症状

1. **急性软组织损伤** 急性软组织损伤的主要症状是疼痛、瘀肿和功能障碍。

（1）疼痛 肢体受到急性损伤后，受伤处由于创伤反应致使气血瘀滞，脉络不通，而产生局部的剧烈疼痛；神经挫伤后则有麻木感或电灼样放射性剧痛。受伤 3～4 天后随着肿胀逐渐消退，疼痛逐渐减轻。

（2）瘀肿 局部脉络受损，血溢脉外，伤后迅速肿胀，出现瘀斑。其肿胀的程度与外力的大小和损伤的程度有关，在 2～3 天内瘀聚凝结，受伤 3～4 天后，瘀血渐化，肿胀开始消退，瘀斑转为青紫。

（3）功能障碍 由于疼痛和肿胀，肌肉、肌腱、神经断裂，关节内软骨板破裂，而致不同程度的功能障碍，随着肢体肿胀和疼痛的消退，功能部分恢复。

2. **慢性软组织损伤** 慢性软组织损伤的症状缺乏典型的演变过程。因患病部位不同，劳损的组织结构不同，可有各不相同的症状，或隐痛，或酸楚，或肿胀，或功能障碍，症状常因劳累或受风寒湿邪而加重。

二、体征

软组织损伤的最常见体征为压痛。因此无论是急性还是慢性软组织损伤，均要仔细确定主要的压痛点，压痛部位往往就是损伤所在的部位，对慢性软组织损伤的检查尤为重要。

【处理原则】

1. **非手术治疗** 软组织损伤与疾病的非手术治疗有理筋手法、内服外用药物、针灸、小针刀疗法、水针、固定及练功等疗法。因为软组织损伤后的病情、病程及预后的差异很大，所以临床上多采用综合治疗方法，以达到提高疗效、缩短疗程的目的。

2. **手术治疗** 某些软组织损伤与疾病因非手术治疗效果欠佳时，可考虑手术治疗。

【护理诊断/问题】

1. **疼痛** 由于软组织的无菌性炎症所致。
2. **自理能力缺陷综合征** 由于疼痛及活动受限而致。
3. **焦虑** 由于病情的反复发作，以及担心疾病预后不良所致。
4. **医学相关知识缺乏** 由于对功能锻炼及疾病预防的有关知识缺乏了解所致。

【护理目标】

通过治疗及护理，患者及家属能做到：

1. 疼痛减轻或缓解。

2. 能自理日常生活活动。

3. 情绪稳定。

4. 能复述正确的功能锻炼及疾病预防。

【护理措施】

一、生活起居护理

1. 病室及居住地应强调温湿度适宜，空气流通，最好有阳光照射，避免过度潮湿，空调及风扇不能直对患部吹，地面应经防滑处理，避免患者摔倒。

2. 协助患者的日常生活起居护理，生活用具放置于方便易取之处。

3. 急性期患者应限制活动，伤口需加压包扎固定，用软枕垫抬高患肢，有利于肿胀的消退、减轻疼痛。

4. 患者宜卧硬板床休息，注意患处局部保暖，避免风寒湿邪的侵袭。

5. 关节损伤早期应冷敷，以使血管收缩，不宜热敷，以免出血、渗出液增加，加重肿胀疼痛。24 小时后再热敷，以促进瘀血的吸收和肿胀的消退。

6. 长期卧床患者应加强晨晚间护理，注意预防压疮的发生。

二、心理护理

1. 急性软组织损伤患者因突然受伤且伤后患部肿胀、疼痛、活动受限，患者难以适应患者角色，表现出急躁的情绪；而慢性软组织损伤疾病患者因疾病康复缓慢需坚持长期治疗且易复发，出现焦虑、忧郁的不良情绪。护士需要及时把握患者的心理变化，给予针对性的解释和安慰，以稳定其情绪。

2. 治疗过程中患者因疼痛或怕活动后预后不好，而不愿进行功能锻炼。护士应把骨伤科"动静结合"的重要意义、锻炼方法、注意事项等对患者做详细解释，并指导和协助患者进行及时有效的锻炼。

三、饮食护理

饮食以清淡、易于消化、营养丰富为原则，多进食新鲜的蔬菜水果和具有强筋壮骨功效的食物，保持大便通畅，并根据病情给予辨证施食指导，禁烟、酒、辛辣、香燥、肥甘厚味及海腥发物。

四、病情观察

1. 对急性期的患者应加强观察疾病的症状和体征，了解病变的部位，受压组织及压迫的程度等。

2. 进行推拿、按摩时，手法宜轻柔缓和，注意观察患者的反应和局部变化情况，要防止手法粗重引起的意外。

3. 使用牵引或固定的患者应注意观察症状缓解情况，症状缓解消失一段时间后，应减少固定时间，以防长期应用引起的患部肌肉萎缩。

4. 在行牵引过程中，要注意牵引的姿势、位置及重量，牵引中的反应，如呼吸、头晕、心悸、恶心等。牵引重量从小重量开始，若无反应视病情再逐渐增加。

5. 注意观察疼痛部位和肢体麻木的变化及生理反射功能恢复，对腰部术后患者24小时内密切观察切口渗血及渗液情况，以防大出血和脑脊液漏出。

五、症状护理

软组织损伤疾病的患者最常见的症状是疼痛。护理人员应根据引起疼痛的具体病因开展有针对性的护理措施：如急性期因患处肿胀所致的疼痛可用软垫抬高患部，24小时内患处宜采用冷敷减少渗出，24小时后热敷，通过加速吸收而达到缓解疼痛的目的；如因痉挛所致的疼痛，可采取患处热敷、推拿按摩的方法缓解痉挛、减轻疼痛；如在慢性期患肢可采取中药熏洗法帮助祛除风寒湿邪，减缓疼痛。

六、给药护理

内服中药汤剂应温热服，饭后半小时服用，不宜与茶水同服。外用活血化瘀、行气消肿止痛的膏药可适当加热外敷；如果外用通经活络，行气止痛的搽剂、洗剂可边涂药边活动关节，以增强药物的效果。

七、体疗护理

1. 理筋手法具有活血化瘀、消肿止痛、舒筋活络、松解粘连、温经散寒、滑利关节、调和气血等功效，是治疗各种软组织损伤最常用的体疗法。根据临床实际应用，常整理归纳为舒筋通络法和活络关节法两大类。舒筋通络法包括按摩法、滚法、击打法、拿捏法、点压法、搓抖法等手法；活络关节法包括屈伸法、旋转摇晃法、腰部背伸法、拔伸牵引法、踩跷法等手法。运用理筋手法治疗软组织损伤时必须掌握其适应证、禁忌证、基本原则和注意事项。手法要求先轻后重，轻时不宜虚浮，重时切忌粗暴；活动范围由小到大，速度先慢后快；手法均匀、柔和、持久、深透有力，自始至终贯彻稳、准、巧的原则；新伤手法操作宜轻，陈伤手法宜重。急性损伤要求手法稳、妥、准，一次手法成功，避免增加损伤，减少患者痛苦。每次手法治疗时还应注意手法的感觉、异常反应，并摆正医患之间的位置，同时询问患者对手法力度的感受，及时调整。在进行理筋手法治疗时，特别注意加强保暖措施，避免患者遭受风寒湿邪的侵袭。

2. 详细向患者介绍功能锻炼的作用、具体方法及注意事项，鼓励患者以主动锻炼为主，循序渐进、持之以恒、量力而行。

【健康教育】

1. 起居有常，注意劳逸结合，适当运动，避免疲劳。
2. 症状严重时应卧床休息。
3. 注意患部的防寒保暖，避免风寒湿邪的侵袭。

4. 饮食有节，以清淡、易于消化为原则，注意饮食的宜忌。

5. 坚持功能锻炼。

6. 调达情志，理解病情，避免盲目悲观和乐观，保持稳定的情绪。

【结果评价】

通过治疗及护理，患者及家属能做到：

1. 了解软组织疾病的发生、发展规律、转归情况。

2. 掌握服药剂量、时间和方法。

3. 掌握日常生活的注意事项。

4. 理解全程治疗。

第二节　四肢软组织损伤

肩关节周围炎

肩关节周围炎是中老年人的常见病，是肩关节及周围软组织退行性改变所引起的广泛的无菌性炎症反应，是以肩关节疼痛、活动受限为主要特征的慢性疾患。常于一次急剧的肩部创伤后发病，或因风寒湿邪的侵袭，积久筋凝气聚，肩部韧带、肌腱、腱鞘、滑囊或关节囊等软组织充血、肿胀、局部渗液、组织痉挛、缺血、变性或瘢痕化。多发于 50 岁左右，女性多于男性。中医称此病为"漏肩风"、"肩凝症"、"五十肩"等，属于"肩痹"范畴。

【解剖特点】

肩部关节包括肩肱关节、胸锁关节、肩胛胸壁关节、肩锁关节。肩部运动由这四关节协调完成，其中最主要的是肩肱关节。肩关节韧带有喙肱韧带、盂肱韧带。肩部肌肉有三角肌和组成肩袖的冈上肌、冈下肌、小圆肌、肩胛下肌，肩袖与肩峰之间有肩峰下滑囊。肱二头肌长、短肌腱分别起自关节盂和喙突，经过肩部前方。长头肌腱超过肱骨头，经过肱骨结节间沟。

【病因病机】

一、西医病因病理

1. 肩周软组织退行性改变　是肩周炎的基本病因。中老年人多由于肩周软组织退行性变，导致对外力的承受力减弱而发生此病。

2. 外伤　肩部的急、慢性损伤是肩周炎的主要病因。此外，上肢因外伤、手术或其他原因长期固定肩关节导致肩关节活动减少、关节粘连，常成为肩周炎的诱发因素。

3. 原发性肩周炎　较少数患者病因不明。

二、中医病因病机

1. 体虚感邪 年老体虚，肝肾亏虚，筋脉失于濡养，加之肩部过度劳伤，又露卧感受风寒湿邪导致血不荣筋，寒凝筋膜。《诸病源候论》："此由体虚，腠理开，风邪在于筋故也。"因此体虚是导致本病的重要因素之一。

2. 跌仆闪挫 由于外伤而发病，如锁骨骨折、肩关节脱位、上肢骨折固定时间太长或在固定期间不注意肩关节功能锻炼等造成气血壅滞不通，不通则痛。经脉损伤日久，血气瘀滞，筋脉失养则拘挛，痿废不用，则骨肉萎缩而发本病。

【护理评估】

一、症状与体征

1. 症状

（1）**肩部疼痛** 是本病的典型症状。早期逐渐加重，可放射至颈部和上臂中部，过度活动后或夜间明显，影响睡眠。

（2）**肩关节僵硬** 后期逐渐发展，直至肩关节各个方向活动均受影响。

2. 体征

（1）**肩部压痛** 由于肩部肌肉萎缩，可出现广泛压痛，以肩前及肩外侧压痛明显。

（2）**肩关节活动受限** 以肩关节外展、外旋、后伸受限最明显。久之三角肌出现萎缩，患者多不能抬臂、洗脸或梳头。

二、影像学检查

1. X线检查 肩关节X线正位片早期阴性，但日久可显示骨质疏松，关节间隙变窄或增宽，偶有肩袖钙化。

2. 肩关节造影 见关节囊体积明显缩小。

【处理原则】

一、西药治疗

对于肩部疼痛明显者，可服抗炎镇痛药：布洛芬及双氯灭痛等。

二、推拿和按摩治疗

对缓解疼痛、改善功能是有效的治疗方法。主要是弹拨压痛部位的肌腱或韧带，通过被动活动，使粘连松解，增大运动范围。

三、封闭治疗

可做关节内注射或局部痛点封闭。

四、针灸治疗

可取穴肩髃、肩髎、肩外俞、曲池、巨骨，并可以痛为输，用泻法，结合艾灸，每日 1 次。

五、理疗

可采用热敷、超短波、中药离子导入、中药外洗等方法。

六、拔罐

选择肌肉附着点，或肱二头肌长、短肌腱等处的常见痛点，先用三棱针点刺出血，再拔火罐。

七、练功疗法

主动运动可促进局部血液循环，预防肌肉萎缩，增加肩关节的活动范围，并防止肩关节周围软组织的创伤。在肩关节周围炎稳定期是极其重要的辅助治疗方法。常用的锻炼方法有：弧形摆动运动、后划臂运动、手指爬墙运动、手拉滑轮及身后拉手等。

八、中药治疗

1. **风寒湿证**　治宜散寒除湿祛风，方用麻桂温经汤加减。
2. **瘀滞证**　治宜温经通络、活血止痛，方用活血止痛散加减。
3. **气血虚证**　治宜补益气血，方用八珍汤或十全大补汤加减。

【辨证施护】

一、风寒湿证

1. **证治**　肩部窜痛，畏风恶寒，或肩部有沉重感。舌淡，舌苔薄白或腻，脉弦滑或弦紧。治宜散寒除湿祛风，方用麻桂温经汤加减。
2. **护理**　①中药汤剂宜温热服；②做好肩部保暖工作，避免受风寒加重症状，局部可用祛痛灵外敷；③以吴茱萸、葱头、花椒捣匀、炒热，用布包，敷患处。

二、瘀滞证

1. **证治**　肩部肿胀，疼痛拒按，舌暗或有瘀斑，舌苔白或薄黄，脉弦或细涩。治宜温经通络、活血止痛，方用活血止痛散加减。
2. **护理**　①肩部制动，做好患肩的保护工作，减少活动撞碰，卧床休息时宜患肩在上；②夜间疼痛明显，影响休息时，按医嘱予以止痛剂。

三、气血虚证

1. **证治**　肩部酸痛，劳累后疼痛加重，伴头晕目眩，气短懒言，心悸失眠，四肢乏力。舌淡，舌苔白或少苔，脉细弱或沉。治宜补益气血，方用八珍汤或十全大补汤加减。

2. **护理**　①中药汤剂宜热服或温服；②饮食宜营养丰富，可多食补益气血之食品，如大枣、枸杞等；③注意肩部保暖，切勿劳累过度。

【护理特点】

1. 本病好发于 50 岁左右的人，本年龄组的人多因生活或工作负担重而易产生急躁或忧虑情绪，尤其是女性患者，此时正处于更年期，易导致情绪低落。故应经常巡视病房，与患者交谈，细心观察，认真分析患者存在的心理问题，有针对性地进行心理护理。

2. 注意观察疼痛的部位、时间、性质、程度及放射的部位；观察压痛及肩关节活动受限的范围、程度，以了解疾病的发展。

3. 急性期遵医嘱给予患者局部制动、牵引、理疗、封闭或配合中药消瘀膏外敷，以及药浴等；必要时用药物缓解疼痛；局部热敷，可用热敷灵或将食盐炒热装入布袋热敷于患处以缓解疼痛。

4. 做好并发症护理

（1）肌肉萎缩　在肩关节周围炎稳定期指导患者进行肩部功能锻炼：本病患者主要表现为上肢外展、外旋及后伸受限，因此可以选择合适的方法进行有针对性的锻炼，如画圈法（患者弯腰，上臂自然下垂，使肩关节做顺时针或逆时针的画圈运动或钟摆样前后、左右活动，图 8-1）、手拉滑轮法（滑轮用绳悬挂高处，两手握住绳的两端，以健手带动患肢，上下拉扯，使患臂逐渐抬高，图 8-2）、身后拉手法（患手反背握绳，健手从肩上向后拉绳子，带动患手向背部上移，反复多次）、手指爬墙法（面对墙壁，双足尖及膝部靠墙，身体尽量贴近，单手或双手沿墙缓缓向上爬行，尽可能高举，反复多次。每次练毕在最高点作标志，以后每日练功都要增加高度，超过往日标志，图 8-3）。

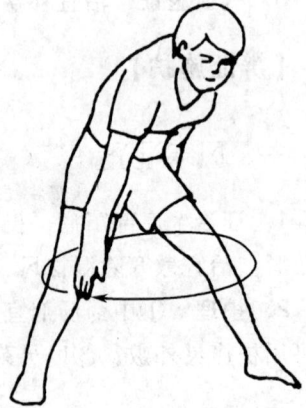

图 8-1　画圈法

注意锻炼时要循序渐进，活动范围由小到大，每日活动的次数由少到多。同时要求患者忍轻痛仍要继续坚持锻炼，但应忌强力被动活动，以免损伤或撕裂组织。

（2）关节粘连　①局部热疗或封闭可减轻关节囊的炎性渗出，减少粘连；②按摩上肢和肩部肌肉，主动加强上肢各关节活动。

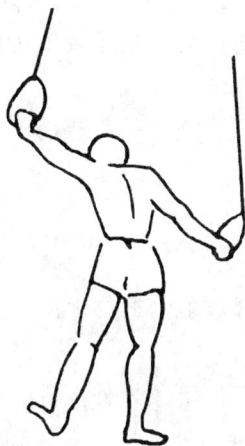

图 8 - 2 手拉滑轮法　　　　　　　图 8 - 3 手指爬墙法

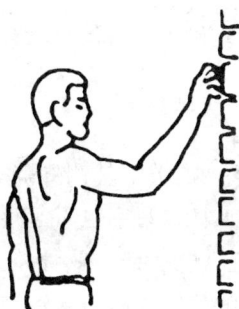

肱骨外上髁炎

肱骨外上髁炎是以肱骨外上髁处疼痛为主症，伸腕动作及端提、前臂旋前受限的综合征。最常发生于前臂用力的产业工人、家庭妇女、炊事员及网球运动员。男性多于女性，比例约为 3∶1。本病属于中医药学"伤筋"、"筋痹"、"肘劳"等病证的范畴。

【解剖特点】

肱骨外上髁属肘关节外部分，为前臂伸肌总腱的起始部。桡侧腕短伸肌、小指固有伸肌等均起自伸肌总腱。桡侧腕长伸肌起于肱骨外髁上嵴下 1/3。环状韧带围绕桡骨颈，对维持桡骨的位置有重要作用，其由坚强的纤维构成，内层衬一薄层软骨。韧带的前后两端分别附着于尺骨的桡骨切迹前、后缘，形成 3/4 ~ 4/5 环。环状韧带外侧仅有桡侧副韧带附着，活动度较大。肘关节强力内收时，紧张的桡侧副韧带可以牵拉相对活动的环状韧带。

【病因病机】

一、西医病因病理

多因长期劳损，伸腕肌起点反复受到牵拉刺激，引起前臂伸肌总腱部分撕裂、扭伤、钙化或无菌性坏死，肱桡关节的慢性滑膜炎症等。

二、中医病因病机

1. 体虚感邪　中年以后，气血渐亏，身劳汗出当风，或衣着冷湿，使风寒湿之邪，从皮毛传至经络，引起经络不通而发本病；湿邪重浊凝滞，由外浸淫肌表，留滞关节，则清阳不开，营卫不和，而致肘关节僵滞疼痛。

2. **跌仆闪扭** 外伤而导致人体经络气血受损，气血运行不畅，壅滞不通，"不通则痛"。加之长时间用力，进一步伤及肘部筋脉，筋脉损伤日久，则导致气血瘀滞，筋脉失常。

【护理评估】

一、症状与体征

1. **症状** 肘关节外侧疼痛，可向上臂、前臂及腕部放射，握物无力，不能提拿重物，甚至端水杯、写字也引起疼痛。
2. **体征** ①压痛：肱骨外上髁有敏感压痛，压痛点位于肱骨外上髁、环状韧带或肱桡关节间隙处。抗阻力腕关节背伸和前臂旋后动作可使患处疼痛加重。②伸肌腱牵伸试验（mills'征）阳性：伸肘、屈腕、握拳，然后前臂旋前，外上髁处出现剧痛。

二、影像学检查

X线检查多为阴性，有时可见肱骨外上髁处骨质密度增高，或在其附近可见浅淡的钙化斑。

【处理原则】

一、非手术治疗

1. **石膏托固定** 疼痛严重时，可用前臂石膏托固定患肢于屈肘伸腕位2周。
2. **西药治疗** 吲哚美辛口服。
3. **推拿手法治疗** 可采取压痛点推拿法、滑动弹拨法、牵张撕脱法、旋转撬拨法及旋转理筋法以达行气活血止痛、舒筋活络、剥离粘连的目的。
4. **局部药物注射治疗** 常用药物为1%普鲁卡因5ml加强的松龙25mg，行痛点注射。
5. **小针刀疗法** 用三角针从最痛点进针刺入，行纵行疏通剥离及疤痕刮除刀法。
6. **理疗和中草药熏洗** 可用红外线、频谱治疗仪及神灯等理疗仪器行肘关节局部照射，或中药海桐皮汤煎水熏洗患处，以活血化瘀、温经通络。
7. **局部用中药敷贴** 对于肘部肿痛者可选用消炎止痛膏、三黄膏；冷痛无肿者用姜灵膏。每日或隔日换药1次。
8. **中药治疗** ①风寒阻络证：治宜舒筋活血，祛风散寒，方用舒筋活血汤加减；②湿热内蕴证：治宜清热化湿，通络止痛，方用三妙汤合四物汤加减；③气血亏虚证：治宜补益气血，方用八珍汤或十全大补汤加减。

二、手术治疗

对顽固性疼痛，经保守治疗无效的病例，可选择手术治疗。常用的方法有：伸肌总腱肌皮微血管神经束切断术，外上髁伸肌总腱起点剥离松解术。

【辨证施护】

一、风寒阻络证

1. **证治** 肘部酸痛麻木，屈伸不利，遇寒加重，得温痛缓。舌苔薄白或白滑，脉弦紧或浮紧。治宜舒筋活血，祛风散寒，方用舒筋活血汤加减。

2. **护理** ①病室温度宜偏暖；②局部做好保暖，防止感受风寒加重疼痛，可用毛巾或护套加以保护；③中药汤剂宜温服或热服。

二、湿热内蕴证

1. **证治** 肘外侧疼痛，有热感，局部压痛明显，活动后疼痛减轻，伴口渴不欲饮，舌苔黄腻，脉濡数。治宜清热化湿，通络止痛，方用三妙汤合四物汤加减。

2. **护理** ①室内宜空气干爽，室温可偏低；②中药汤剂宜凉服；③可适当多饮水及多吃新鲜水果蔬菜等；④可适当进行肘关节的活动，切勿过劳，避免局部碰撞。

三、气血亏虚证

1. **证治** 肘部酸痛反复发作，提物无力，肘外侧压痛，喜按揉并见少气懒言，面色苍白，脉沉细。治宜补益气血，方用八珍汤或十全大补汤加减。

2. **护理** ①中药汤剂宜温服或热服；②多食补益气血之食品；③注意患肢关节的保护，减少活动；④可进行按揉和推拿等，以减轻疼痛。

【护理特点】

1. 协助患者生活起居护理，腕部避免用力背伸活动，患肢持重时要量力而行，不可用力过久；屈肘、屈腕及前臂旋前的姿势不能维持过久，以免加重局部软组织损伤。

2. 详细地向患者介绍疾病的发生、发展及转归的过程，协助和指导患者尽量以健侧功能代替患侧，使患侧肘关节得以休息，从而促进患肢的恢复。

3. 观察疼痛的部位有无进行性的发展，注意保暖，避免劳累；进行药物封闭治疗者，应注意观察注射后疗效。局部不可污染，以免引起感染。同时做好保护，避免活动致伤。

4. 缓解患者疼痛，可采用局部热敷（热水袋、热敷灵等），或外敷狗皮膏、代温灸膏、消炎止痛膏等，可活血化瘀止痛；可用舒筋搽洗液外搽患处或稀释熏洗局部，以舒筋活血止痛；加强肘部按摩，以促进局部血液循环，疼痛严重时，配合药物止痛。

腕管综合征

腕管综合征又称腕部正中神经卡压综合征，是指正中神经在腕管内受到挤压，出现以手指麻痛、无力为主症的一系列神经症状。多发于 40～60 岁，女性多于男性，尤其是绝经期妇女。长期从事使用腕及手的职业，是本病最常见的病因，在手指和腕的活动中，屈指肌腱和正中神经长期与腕横韧带摩擦，引起肌腱、滑膜和神经的慢性损伤。肌腱、滑膜的损伤性炎症，使管腔压力增加，压迫正中神经而发病。此外，腕部骨折和脱位，腕管内占位性病变（血管病、腱鞘囊肿、脂肪瘤）等，以及风湿和类风湿性疾病等均可引起腕管变小、正中神经受压迫而产生症状。

【解剖特点】

腕管是掌根部的一个骨－韧带管。由腕关节掌侧腕横韧带与腕骨连接构成，很像一座拱桥。由此管通往手部的有拇长屈肌腱和四个手指的指浅、深屈肌腱，以及正中神经。任何使腕管缩小或使内容物增多、增大的因素都将挤压肌腱和神经。正中神经又处于管内最浅层，位于肌腱与腕横韧带之间，更易受挤压而产生本病。

【病因病机】

1. 腕管的容量减少，包括月骨前脱位、腕部骨折、腕横韧带增厚等。
2. 腕管内容物增加，包括肿瘤、腱鞘囊肿、腱鞘滑膜炎、腕管内出血、正中神经内血管内血肿机化等。

【护理评估】

一、症状与体征

1. **症状**　手指疼痛、麻木：由于正中神经受压，病手桡侧，拇、食、中指产生疼痛和麻木，而以中指最显著，有时可向肩部或肘部放射，多在夜间或劳累后加剧。患者常喜用甩手活动或维持腕关节伸直状态减轻疼痛。

2. **体征**

（1）神经营养障碍　少数病程长者，严重时可出现大鱼际肌萎缩，皮肤发亮，指甲增厚，拇、食指发绀，指尖坏死或萎缩性溃疡等神经营养性改变。

（2）功能障碍　大鱼际肌萎缩，拇指无力，拇对掌、外展功能不灵活；拇、食、中三指及环指桡侧感觉减退，个别患者可感觉过敏。

（3）Tinel 征阳性　即轻叩或压迫腕部正中神经部位，拇、食、中三指放射性疼痛。

（4）屈腕试验阳性　即双上肢屈肘，前臂上举，屈腕90°，1～2分钟疼痛、麻木明显加剧。

（5）止血带试验阳性　将血压袖带置于腕部，充气1分钟，病侧手即出现充血、疼痛及麻木，为阳性。

二、影像学及肌电图检查

1. **X 线检查**　如有腕部骨质增生，桡骨下端或腕骨骨折、脱位等改变可助诊断。
2. **肌电图检查**　传导时间大于正常。

【处理原则】

一、非手术治疗

1. 对症状轻，病程短，阳性体征不明显，但夜间屈腕位疼痛者，可用石膏托、支架保护腕关节于轻度背伸位 1~2 周。
2. 局部封闭。
3. 西药治疗：吲哚美辛或布洛芬口服。
4. 手法治疗：主要用分筋理筋法与活筋松解法。
5. 外敷：早期肿胀明显者，外敷消炎散或消瘀止痛膏。
6. 中药治疗：可内服活血化瘀、软坚散结之药，如复元活血汤加皂角刺、炮甲等。

二、手术治疗

保守治疗无效者选择手术切断腕横韧带。

【护理特点】

1. 加强与患者的交流、沟通，让患者了解疾病发生、发展及转归的过程。有助于患者消除误解，积极主动配合治疗和护理。
2. 指导患者及家属选择清淡、易消化的食物。早期肿胀明显者，可适当增加利尿消肿之食品，如赤小豆鲫鱼汤。忌食辛辣、油腻、香燥之品。
3. 术后 24 小时内应密切观察肢体末端血运、皮温、感觉、肿胀、切口渗血及渗液等情况；注意观察手指疼痛的部位、时间、性质、程度及放射的部位；密切观察手指感觉功能的变化，以及功能恢复的情况。使用石膏托或夹板固定的患者应注意观察肢端血运、皮温、感觉及动脉搏动等情况。
4. 缓解患者疼痛，可遵医嘱给予牵引、理疗、封闭或配合外敷消瘀膏，必要时应用药物缓解疼痛；纠正患者不良睡眠姿势，改变习惯性屈腕的动作，适当增加手部活动或采用分筋理筋法与活筋松解法进行手法推拿，以减少静脉充血、水肿，从而达到缓解夜间疼痛的目的。

膝部软组织损伤

膝部软组织损伤主要包括膝关节侧副韧带损伤、膝关节半月板损伤、膝关节交叉韧带损伤、创伤性膝关节滑膜炎、髌骨软骨软化症、髌前滑囊炎、髌下脂肪垫损伤及腘窝囊肿。

【解剖特点】

1. 膝关节为人体中关节面最大、负重多、不稳定的关节，易发生损伤。关节内外侧均有副韧带附着，内侧副韧带起于股骨内上髁上缘，上窄下宽，止于胫骨内侧髁侧面，在关节间隙与内侧半月板相连。外侧副韧带起于股骨外上髁上缘，呈条索状，下止于腓骨小头。半月板位于关节间隙，内侧半月板为"C"形，外侧半月板近似"O"形。十字韧带在股骨内外髁之间，二者互相交叉，分别起于胫骨嵴的前后侧，止于股骨两髁的内侧面。

2. 髌骨是人体中最大的籽骨，外观呈三角形，底边在上，尖端在下。其后面是软骨关节面，与股骨髁构成髌股关节。股四头肌腱附着髌骨上缘，部分肌腱包绕髌骨前方和两侧延续为髌韧带。

【病因病机】

一般都有外伤史，伤后膝关节肿胀、疼痛，功能有不同程度的受限。

腘窝囊肿可发生于儿童与老年人。儿童发病的为先天性所致，两侧对称；老年人发病有时与膝关节病变如骨性关节炎有关。

【护理评估】

一、症状与体征

1. **症状**　典型症状主要为膝关节肿胀、疼痛，不同程度的功能障碍。膝关节半月板损伤者，当膝关节活动时，可有交锁或弹响、膝无力和打软腿。

2. **体征**　膝内外侧韧带损伤，在关节内外侧可触及明显压痛点和凹陷，关节侧方应力试验（＋）。交叉韧带断裂引起关节松弛，抽屉试验（＋）。半月板破裂者行走时有"交锁征"。创伤性膝关节滑膜炎，膝关节周围可有压痛，浮髌试验阳性，膝关节屈曲不适或受限，关节腔穿刺抽出液为淡粉红色黏性渗出液。慢性滑膜炎常有股四头肌萎缩，触之有滑囊壁增厚感。髌骨软骨软化症常有髌骨压痛、髌骨周缘指压痛阳性、髌骨软骨摩擦试验阳性、伸膝抗阻试验阳性及单足半蹲试验阳性。髌前滑囊炎，当触压滑囊时呈波动性软组织肿块或囊性感，体积大小不变。髌下脂肪垫损伤的重要体征为髌韧带的深层、两旁及髌骨下半部两侧均有压痛。腘窝囊肿在腘窝部可见有张力性的有波动的肿物，触诊时早期无压痛，有波动感，与皮肤不粘连，表面光滑，膝关节伸直时肿胀最明显，张力增高而变硬，屈曲时缩小或不见，张力降低而变软。

二、影像学检查

X 线检查、CT、MRI 及膝关节造影可协助诊断。

【处理原则】

一、非手术治疗

1. **加强股四头肌锻炼**　仰卧直腿抬高，负重直腿抬高。

2. **推拿和按摩治疗**　可促进局部血液循环，加速炎症的消退，松解粘连，减轻疼痛，改善关节功能。

3. **封闭治疗** 在髌腱周围痛点进行封闭。

4. **理疗** 物理治疗可改善局部血液循环，促进关节液的吸收。以超短波及微波治疗效果较好。

5. **西药治疗** 对疼痛明显者，可口服阿司匹林或吲哚美辛。

6. **中药治疗** 早期以活血消肿，和营止痛为主，内服桃红四物汤或和营止痛汤。中后期宜补益肝肾，舒筋活络，内服壮腰健肾丸、宽筋散等。

7. **外敷** 早期用三黄膏，中后期用吊伤膏、姜灵膏、消炎止痛膏外敷，石膏固定者可开窗更换敷药。

8. **中草药熏洗** 适用于损伤中后期外固定解除后，关节活动受限，肿胀未消，局部硬结者。

二、手术治疗

对于经系统保守治疗长期不愈，症状逐渐加重，关节功能障碍严重者，可考虑手术治疗，如韧带修补、半月板或腘窝囊肿切除术。

【护理特点】

1. 嘱患者尽量减少上下楼，避免剧烈运动和长期屈膝半蹲位工作；保护膝部免受风寒，正确处理好锻炼与减轻关节负荷的关系。

2. 术后应密切观察切口出血、肢体肿胀，以及肢体末端感觉、血运及运动等情况，同时注意观察疼痛的部位，膝关节肿胀的程度。

3. 做好患者疼痛护理。急性损伤早期，膝关节肿胀，疼痛明显者，宜卧床休息，24小时内做患膝冷敷，以后做热敷和理疗；急性损伤中后期可用温通活血、舒筋活络之中草药熏洗，如海桐皮煎水熏洗患处；创伤性膝关节滑膜炎患者不宜负重与活动过早，以防形成慢性创伤性滑膜炎，同时要预防和避免膝关节的各种创伤、骨折、过度劳损，以及关节手术等对滑膜的刺激；在病变局部可经常施以按、揉、点、搓、屈伸关节等自我按摩手法。

4. 指导患者康复锻炼。术后早期即应鼓励患者做股四头肌功能锻炼，防止股四头肌萎缩，解除固定后应指导患者做自主练习膝关节屈伸活动及自我按摩，力求关节功能早日恢复。

踝关节扭伤

踝关节扭伤是指因扭伤造成踝关节韧带的损伤。患者具有明显的内翻或外翻的扭伤史，扭伤后的踝关节相应部位立即疼痛、肿胀、皮下紫斑，活动受限。临床上最常见的是踝内翻扭伤，引起距腓前韧带扭伤；踝外翻扭伤可引起三角韧带扭伤，但较少见。一般多为撕裂伤，严重者韧带可完全断裂。本病属于中医学"踝部筋伤"范畴。

【解剖特点】

1. 踝关节由胫腓骨下端及距骨组成。胫腓两骨下端被坚强而有弹性的骨间韧带，胫腓下前、后联合韧带及横韧带联结在一起。踝关节的关节囊前后松弛，其前、后韧带亦较薄弱，有利于踝关节的伸屈活动，内、外侧韧带则较坚强。内侧韧带为三角韧带，分深浅两层，浅为跟胫部，止于载距突的上部，深层为三角形，止于距骨颈。外侧韧带不如三角韧带坚强，分为三束，即跟腓韧带和距腓前、后韧带（前束、后束）。

2. 踝关节是屈戌关节，系全身负重最大的关节。在日常活动中，踝关节的主要功能是背屈与跖屈活动，一般可以背屈 20°～30°，跖屈可到 40°～50°，有 70°的活动范围。

【病因病机】

多因在不平的路面行走、跑步、跳跃和下楼梯，或者高处坠下时，踝跖屈位，足突然向内或者向外翻转，踝外侧或者内侧韧带受到强大的张力作用而致伤。在内翻位受伤时，外侧韧带以前腓距韧带和跟腓韧带最容易受伤，后腓距韧带往往幸免。如外翻位扭伤时，由于三角韧带比较坚强，不容易发生断裂，但可引起下胫腓联合韧带撕裂而造成下胫腓联合分离。扭伤严重者可合并骨折脱位。

【护理评估】

一、症状与体征

1. **症状** 疼痛、肿胀、活动障碍（受限）：受伤后踝部关节立即出现疼痛、肿胀，不能走路或勉强行走，2～3 天后局部可出现青紫瘀斑。

2. **体征** 内翻扭伤时，在外踝前下方压痛、肿胀明显，若做足内翻动作，则外踝前下方疼痛加重。外翻扭伤时，在内踝前下方压痛、肿胀明显，若做足外翻动作，则内踝前下方疼痛加重。

二、影像学检查

X 线检查如韧带完全撕裂，可见伤侧关节间隙增宽。下胫腓韧带断裂，造成下胫腓联合分离，即内、外踝间隙增宽。合并骨折、脱位者，可以明确诊断。

【处理原则】

一、非手术治疗

1. **固定** 损伤 24 小时内应限制活动，伤后立即冰块冷敷，加压包扎固定。踝内翻扭伤采用踝外翻包扎，外旋扭伤则中立位包扎；如韧带完全断裂则用胶布或者石膏托固定 6 周。早期注意抬高患足以利于消肿。

2. **推拿按摩治疗** 具有舒筋活血，祛瘀止痛的功效。常取阿是穴。初期以推、按为主，中后期以点揉、按摩，并结合摇摆屈伸活动关节。

3. **外敷治疗** 消瘀止痛膏敷于患处，每日更换1次。

4. **中草药熏洗** 一般在恢复期使用。具有舒筋活血，消肿止痛的作用，常用海桐皮或者五加皮煎水趁热熏洗患处，每日2~3次。

5. **封闭治疗** 损伤后期局部结块，瘀血凝结未消，做踝内外翻动作时仍感疼痛者，可做痛点封闭治疗，常用活血化瘀的中药注射液。

6. **灸法** 可采用艾条灸，取足三里、太溪、昆仑、绝骨、太溪、太冲等穴，有活血通络之功效。

7. **中药治疗** ①气滞血瘀证：治宜行气活血、消肿止痛。方用桃红四物汤加减。②筋脉失养证：治宜强筋壮骨补血。方用壮骨养血汤加减。

8. **功能锻炼** 目的是让患者尽快恢复踝关节背屈和跖屈功能。固定期可以做踝部各肌等长收缩，拆除固定后可做踝部各肌等张收缩以减轻肌肉失用性萎缩，后期加强肢体反射操练，同时进行灵活性和耐力训练，如行走、"8"字形跑步、跳跃、单足跳跃等。

二、手术治疗

1. **手术指征** 韧带断裂或撕脱、骨折，影响关节稳定者。
2. **手术疗法** 常采取韧带修补或重建术。

【辨证施护】

一、气滞血瘀证

1. **证治** 损伤早期，踝关节疼痛，活动时加剧，局部明显肿胀及皮下瘀斑，关节活动受限。舌红，边有瘀点，脉弦。治宜行气活血、消肿止痛，方用桃红四物汤加减。

2. **护理** ①中药汤剂宜温服或热服；②注意休息，患肢早期宜限制活动，加压包扎固定，抬高患肢，不可负重；③饮食可辅以活血祛瘀行气之食品或药膳；④扭伤在24小时内可用冷毛巾做局部冷敷以减少出血肿胀，不宜做热敷。急性期过后，应改用热敷促使肿胀吸收，并做练习关节的屈伸、内外翻活动。

二、筋脉失养证

1. **证治** 损伤后期，关节持续隐痛，轻度肿胀，或可触及硬块，步行乏力。舌淡，舌苔薄，脉弦细。治宜强筋壮骨补血，方用壮骨养血汤加减。

2. **护理** ①中药汤剂宜温服；②饮食可辅以强筋壮骨之食物或药膳；③扭伤后期可给予局部热敷或中药外洗方外洗，并配以患肢关节的屈伸、旋转等活动；④注意踝关节的保暖，避免风寒湿邪侵袭。

【护理特点】

1. 关节损伤早期应冷敷，以使血管收缩；不宜热敷，以免出血、渗出液增加，加重肿胀疼痛。

2. 饮食以清淡、易消化为原则。急性期瘀血、肿胀严重者可增加活血祛瘀、利水消肿之食物或者药膳，如赤小豆鲫鱼汤、猪骨冬瓜汤、薏米粥等。中后期可适当增加养肝壮筋之食品，如蹄筋、骨头汤、猪肝汤等。忌食生冷、酸辣、肥腻、香燥及发物。

3. 观察局部疼痛、肿胀及活动受限的程度，发现异常及时报告医师；扭伤部位避免寒冷、潮湿刺激，按医嘱配合使用外敷药，肿痛消减后，开始练习患部关节屈伸活动，注意观察患足功能恢复情况。

4. 指导患者进行患足的功能锻炼，先练习踝关节的屈伸、旋转活动，后做踝关节跖屈内翻、背伸外翻并按揉患处，力争踝关节功能的早日恢复。

跗管综合征

跗管综合征又称为跖管综合征，是因跗管的相对狭窄引起胫后神经受到卡压，而出现以足跟内侧及足底麻木为主要症状的一系列症候群。

【解剖特点】

跗管位于踝关节内侧，是足内后区之骨纤维组织形成的通道，长约 2 ~ 2.5cm。其浅面为跨于内踝和跟骨结节间的分裂韧带，底部为距骨、跟骨和踝关节囊。跗管内有胫后肌腱、趾长屈肌腱、拇长屈肌腱、胫后神经及胫后动、静脉。胫后神经在出跗管时分出支配足底和足内侧的终末支，即足底内、外侧神经，支配足底诸肌和皮肤。

【病因病机】

由于足底经常性的激烈活动和踝关节反复扭伤，骨折畸形愈合或使跗管内肌腱受到摩擦而引起腱鞘及肌腱肿胀、充血而增厚，导致跗管内容物体积增大，而跗管为骨纤维管，伸缩性差，不能膨胀。因此当跗管内压增高时，产生胫后神经受压症状。

【护理评估】

一、症状与体征

1. **症状** ①疼痛、麻木：初时为足底或者足跟的间歇性灼痛或针刺感，麻木区域限于跟骨头内侧及足底。日久症状加重则疼痛变为持续性，夜间痛明显，并伴有感觉异常。②严重者出现足趾皮肤干燥、发光、汗毛脱落等神经营养改变及足底内在肌的萎缩，导致跛行。

2. **体征** ①轻叩内踝后方足底针刺感加剧或压迫胫神经 60 秒可出现疼痛；②足背伸或被动外翻时，症状加重；③肌电图检查可见胫后神经传导速度减慢，跗部小肌肉纤颤。

二、影像学检查

X 线检查显示少数病例可见距骨内侧骨刺形成。

【处理原则】

1. **固定**　急性期减少足部活动，避免长时间站立，必要时可以将患足固定 1～2 周，以利于炎症吸收。

2. **理疗**　早期局部可行电疗、神灯照射、红外线及药物离子导入等，可以缓解症状。

3. **推拿、按摩治疗**　常用揉按、理筋等手法，可在内踝后部做推揉，有活血通络止痛作用，可减轻症状。

4. **封闭治疗**

5. **小针刀疗法**　晚期应用小针刀疗法闭合性松解术，可以收到显著疗效。注意不可损伤胫后神经和胫后动脉。

6. **中草药熏洗**　如神经受压过久导致麻木感恢复较慢者，可在切口愈合后采用活血通络、舒筋活血之中草药煎水熏洗患足，每日 2～3 次，要防烫伤，水温以患者能忍受为宜。

【护理特点】

1. 注意休息，避免激烈或者长时间的足部运动（如踢足球）以及长时间的站立或行走，并防止跌倒。

2. 观察足底及足跟疼痛的性质、程度；还需注意观察足部感觉功能的变化及功能恢复的情况；对使用石膏托或者夹板固定的患者应注意观察肢端血运、皮温、感觉及动脉搏动等情况。

第三节　颈部软组织损伤

颈项部是脊柱中活动较频繁，活动方向较广，活动范围较大的部位。能做前屈、后伸、左右侧屈、左右旋转等活动，因此发生损伤的机会较多。颈部的软组织既是颈项活动的动力，又有保护和稳定颈项的作用，如果遭受强大外力或持久外力超过软组织本身的应力时，便可引起颈部软组织的损伤。

颈部有颈浅肌群：颈阔肌、胸锁乳突肌；颈深肌群：前斜角肌、中斜角肌、后斜角肌、头长肌、颈长肌及舌骨上下肌肉群。颈部神经、血管丰富，交感神经干沿颈长肌而行。颈椎前有前纵韧带，后有后纵韧带、棘上韧带、棘间韧带等，椎间盘共有 6 个。

急性颈扭伤

急性颈扭伤是指支持颈部脊柱的组织突然受到牵拉而遭受的损伤。轻者仅有肌肉纤维损伤或少量肌腱纤维损伤，较重者可引起较大的韧带断裂，重者甚至可伤及椎间盘、小关节及骨。

【病因病机】

1. 颈部的肌肉、韧带在没有防备的情况下突然扭转或前屈、后伸，引起肌纤维的部分撕裂或韧带损伤，或刺激交感神经、椎动脉等而出现症状。如在高速行驶的车上突然减速或突然停止时，头部猛烈前冲；打篮球投篮时头部突然后仰；嬉闹扭头时颈部过度扭转或头部受到直接暴力冲击时，如摔倒、坠地、塌方、挤压等，均可引起颈部的扭挫伤。多发生于颈5、6，颈6、7或颈7胸1棘突后方。

2. 颈部的扭伤还与颈椎及周围组织弹性及张力有关。老年人组织退变、脆弱，易损伤，在退变增生的节段上方或下方的活动节段，因其应力集中，亦易损伤。

【护理评估】

一、症状与体征

1. 症状

（1）疼痛 若伤及肌肉，则伤处肌肉可有牵拉痛或压痛，疼痛可在数天内缓解；若伤及韧带者，伤后短时间内即出现剧痛，并可放射到枕后、肩臂、前胸，患者因为疼痛，坐位时，常以手扶头，卧位时不能主动将头抬起。

（2）颈肩活动受限 轻度损伤者，伤后并不妨碍活动；但中度损伤者，可因肌肉保护性痉挛而导致疼痛范围广泛，颈部各方向活动皆可诱发疼痛而出现活动限制；重度损伤者，患者长久不能维持头颈部于中立位，特别不能低头读书，常以手支撑。

（3）交感神经症状 若伤及交感神经干，可引起恶心、头晕、视力障碍、头痛、耳鸣，甚至心前区疼痛等交感神经症状。

（4）伤及椎间盘 颈部过伸和过屈都会出现颈椎不稳现象，且有神经根受压表现。

2. 体征

（1）颈部肌肉痉挛 检查时，可发现颈前肌肉、颈后肌肉或斜方肌有痉挛。如一侧胸锁乳突肌痉挛，则产生斜颈，颈部各方向的活动均引起疼痛，但无神经症状。

（2）压痛 扭伤后，待颈部疼痛减轻时，可找到较局限的压痛点。如前屈伤可在某一棘间找到压痛点。

二、影像学检查

1. X线检查 X线侧位片，可见颈椎变直，或椎体后缘连线不光滑或折曲，有上位颈椎症状者，应摄张口位片；下位颈椎难看清，为排除下位颈椎骨折、脱位，可加摄断层片。

注意：屈、伸侧位片应在症状渐轻，已排除骨折、脱位时摄片，此时可见到损伤后失稳现象，如角度位移的程度及部位。

2. **CT 检查** 可以排除颈椎爆裂骨折及椎间盘突出。

3. **MRI 检查** 可协助诊断是否合并有脊髓水肿或损伤。

【处理原则】

一、非手术治疗

1. **卧床休息** 颈部垫窄枕，头两侧用小沙袋固定，或用 2~3kg 枕颌布兜牵引，使头部保持中立位。疼痛缓解后，可带围领起床，注意围领应使头处于稍后仰位。

2. **推拿按摩治疗** 常用理筋手法。患者取正坐位，术者立于背后，左手扶住患者额部，右手以拇、中指轮换点压痛点及天柱、风池等穴，继续用右手拇指、食指在患侧做由上而下的按摩，并重复几次。对于肌肉痉挛者，可在痛点周围加用拿捏手法。若疑有颈椎间盘损伤，早期神经症状明显者，不宜使用手法治疗。

3. **牵引治疗** 颈部偏歪者，可行枕颌布兜牵引，待症状消失后，打石膏围领下地活动，锻炼颈肌。

4. **封闭治疗** 做痛点封闭。

5. **针灸治疗** 常取穴风池、大椎、合谷、昆仑等，用泻法，不留针。

6. **药物治疗** 对于疼痛剧烈者，可给予解痉、止痛药物，如萘普生、舒筋灵或中成药百宝丹、跌打丸等。

7. **练功疗法** 向患者说明必须有意识地松弛颈部肌肉，同时适度练习头颈的俯仰、旋转动作。

二、手术治疗

1. **手术指征** 有较重的颈椎失稳，症状持续者。

2. **手术方法** 一般做椎间盘切除植骨，以稳定颈椎。

【护理特点】

1. 做好患者生活起居护理。急性期，宜卧床休息，并有意识地放松颈部肌肉，不必强制保持头部于正常位置以免颈肌痉挛；尽量减少低头工作的时间，以免加重症状；出现交感神经症状及椎动脉损伤表现者，外出时应有人陪同，以免跌倒等意外的发生；注意颈部的保暖（特别是夜间和天气变化时），避免风寒之邪的侵袭，同时加强交通及工作时的安全和防护措施。

2. 饮食以清淡、营养丰富、易消化为原则，多食含纤维素高的食品，如新鲜的蔬菜、水果，保持大便通畅。恢复期可适当增加补钙、壮筋、养肝之食品，如奶制品、鱼虾、动物肝肾、核桃、枸杞子等，忌辛辣、油腻之品。

3. 加强患者病情观察：疼痛的部位、性质、持续时间及放射区；行枕颌布兜牵引者，观察牵引的效果。

颈部软组织劳损

颈部软组织劳损是指因颈部急性损伤后治疗、休息不当或因姿势不良或工作中的强迫性体位，使颈部肌肉长期处于痉挛状态，导致以颈部出现慢性、持续性疼痛为主要症状的一种疾病。颈部软组织劳损是颈部疼痛的主要病因，约90%的颈肩痛患者属于慢性劳损。

【病因病机】

1. 颈部急性软组织损伤后治疗休息不当，或者感受风寒，导致颈部遗留有慢性、持续性疼痛。

2. 工作时姿势不良或强迫性体位，如文书、会计、缝纫、绣花、钟表修理等需要低头工作的从业者，以及油漆、装修等需要仰头工作者。司机正视前方也是一种强迫体位。上述工种如不注意及时调整体位，都可以使颈部关节或者颈部肌肉形成慢性劳损。

【护理评估】

一、症状与体征

1. 症状

（1）颈部不适感　患者主诉颈部肌肉不适，发紧、发板，可影响肩臂部、上背部，甚至出现头部不适。

（2）疼痛　以颈项部钝痛、酸痛为主，但无固定的放射痛。症状绵延，反复发作，时轻时重。

2. 体征　①体检时可见患者颈部稍直，屈伸因疼痛而不自然，感到颈部肌肉僵硬，痉挛而不松弛。②压痛部位多在颈后及两侧，常见压痛点为：颈枕部中线旁的头后大小直肌及上斜肌，骶棘肌，头、项半棘肌，头、颈夹肌，斜方肌上外缘及肩胛提肌及大小菱形肌。颈前肌肉因劳损引起疼痛者少见。③颈椎活动范围多不受限，压顶试验、臂丛牵拉试验多为阴性。

二、影像学检查

X线检查可协助排除骨关节病变和脊髓病变。

【处理原则】

1. 改善劳动条件　必要时更换工种，纠正不良的劳动姿势和体位。

2. 推拿按摩治疗　该法可以松弛颈部肌肉，缓解痉挛，减轻疼痛。常采用按、揉、捏、拿、擦、摇等手法，并同时运动头、颈部关节及肩关节。

3. 练功疗法　让患者做头部的前屈、后伸、左右旋转及环转运动。注意动作一定要缓慢，循序渐进，不可使用暴力。

4. **外敷疗法** 可行患部热敷或给予舒筋活血之药物外敷或者外洗。

5. **西药治疗** 对疼痛严重者，可配合抗炎（风湿）类或者肌肉松弛药物进行治疗，如舒筋灵、布洛芬等口服。

6. **中药治疗** 治宜活血舒筋止痛，方用安痛汤加减。

【护理特点】

指导患者在长时间低头劳动间歇中，经常按摩、捏拿颈部肌肉，缓解颈部肌肉疲劳；疼痛严重时，可以适当限制颈部运动，配合舒筋活血、通络止痛之中药局部外敷或者熏洗；有计划地进行颈椎功能锻炼，如前屈、后伸、侧屈、左右旋转等，从而缓解患者颈部不适感。

落 枕

落枕又称为失枕，系由于睡眠时枕头高低不适或睡眠姿势不良，或者当风露肩，感受外邪，醒后感到以颈项强直、活动受限为主症的一种疾病。轻者 3~5 天可以自愈，重者疼痛严重，并可向后脑及肩臂部放射，迁延数周不愈。本病多发生在冬春两季，以 20 岁以上的青壮年为多见。

【解剖特点】

1. 头颈的活动旋转以第 1、2 颈椎为主，伸屈以第 2~7 颈椎为主。第 1 颈椎又称寰椎，此椎无椎体，无棘突，关节突由两侧侧块及前弓、后弓相连成环形。第 2 颈椎又称枢椎，形态与其他颈椎相似。其椎体上面的突起称齿状突，与寰椎齿突凹构成寰齿关节。头颅借环枕关节做俯仰及侧屈运动，借寰枢关节做两侧旋转运动。

2. 支配头颅运动的肌肉在颈前区有头长肌、头前直肌、头侧直肌，司头的前伸及侧屈。在颈外侧区，有胸锁乳突肌，司头的旋转及后仰。在颈后区有斜方肌、头夹肌、头最长肌、椎枕肌，司头后仰旋转及侧屈。

【病因病机】

1. **肌肉筋膜损伤** 多见于颈部急性扭闪或者睡眠时姿势不良，或者枕头过高、过低或者过硬，以至头颈部长时间处于过度偏转位置或者是颈项部肌肉筋膜（多见于胸锁乳突肌、斜方肌、提肩胛肌）牵拉过度而致伤。

2. **风寒之邪侵袭** 睡眠时颈部感受风寒外邪，使局部肌肉、血管痉挛，血流缓慢、气血阻滞、组织缺氧、代谢产物堆积，产生与肌筋膜炎或肌筋膜痛相似的症状。

【护理评估】

一、症状与体征

1. **症状** 无明显外伤史，起病突然，多于睡醒后突然感到颈项僵硬，颈部一侧肌肉紧张疼痛（多为酸痛或者钝痛），颈部歪斜，头歪向一边，活动受限，严重者疼痛可以向头部、背部及上肢放射。

2. 体征　体检可见头颈经常倾向健侧，受损肌肉可因痉挛而紧张，有明显压痛。颈部前屈或向健侧旋转可牵拉受损肌肉发生疼痛。

二、影像学检查

X 线检查一般无明显改变，也可有代偿性的颈曲加深或者变直或颈椎侧弯。

【处理原则】

1. 休息与热敷治疗　轻者局部休息，隔日不愈者可施行热敷治疗，以缓解肌肉痉挛。

2. 推拿按摩治疗　常取风池、风府、曲垣、天府、手三里、合谷、后溪等穴行点按、揉、拿、弹拨等手法，或者先在颈项两侧肌肉上行轻柔的揉法和滚法，然后再在痛点处行拿、揉、弹拨等手法，并交替进行，可以放松肌肉，缓解痉挛。按摩治疗结束时，可用拔伸、摇晃、扳颈等手法活动颈部关节。注意治疗时，动作轻柔，不可使用暴力，掌握适宜的活动范围和幅度，以防意外的发生。

3. 牵引治疗　疼痛严重者，用枕颌布托牵引，以坐位为主。

4. 针灸治疗　取落枕（手背侧第 2~3 掌骨之间掌指关节后约 0.5 寸，直刺或向上斜刺 0.5 寸~1 寸）、外关、悬钟等穴，行强刺激，并同时活动颈部。

5. 西药治疗　常给予抗炎、止痛药物，如布络芬等口服。

6. 中药治疗　治宜舒筋止痛，方用安痛汤加减。

【护理特点】

1. 注意调整枕头高度、硬度以及调整睡眠姿势，避免睡眠时项背部过度弯曲。

2. 针对患者不同的心理状态，给予必要的病情解释及卫生知识宣教，消除顾虑，让患者安心养病并树立战胜疾病的信心。

3. 密切观察疼痛的性质、强度及放射部位；注意服用药物和外敷药物的效果及不良反应；如见反复发作者，应考虑其有颈椎病的可能，应建议患者做颈椎 X 线检查，以求早期发现并积极治疗颈椎病。

4. 因疼痛而导致颈项活动受限者，可以暂时限制颈部活动；可采用舒筋活血之药物热敷法或外洗法，以缓解局部肌肉的痉挛；必要时遵医嘱给予药物止痛。

第四节　颈椎病

颈椎病是指颈椎间盘退行性变或颈椎骨质增生，刺激或压迫颈神经根、脊髓、椎动脉、交感神经，引起眩晕、肩臂痛或瘫痪及其他一系列综合症状的疾病，好发部位依次为颈 5~6、颈 4~5、颈 6~7。本病常在中老年以后发病，40 岁以上的患者可占 80%，男性多于女性，约为 3∶1。颈椎病散见于中医学"项痹"、"头痛"、"眩晕"、"项强"、"颈筋急"、"颈肩痛"等条目之下。

【解剖特点】

颈椎有 7 个椎体和 6 个椎间盘，椎管和椎间孔为椎体和椎弓组合而成。椎体的前缘和后缘有前纵韧带和后纵韧带附着，椎管内有脊髓通过，脊神经由椎间孔穿出，颈部布有 8 对脊神经和部分第 1 胸神经。颈 1~2 无椎间盘，颈 2 以下均有 1 个椎间盘，两个椎间小关节和钩椎关节，颈椎横突根部有横突孔，内有椎动脉通过。

【病因病机】

一、西医病因病理

1. 病因

（1）慢性劳损　长期低头或低头伏案工作是颈椎劳损的主要原因。高枕与不良的睡姿是颈椎劳损的重要诱发因素。

（2）急性外伤　包括头颈外伤、颈部挥鞭样损伤、颈部受击打、扭挫伤及医源性颈部损伤，如大重量的颈椎牵引、粗暴的按摩，特别是猛烈的颈椎旋转。

（3）椎间盘退行性改变　在 20 岁以后，椎间盘开始持续发生渐进性退变。纤维环和髓核含水量逐渐减少，使髓核张力下降，椎间盘变薄。随着椎间盘厚度的变薄，椎间隙变窄，脊椎稳定性下降，从而使关节突、关节囊松弛，关节腔减少，关节面易发生磨损而逐渐增生；钩椎关节面也因间隙变小而易发生磨损，微小的血肿逐渐机化、老化、钙盐沉积，最后形成赘生骨。不同部位的赘生骨直接或间接地压迫相应的神经、血管，从而出现各种各样的颈椎病的症状和表现。

2. 病理分型

（1）痹痛型（或称神经根型）　颈痛伴上肢放射痛，颈后伸时加重，受压神经根皮肤节段分布区感觉减弱，腱反射异常，肌肉萎缩，肌力减退，颈活动受限，牵拉试验、压头试验阳性。颈椎 X 线检查示：椎体增生，钩椎关节增生明显，椎间隙变窄，椎间孔变小。CT 可见椎体后赘生物及神经根管变窄。

（2）痿废型（或称脊髓型）　早期下肢发紧，行走不稳，如履沙滩；晚期一侧下肢或四肢瘫痪，二便失禁或尿潴留。受压脊髓节段以下感觉障碍，肌张力增高，反射亢进，锥体束征阳性。X 线检查示：椎间隙狭窄，椎体后缘增生较严重并突入椎管。CT、MRI 检查示：椎管变窄，椎体后缘增生物或椎间盘膨出压迫脊髓。

（3）晕厥型（或称椎动脉型）　头痛目眩，耳鸣，耳聋，视物不清，有体位性猝倒，颈椎侧弯后伸时，症状加重。X 线检查示：横突间距变小，钩椎关节增生。CT 检查可显示左右横突孔大小不对称，一侧相对狭窄。椎动脉造影见椎动脉迂曲、变细或完全梗阻。

（4）五官型（或称交感神经型）　眼睑无力，视力模糊，瞳孔扩大，眼窝胀痛，流泪，头痛，偏头痛，头晕，枕颈痛，心动过速或过缓，心前区痛，血压增高，四肢凉或手指发红发热，一侧肢体多汗或少汗等。X 线检查示：钩椎关节增生，椎间孔变狭窄，颈椎生理弧度改变或有不同程度错位，椎动脉造影有受压现象。

（5）混合型　临床上最为常见，同时存在两型或者两型以上的各种症状相互掺杂，混合出现，舌、苔、脉象不一，即为混合型颈椎病。比如神经根动脉型、颈动脉交感型等。

二、中医病因病机

本病主要由于中年以后，体质渐弱、正气虚损，风寒湿邪乘虚而入，或跌仆、闪挫及劳损等伤及筋骨、气血经络所致。

1. **风寒湿证**　颈、肩、上肢窜痛麻木，以痛为主，头有沉重感，颈部僵硬、活动不利，恶寒畏风。舌淡红，舌苔薄白，脉弦紧。

2. **气滞血瘀证**　颈肩、上肢刺痛，痛处固定，伴有肢体麻木。舌暗，脉弦。

3. **痰湿阻络证**　头晕目眩，头重如裹，四肢麻木不仁，纳呆。舌暗红，舌苔厚腻，脉弦滑。

4. **肝肾不足证**　眩晕，头痛，耳鸣耳聋，失眠多梦，肢体麻木，面红目赤。舌红，少津，脉弦。

5. **气血亏虚证**　头晕目眩，面色苍白，心悸气短，四肢麻木，倦怠无力。舌淡，少苔，脉细弱。

【处理原则】

一、非手术治疗

1. **颈椎牵引**　是治疗颈椎病的有效方法之一，通常采用枕颌布带牵引。患者可处仰卧位、坐位（最常用）、立位及自由体位。牵引的角度一般采用颈椎轻度前倾位，前倾角度约 15°～30°。牵引的重量应根据性别、年龄、体质强弱、病情需要以及对牵引的反应而定。一般持续牵引应从小重量开始，根据情况逐渐增加，但不宜大重量过度牵引。

2. **推拿和按摩治疗**　通过松解粘连、整复错位、解痉镇痛、舒筋活血、通经活络、调节神经，从而达到治疗疾病的目的。

3. **封闭治疗**　可行硬膜外腔内治疗，颈神经根封闭、星状神经节封闭以及痛点封闭。

4. **针灸治疗**　对于缓解头痛、颈痛、背痛及上肢疼痛效果较好。临床上可采取局部取穴、循经取穴、对症取穴、按神经分布取穴或者辨证取穴的方法，选择一组或几组穴位交替使用。重点针刺穴位有：夹脊、曲池、内关、手三里、风池、肾俞、足三里、肩髃、肩井等，可配合电针及艾灸。

5. **物理治疗**　主要有超短波、高压低频电疗、药物离子导入、磁疗及石蜡疗法等。

6. **药熨** 颈肩背痛为风寒瘀阻所致者用伸筋草方，局部热敷治疗。

7. **颈领或颈托固定** 保护颈椎，限制颈椎的活动，促进水肿的消退和炎症的吸收，用于各型颈椎病急性发作期，及颈椎错位手法治疗后易复发者和颈椎病手术后。但是不宜长期佩戴，以免引起肌肉萎缩，关节僵硬。

8. **练功疗法** 加强颈部功能活动锻炼，能增强局部肌力，防止关节僵硬，松解滑膜粘连，滑利关节，缓解症状，是重要的防治手段，持之以恒，将成为降低复发率的重要因素。

9. **西药治疗** 布络芬等口服。

10. **中药治疗**

（1）**风寒湿证** 治宜祛风散寒除湿，舒筋通络，方用益气逐痹汤加减。

（2）**气滞血瘀证** 治宜活血化瘀，疏通脉络，方用化瘀除痹汤加减。

（3）**痰湿阻络证** 治宜祛湿化痰，散瘀通络，方用导痰汤合四物汤加减。

（4）**肝肾不足证** 治宜补肝益肾，偏阳虚宜滋补肝肾，充养精髓，方用右归饮加减；偏阴虚宜补肝肾益精，方用左归汤加减。

（5）**气血亏虚证** 治宜补益气血，方用八珍汤或十全大补汤加减。

二、手术治疗

1. **手术指征** ①神经根型颈椎病反复发作，症状严重，经非正规手术治疗无效者；②脊髓型颈椎病有明显脊髓受压者；③椎动脉型颈椎病经非手术治疗无效者。

2. **手术方法** 常用前路手术和后路手术。

（1）**前路手术** 主要适应于：①单节段和双节段椎间盘突出，且前方压迫脊髓者；②节段性椎间不稳定；③椎体后方骨赘压迫脊髓，椎体中线矢状径无狭窄者；④广泛性椎板切除术后脊柱不稳者；⑤钩椎关节骨赘压迫椎动脉或神经根者。

（2）**后路手术** 主要适用于：颈椎椎管有先天性（发育性）狭窄和后天（继发）性狭窄，导致脊髓压迫者，采用后路椎板切除减压术。

【辨证施护】

一、风寒湿证

1. **证治** 颈肩上肢麻木、窜痛，以痛为主，头有沉重感，颈部僵硬，活动不利，恶寒畏风。舌淡红，苔薄白，脉弦紧。治宜祛风散寒除湿，舒筋通络，方用益气逐痹汤加减。

2. **护理** ①室内宜空气新鲜、干燥、阳光充足，室温宜偏暖。注意颈部的保暖，忌吹风受寒或淋雨受湿。②头痛时宜静卧休息，减少活动；颈项僵硬可用红花油、麝香风湿油或按摩乳涂擦，按摩直至局部发红。③中药汤剂宜温热服。

二、气滞血瘀证

1. **证治**　颈肩、上肢刺痛，痛处固定，伴有肢体麻木。舌暗，脉弦。治宜活血化瘀，疏通脉络，方用化瘀除痹汤加减。

2. **护理**　①可外用膏药趁热（以不烫伤皮肤为度）外敷，或用保健药枕；②中药汤剂宜温服。

三、痰湿阻络证

1. **证治**　头晕目眩，头重如裹，四肢麻木不仁，纳呆。舌暗红，舌苔厚腻，脉弦滑。治宜祛湿化痰，散瘀通络，方用导痰汤合四物汤加减。

2. **护理**　①饮食宜清淡、易消化，宜少量多餐，忌荤腥、助湿生痰食物；②有纳呆、呕吐者，可针刺内关穴，以防止呕吐。

四、肝肾不足证

1. **证治**　眩晕，头痛，耳鸣耳聋，失眠多梦，肢体麻木，面红目赤。舌红，少津，脉弦。治宜补肝益肾，偏阳虚宜滋补肝肾，充养精髓，方用右归饮加减；偏阴虚宜补肝肾益精，方用左归饮加减。

2. **护理**　①饮食可多食富有营养、易消化食物；②中药汤剂宜温服。

五、气血亏虚证

1. **证治**　头晕目眩，面色苍白，心悸气短，四肢麻木，倦怠无力。舌淡，少苔，脉细弱。治宜补益气血，方用八珍汤或十全大补汤加减。

2. **护理**　①患者应卧床休息，若有瘫痪按瘫痪护理，大小便失禁者，注意保持床单清洁、干燥、平整、无皮屑，同时勤翻身按摩，防止发生压疮；②注意做好保暖，避免外感寒湿；③中药汤剂宜温服。

【护理特点】

一、协助患者做好生活起居护理

患者卧硬床板，让颈部获得充分的休息，睡眠时枕头不宜过高或过低，应选择柔软的圆枕，宽度应超过肩宽 10～20cm，高度以压缩后实际 10～15cm 为宜。睡枕的位置应放在颈部的后方，用以衬托颈生理前屈度，不宜放在后枕部，以免抬高头部，使颈生理曲度改变和颈部肌肉疲劳。如果颈椎后缘骨刺压迫脊髓，可以降低枕头高度。注意颈部的保暖，并防止颈部受任何外伤。手部精细动作困难的患者，尽量使用便于自理的用具，如用汤匙进餐，避免用筷子，穿不系纽扣的衣服和不系带的鞋子等。为保持颈部良好姿态，嘱患者不宜多做颈部旋转动作，避免发生昏厥甚至猝死。

二、加强病情观察

对急性期的患者应加强观察症状和体征，了解病变的部位，受压组织及压迫的程度等。进行推拿、按摩时，手法宜轻柔缓和，注意观察患者的反应和局部变化情况，要防止手法粗重引起的意外。在应用颈托和围领时，必须观察症状缓解情况，症状缓解消失一段时间后，应减少使用时间，以防长期应用引起的颈背部肌肉萎缩。在行颌枕牵引过程中，要注意牵引的姿势、位置及牵引的重量、牵引中的反应，如呼吸、头晕、心悸、恶心等，防止下颌和耳周围疼痛。牵引重量从小重量开始，若无不良反应视病情再逐渐增加，有反应者改用其他方法治疗。

三、做好相关症状护理

1. **痹痛型** 在疼痛的部位可给予热疗如红外线照射，或针刺止痛，可选攒竹、风池、肾俞、肝俞、气海、足三里等穴，用平补平泻手法。耳针取颈、神门、交感、肾、肝等穴。亦可局部疼痛处贴伤湿止痛膏、狗皮膏等。

2. **五官型** 疼痛可根据医嘱予以解痉止痛剂。症状较重者，可用硬纸壳、泡沫塑料条制成简单的围领局部制动，疼痛好转后，逐渐做颈部活动，以增强颈部肌力。

3. **晕厥型** 应使用软颈围领限制头颈活动，不要过分旋转或屈伸，防止眩晕引起的猝倒，恶心、呕吐者可针刺内关。

4. **痿废型瘫痪** 大小便失控者，应注意保持床铺平整、干燥，定时翻身，防止压疮的发生。

5. **肢体麻木无力** 按摩肌肉，鼓励患者主动加强各关节活动，亦可做捏橡皮球的训练，以及手指的各种动作。

四、加强围术期护理

对施行颈前路手术患者，应教会患者练习，将内脏鞘（包裹甲状腺、气管和食管）推向颈中线另一侧，将颈动脉鞘（包裹颈总动脉、颈内静脉与迷走神经）牵向手术侧一旁，以适应或减少术时牵拉不适感。对因颈椎不稳而施行颅骨牵引者，术后常因术中固定牢固而不需再牵引，故需准备石膏领或项圈。术后，应将患者置于平卧位，并用颈围领固定于患者颈部；密切观察生命体征、伤口出血等情况，尤其应注意观察患者的呼吸情况，如存在渗液、渗血多，压迫气管导致呼吸困难者，应通知医师检查切口或拆除缝线 1~2 针，以利于引流，并给予氧气吸入；为预防减压后出现脊髓水肿，遵医嘱静脉点滴 20% 甘露醇加地塞米松治疗；注意观察切口有无感染征象及全身情况。

五、功能锻炼

坚持颈部的功能锻炼，并制订锻炼计划，注意掌握锻炼的原则，不可使用蛮力或强行活动。

附：常用颈部功能锻炼的三种方法

1. **1分钟颈椎操** 颈前后仰，左右侧屈，左右旋转和环转动作。

2. **颈部自我保健操** ①自然站立，双臂下垂，双上肢逐渐上举过头，然后逐渐下降至原位。②活动颈部，逐渐低头至最大限度，再逐步恢复到原位，然后逐渐后仰至最大限度，逐步恢复至原位。头部向左、右旋转至最大限度后逐步恢复至原位。③按揉颈部，头微屈，双手交叉放于颈后，自上而下按揉颈肌，每个动作可重复数次，以患者能适应为度，每日1～2次。

3. **颈椎病医疗体操** ①左顾右盼：取站位或坐位，双手叉腰，头轮流向左、右旋转。动作要缓慢，幅度要大，每当旋转至最大限度时，停顿3～5秒，使肌肉和韧带等组织受到充分的牵拉并增强肌肉力量，左右各旋转8～12次。②伸颈拔背：取站位或坐位。两肩放松下垂，同时颈部尽量向上伸，如以头顶球状，持续3～5秒，各重复8～10次。③环绕颈项：取立位或坐位。头颈放松，呼吸自然，缓慢地转动头部，幅度宜大，可顺时针方向与逆时针方向交替进行，各重复6～8次。④擦颈按摩：取站位或坐位。两手轮流擦颈项，各20～30次，然后用双手拇指或中指点有关穴位如颈夹脊、阿是穴、肩井、天柱、后溪等。

第五节　腰部扭挫伤

腰部扭挫伤是因腰部活动不当引起的腰部软组织损伤。好发于下腰部，常包括肌肉、韧带、筋膜、小关节突、椎间盘等组织的急性扭伤，90%发生于腰骶关节或骶髂关节，是伤科常见和多发疾病。多见于体力劳动者，尤其是青壮年，男性多于女性。急性腰部扭伤可因治疗不当而转变为慢性劳损。慢性劳损可稍受外力损伤而继续发作，二者可以相互转化。本病属于中医学"腰部伤筋"范畴。

【解剖特点】

1. 腰部是脊柱负重量较大，活动较灵活的部位，是支持人体上半部的主要支点，能做前屈、后伸、侧屈、旋转等活动。

2. 腰椎的稳定主要是靠韧带、肌肉、关节突等支持，在椎弓之间有棘上韧带、棘间韧带和黄韧带，在椎体前后有前纵韧带和后纵韧带。棘上韧带跨过各棘突顶点，纵贯脊柱全长，棘间韧带在两棘突之间，两韧带有保护脊柱防止过度前屈的作用。黄韧带是毗邻椎板互相连接的黄色弹性组织，在下腰段椎管内整个后壁以及关节囊表层全为黄韧带所覆盖。前纵韧带位于椎体前方，上自枕骨，向下延伸至骶骨，由长度不等的纤维组成，它既附于椎骨缘，又附于椎间盘，此韧带宽阔而坚韧，对支持脊柱起重要作用。后纵韧带位于椎体后面，组成椎管前壁，它的两侧较薄，中央较厚，与椎间盘紧密相连，此外从第5腰椎横突尖连接髂嵴者有髂腰韧带，从横突连接骶骨翼者有腰骶韧带，有稳定腰骶关节的作用。

【病因病机】

中医学称急性腰扭伤为"闪腰"、"岔气"，其病因主要是患者在劳动或生活中由于体位或姿势不当，动作不协调，用力不均匀，使腰部肌肉在无准备的情况下突然收缩，超过局部软组织的生理负荷，而造成纤维组织不同程度的扭伤及撕裂伤。

【护理评估】

一、症状和体征

1. 症状

（1）腰背部疼痛　腰部扭伤后，腰背部有剧烈疼痛，活动受限，常呈被动体位。

（2）腰部肌肉痉挛　患者有一侧或两侧骶棘肌或臀大肌痉挛，腰部前屈时肌肉痉挛加重，并有疼痛，局部按摩后可缓解。

（3）神经根放射性疼痛　不少患者在腰部扭伤后出现臀部、大腿后侧或大腿前内侧放射性疼痛。使腹压增高时，疼痛明显加重。因腰4、5神经和骶神经支配腰骶部和骶髂关节周围的软组织，当这些组织受伤水肿或渗出物刺激神经而出现疼痛；坐骨神经和股后皮神经紧贴骶髂关节和梨状肌前缘，当出血或渗出物刺激神经后亦可产生疼痛；当椎间孔周围的软组织发生水肿，刺激压迫神经根时亦可产生相应部位症状。

2. 体征

（1）局部压痛　受伤早期，腰部有局限性的压痛点，多见于下腰部的两侧腰肌及骶髂关节处。

（2）脊柱侧弯　急性骶髂关节扭伤与急性椎间小关节扭伤后，脊柱可侧弯，棘突偏歪，患者不做一般腰部试验检查，后者的X线平片常见腰椎前凸消失，椎间隙左右宽窄不等，有时可见椎间小关节错位。被动性的脊柱侧弯是一种保护性姿势，如扭伤在左侧，身体向左侧屈及向左后方旋转时，腰部疼痛减轻。

（3）直腿抬高及骨盆旋转试验阳性　患者仰卧，使膝伸直，将下肢徐徐抬起，至60°~70°时出现坐骨神经痛，称直腿抬高试验阳性。让患者坐于小椅子上，检查者面对患者，以两大腿内侧夹住患者两膝稳定骨盆，两手分别扶住患者两肩，将躯干左右旋转，骶髂关节有疾患时，病侧疼痛，即为骨盆旋转试验阳性。

二、影像学检查

对于急性损伤，应摄脊柱X线正、侧位片，排除骨折。

【处理原则】

一、非手术治疗

1. 卧床休息　当腰部突然扭伤后，应立即卧床休息。以衬垫10cm厚棉褥的硬板床

为宜，取使腰痛能减轻的自由位，如加用骨盆牵引则有利于解除肌肉痉挛。急性腰肌和筋膜扭伤，卧床休息至少应在 1 周以上；急性腰关节扭伤应坚持 3～4 周，保证急性损伤充分修复，以免遗留慢性腰痛。在卧床休息的同时应配合腰背肌的锻炼。

2. 推拿、按摩治疗   可解除肌肉痉挛，缓解疼痛，但注意急性期不宜使用热疗。腰肌紧张减轻时可行痛点、横突背部痛点的点拨按摩手法及推揉舒筋手法；腰肌紧张者，腰椎突向健侧时，可加腰部推扳法；伴有腹部症状者，患者取健侧卧位，术者双手提捏松解腹外斜肌。痉挛的腰肌也可用拔火罐（大口）松解痉挛。

3. 针灸治疗   常用穴位有肾俞、气海、腰 3～5 夹脊、委中、昆仑等，行泻法或平补平泻法，强刺激或加艾灸、拔火罐。

4. 封闭治疗   该法可减轻炎症反应，有较好的止痛作用。

5. 理疗   伤后 1 周疼痛缓解至 1 个月内宜给予理疗，促进炎症吸收。如行石蜡、红外线或超短波等治疗，但注意，理疗一般不宜过早，以免增加损伤的腰部组织出血、渗液，影响修复。

6. 西药治疗   扭挫伤后应立即服用消炎镇痛剂，如吲哚美辛、扶他林、福尔平等。

7. 中成药治疗   如木瓜丸、筋骨痛消丸、舒筋活络片、七厘散、三七伤药片、跌打损伤丸、百宝丹等内服或活血药酒揉搓等。

8. 中药治疗   ①气滞血瘀证：治宜活血化瘀，消肿止痛，方用复元活血汤，或活血舒筋汤加减；②湿热内蕴证：治宜清热化湿，行气止痛，方用舒筋汤加减，或桃红活络饮加减。

二、手术治疗

病情严重，病程久，各种非手术疗法不满意的少数患者，可考虑手术治疗。常用软组织松解术，对棘间韧带断裂的患者，可以采取脊柱融合术和韧带重建术。

【辨证施护】

一、气滞血瘀证

1. 证治   闪挫及强力负重后，腰部剧烈疼痛，腰肌痉挛，腰部不能挺直，俯仰屈伸转侧困难。舌暗红或有瘀点，舌苔薄，脉弦紧。治宜活血化瘀，消肿止痛，方用复元活血汤，或活血舒筋汤加减。

2. 护理   ①卧硬板床休息，并轻轻按揉胸、腰、骶椎两侧肌肉 3～5 分钟，以放松痉挛的肌肉，同时观察疼痛的部位、时间、性质及程度等；②中药汤剂宜温服或热服，注意观察服药后效果及反应；③配合刺络拔罐，后期可用灸法，施灸时注意距离施灸穴位皮肤 3cm 左右处进行熏灸，以局部温热或无灼痛为宜，避免艾火烧伤皮肤、衣服及床单等；④饮食宜清淡、易消化，可增加摄入活血祛瘀行气之食品，如田三七煲乌骨鸡、田鸡三七汤等；⑤局部肿胀者，后期可行热敷或遵医嘱选用活血祛瘀、消肿止痛药膏等外敷。

二、湿热内蕴证

1. **证治** 劳动时姿势不当或扭闪后，腰部板滞疼痛，有灼热感，可伴腹部胀痛，大便秘结，尿黄赤。舌苔黄腻，脉濡数。治宜清热化湿，行气止痛，方用舒筋汤加减，或桃红活络饮加减。

2. **护理** ①急性扭伤前期可给予局部冷敷，并告知患者要保持大便通畅，预防并发症的发生；②扭伤部位注意保暖，避免风寒湿邪之侵袭，使疼痛加剧，亦可根据医嘱适当使用祛湿通络的药物外敷。

【护理特点】

1. 嘱患者应卧硬板床休息，避免过早活动和负重，坐起或下床时应有人搀扶，以防再次受伤；急性期限制腰部过度活动，以利于腰部软组织损伤的修复。注意局部保暖，以免受风寒侵袭，引起病情加重。

2. 应及时掌握患者的心理变化，进行有针对性的疏导与解释，也可采取分散患者注意力的方法如听音乐、看电视、聊天、看书报等转移其对疼痛的注意力，提高疼痛阈值，增强耐受力。

3. 在饮食护理方面，可指导患者选择高蛋白、高纤维素、易消化的食物，多食新鲜的蔬菜、水果，保持大便通畅。急性期可适当摄入活血祛瘀之食品或药膳，如石斑鱼粥、苡仁粥、田三七鲫鱼汤等，同时可增加钙的摄入，可食奶制品、鱼虾、骨头黄豆汤等，忌食油腻、生冷、酸辣及发物，禁烟、酒及兴奋性饮料如咖啡、浓茶等。

4. 严密观察腰部疼痛、肿胀及活动受限的程度。必要时观察生命体征及神色的变化，发现异常及时报告医师；扭伤部位避免寒冷、潮湿。按医嘱配合使用通经活血、舒筋通络之中药外敷、熏洗或行药浴，注意观察患者用药后的反应。针刺远端穴位时，可边捻转边嘱患者做弯腰的动作；针灸治疗腰扭伤，易引起晕针反应，故应注意观察患者的神志、面色等情况，一旦发生晕针现象，给予及时处理。

5. 伤后疼痛剧烈者，应限制腰部活动，卧硬板床休息，必要时行骨盆牵引，可减轻肌肉痉挛，缓解疼痛。扭伤早期，可用冷毛巾或冰袋做局部冷敷。后期局部以热毛巾或热水袋做热敷，以化瘀血、消肿胀、止疼痛，但注意勿烫伤皮肤；并可采取多种手法如指按法、揉背法、拨筋法、滚法等，以缓解腰背部肌肉的痉挛，达到舒筋通络、活血止痛的目的。

6. 应让患者了解本病的预防措施，并指导患者在体力劳动或剧烈活动前应先做好准备活动，行弯腰、持重等活动时，要保持正确姿势。如扛、抬重物时要尽量让胸、腰部挺直，髋膝部屈曲，起身应以下肢用力为主，站稳后再迈步；搬、提重物时，应取半蹲位，使物体尽量贴近身体。平时注意不要用力咳嗽、打喷嚏，尽量少做弯腰动作，保持大便通畅。

第六节 腰椎间盘突出症

腰椎间盘突出症是因腰椎间盘变性、纤维环破裂、髓核突出压迫或刺激相应水平的神经根、马尾神经或脊髓所表现的综合征。好发于 30 ~ 50 岁，男性多于女性。属于中医学"腰痛"、"腰痹"范畴。

【解剖特点】

1. 人体腰椎骨共有 5 个，各椎间靠椎间盘相连，其中腰 4 ~ 腰 5 及腰 5 ~ 骶 1 两个椎间盘是承受压力最大，也是活动最多的部位，是髓核突出的好发部位。腰 4 ~ 腰 5 椎间盘突出所压迫的多为腰 5 神经根，而腰 5 ~ 骶 1 椎间盘突出压迫的常是骶 1 神经根。

2. 椎间盘位于上下两椎体间，周围是纤维环，中央是髓核。椎间盘联结两相邻椎体，维持脊柱生理曲度。当脊椎负荷时，椎间盘使椎体均匀承受重力。对脊柱突然承受过大的重力，椎间盘能缓冲或吸收对椎骨的负荷。椎间盘的纤维环为无数层纤维软骨按同心圆排列组成，其后外侧为最薄部分，椎间盘容易破裂向后外侧突出。

3. 椎间盘本身无血液供应，仅靠上、下椎体间渗透作用供应营养，损伤后不易修复。

【病因病机】

一、西医病因病理

1. **椎间盘退行性改变** 是椎间盘突出的基本病因，在 20 岁以后，椎间盘开始持续发生渐进性退变，纤维环和髓核含水量逐渐减少，使髓核张力下降，椎间盘变薄；同时髓核失去弹性，椎间盘结构松弛，软骨板囊性变。在没有后纵韧带支持的纤维环后外侧，这些变化更明显，出现向心性裂隙。在此基础上，轻微的伤力即可导致纤维环破裂和髓核突出。

2. **外伤** 外伤是椎间盘突出的主要原因，特别是在儿童和青少年中发病。在脊柱轻度弯曲和快速旋转时，可引起纤维环水平状破裂。

3. **职业** 汽车驾驶员因长期颠簸，椎间盘承受较大压力，在椎间盘退变的基础上诱发椎间盘突出。

二、中医病因病机

1. **病因病机** 肝肾不足，筋骨不健，复受扭挫或感受风寒湿邪，致经络闭阻，气滞血瘀，不通则痛。

2. **证候分类**

（1）**血瘀证** 腰腿痛如刺，痛有定处，日轻夜重，腰部板硬，俯仰旋转受限，痛处拒按。舌质暗紫，或有瘀斑，脉弦紧或涩。

（2）寒湿证 腰腿冷痛重着，转侧不利，静卧痛不减，受寒及阴雨天加重，肢体发冷。舌质淡，苔白或腻，脉沉紧或濡缓。

（3）湿热证 腰部疼痛，腿软无力，痛处伴有热感，遇热或雨天痛增，活动后痛减，恶热口渴，小便短赤。苔黄腻，脉濡数或弦数。

（4）肝肾亏虚 腰酸痛，腿膝乏力，劳累后更甚，卧则减轻。偏阳虚者，面色㿠白，手足不温，少气懒言，腰腿发冷，或有男子阳痿、早泄，妇女带下清稀，舌质淡，脉沉细。偏阴虚者，咽干口渴，面色潮红，倦怠乏力，心烦失眠，多梦或男子遗精，妇女带下色黄，味臭，舌红少苔，脉弦细数。

【护理评估】

一、症状与体征

1．症状

（1）腰背痛 是本病最早出现、最常见的症状。表现为起病缓慢的腰背部局限或广泛的钝痛，活动时加重，卧床休息后减轻。当椎间盘突出时，腰背痛急性发作，剧烈腰痛，不能挺腰或活动。

（2）坐骨神经痛 疼痛部位由腰骶部、臀后部、大腿后外侧、小腿外侧至跟部或足背部，呈神经根性放射痛。当咳嗽、打喷嚏、排便等腹压增加时，可诱发或加重坐骨神经痛。早期疼痛敏感，后期则出现感觉迟钝和麻木。

（3）腰部活动受限 腰肌有保护性痉挛，侧弯使腰僵硬，各方向活动受限，其中前屈受限最明显。

（4）腰椎侧凸 是一种为减轻疼痛而出现的姿势性代偿畸形。如髓核突出在神经根外侧，上身向健侧弯曲，而侧凸突向患侧。

（5）马尾综合征 当髓核突出于椎管前方中部（中央型突出）或游离的椎间盘组织都可压迫马尾神经，患者可有左右交替出现坐骨神经痛或会阴区麻木感。

2．体征

（1）腰部压痛 本病的压痛常在后正中线的两旁，其特点在于不但有压痛还会向下肢放射。

（2）直腿抬高试验及加强试验阳性 患者仰卧，使膝伸直，将下肢徐徐抬起，至60°～70°出现坐骨神经痛，称为直腿抬高试验阳性。然后将抬高的患肢略降低使坐骨神经痛消失，此时将踝关节背伸，再次出现放射痛，称为加强试验阳性。

（3）神经系统检查 当腰4神经根受压时，膝反射减弱或消失；腰5神经根受累时，小腿前外侧和足内侧痛，触觉减退，趾背伸力减弱；骶1神经根受累时，外踝附近及足外侧痛，触觉减退，趾与足跖屈力量减弱，跟腱反射减弱或消失。

二、影像学检查

1．X线检查 腰椎正侧位显示生理弧度改变，病变椎间隙变窄，骨质增生等。

2. CT 可提示椎间盘突出方向、形态和程度，椎管形态大小，关节突关节增生现象。

3. MRI 除了有 CT 直接显示的特点外，还可以了解椎间盘退变、椎管狭窄、马尾肿瘤等。对术后腰椎间盘突出复发、粘连及椎间隙感染的诊断优于 CT。

【处理原则】

一、非手术治疗

1. **卧床休息** 是最简单、有效的疗法。初次发作的患者应绝对卧床休息约 3～4 周，避免负荷，待症状缓解后可佩带腰围起床活动。

2. **骨盆牵引** 在绝对卧床休息期间采用床边持续的骨盆牵引，使椎间隙增宽，减小椎间盘内压，扩大椎管容量，减轻对神经根刺激或压迫。主要适用于年龄较轻，首次发作的患者。

3. **推拿和按摩治疗** 其治疗作用可使髓核回纳，改变突出物与神经根的位置关系，从而减轻或消除对神经根的压迫。

4. **封闭治疗** 椎间孔神经根或骶管裂孔封闭治疗。也可用腰部硬膜外封闭治疗。

5. **针灸治疗** 适用于所有患者，可取肾俞、腰眼、委中等穴，行补泻法或平补平泻，或加艾灸，或拔火罐。耳针法：取腰骶椎、肾、神门等穴，或用揿针埋藏或用王不留行籽贴压。穴位注射法：取阿是穴做穴位注射。

6. **中药治疗** ①血瘀证：活血止痛，舒筋活血汤加减。②寒湿证：祛寒化湿，麻桂温经汤加减。③湿热证：清热化湿，通络止痛，三妙汤合四物汤加减。④肝肾亏损证：补肝益肾。偏阳虚可用右归饮加减，偏阴虚可用左归饮加减。

二、手术治疗

1. **手术指征** ①经正规非手术治疗无效者；②非手术治疗有效，但发作频繁影响生活及工作者；③症状严重，患者难以忍受，止痛剂亦不能缓解者；④出现腰区感觉障碍，排尿困难者；⑤中央型腰椎间盘突出。

2. **微创手术** 微创手术与传统的外科手术相比有创伤小、硬膜外粘连少及无损脊柱的稳定性等优点。常用的方法有经皮化学溶核术、经皮髓核摘除术等。

【辨证施护】

一、血瘀证

1. **证治** 腰腿痛如刺，痛有定处，日轻夜重，腰部板硬，俯仰旋转受限，痛处拒按。舌质暗紫，或有瘀斑，脉弦紧或涩。活血止痛，舒筋活血汤加减。

2. **护理** ①急性期应绝对卧床 3～4 周，观察疼痛的部位、时间、性质和程度等。②在服舒筋活血汤期间应局部保暖，免受风寒湿邪。痛剧者可服止痛片。局部可用舒筋活血方湿热敷，以缓解疼痛。③饮食宜清淡、易消化，多食粗纤维蔬菜及水果，忌辛辣、刺激性食物，每日早晨可冲服蜂蜜，以润肠通便。

二、寒湿证

1. **证治** 腰腿冷痛重着，转侧不利，静卧痛不减，受寒及阴雨天加重，肢体发冷。舌质淡，苔白或腻，脉沉紧或濡缓。祛寒化湿，麻桂温经汤加减。

2. **护理** ①注意保暖，避免感受风寒湿邪，忌卧水泥地、湿地，夏季避免受凉；②饮食宜营养丰富，忌生冷黏腻食物；③祛寒化湿之中药汤剂宜温热服，注意服药后反应；④陈伤且有寒湿者，可局部或循经取穴行针灸（常用的穴位如肾俞、关元俞、膀胱俞、环跳、委中、承山、昆仑、三阴交、命门、阿是穴等）或局部应用通经活血、舒筋止痛之中药热敷、熏洗或行药浴。

三、湿热证

1. **证治** 腰部疼痛，腿软无力，痛处伴有热感，遇热或阴雨天痛增，活动后痛减，恶热口渴，小便短赤。苔黄腻，脉濡数或弦数。清热化湿，通络止痛。三妙汤合四物汤加减。

2. **护理** ①饮食宜清淡，忌辛辣、烟、酒及热性食物；②中药汤剂宜温服。

四、肝肾亏虚证

1. **证治** 腰酸痛，腿膝乏力，劳累更甚，卧则减轻。补肝益肾，偏阳虚可用右归饮加减，偏阴虚可用左归饮加减。

2. **护理** ①注意腰背部保暖，可予以热敷；②饮食以补肝肾为原则，可适当多食动物肝、肾及核桃、枸杞子等食物；③中药汤剂宜热服或温服，注意服药后反应。

【护理特点】

1. 做好患者生活起居护理。嘱患者应卧硬板床休息，以减轻体重对破裂的腰椎间盘的压力，减少损伤和对神经根的刺激。要求绝对卧床休息至少 3 周，起床时应佩戴腰围 3 个月，半年内不屈腰，不做中等以上体力劳动。平时注意腰部保暖，避免风寒湿邪的侵袭，尤其是在阴雨季节或居住环境地较潮湿的患者更应注意。平时注意多晒太阳，避免骨质缺钙；避免久坐，忌坐沙发矮凳，避免腰部遭受震荡，避免剧烈咳嗽或打喷嚏，保持大便通畅。

2. 指导患者选择高蛋白、高纤维素、易消化的食物，多食新鲜蔬菜、水果。椎间盘术后饮食宜清淡，待二便正常后，可逐步增加血肉有情之品及滋补肝肾之食物，如动物肝、肾及核桃、枸杞子等。禁烟酒及兴奋性饮料如咖啡、浓茶等，多食富含维生素及钙的食物，如牛奶、豆制品、鱼肉、牛肉等。

3. 注意观察疼痛部位和肢体麻木的变化及生理反射功能恢复，对施行骨盆牵引术的患者，注意牵引的重量、床尾端是否抬高以增加反牵引力。对术后患者 24 小时内密切观察切口渗血及渗液情况，以防大出血和脑脊液漏出。

4. 为缓解患者的躯体不适，可帮助患者：

（1）抬高膝关节 10°～20°。

（2）指导患者采取合理的步骤起床以减轻不适感。可先翻向一侧，抬高床头，将头侧放于床的一侧再将胳膊支撑身体起来，然后在床的同一侧把脚放在地上，最后由坐位到站位。同时指导患者以相反的顺序躺在床上。

（3）告诫患者避免做弯腰的动作，指导患者使用下蹲和胳膊外展姿势缓缓捡地上的物品。

（4）伤后疼痛者，可做腰骶部热敷或做腰部肌肉放松性按摩，但注意用力要均匀柔和，也可于疼痛部位拔火罐（先在疼痛处涂上一层舒筋活络、行气活血的中成药如万应止痛膏、万花油等，然后行走罐，对腰部酸痛者，疗效较好）。

（5）从事腰部剧烈运动工作的人，要注意经常检查腰椎结构有无缺陷及损伤，及早保护和治疗。

5. 加强病情观察及护理，预防并发症的发生。

（1）肌肉萎缩　①术后早期卧床期间应坚持四肢活动锻炼，可以有效预防肌肉萎缩、增强机体血液循环功能、提高机体健康状态，促进疾病愈合，预防并发症。扩胸、深呼吸能增加肺活量，促进换气，预防肺部并发症；腹部按摩可增强腹肌肌肉张力，减少腹胀、便秘、尿潴留的发生。足踝、膝关节的活动能避免影响日后的下地行走。②术后 1 周开始腰背部锻炼，提高腰背肌力，增强脊柱稳定性。锻炼方法可先用飞燕式，然后用五点支撑法，1～2 周后改为三点支撑法。坚持每日 3～4 次，每次 50 下，循序渐进。腰椎有破坏性改变、感染性疾患、心肺功能不全、内固定的植入及手术后早期者不宜进行。

（2）神经根粘连　术后早期直腿抬高练习是防止神经根粘连的有效措施。术后麻醉消失后，在镇痛药物的应用配合下协助患者做直腿抬高，初次由 30°开始，逐天逐渐加大抬腿幅度，第三天后鼓励患者主动直腿抬高，同时协助患者做压膝、压髋等被动活动。由于下肢屈伸活动牵拉神经根，使其有 1cm 范围的移动，可防止发生粘连。

第七节　腰椎椎管狭窄症

腰椎椎管狭窄症指腰椎管因某种因素产生骨性或纤维性结构异常，导致一处或多处管腔狭窄，致马尾神经或神经根受压所引起的一种综合征。以 40 岁以上发病者多见。本病属于中医学"肾虚腰痛"、"腰部伤筋"的范畴。

【解剖特点】

1. 人体的腰椎共 5 块。椎管由椎骨的椎孔相连而成。椎管的前方结构是椎体（或椎间盘）的后缘及覆盖其上的后纵韧带。椎管的两侧结构从前至后是：椎弓根的内缘、上下关节突（或关节突关节）内缘、椎板内缘及覆盖其上的黄韧带。椎管的后部正中骨性结构是棘突的基底部。

2. 腰椎管最宽而其内容物却为较细的脊髓圆锥和马尾。椎间孔是椎弓根凹缘切迹,内有脊髓发出的神经根通过。

【病因病机】

一、西医病因病理

腰椎椎管狭窄症的病因分先天性和后天性。椎管发育不良及退行性变使椎管容积减少、压力增加,导致其内的神经血管组织受压或缺血,出现马尾神经或神经根受压症状。

1. 先天性椎管狭窄　可由于椎管发育不良所致。常见的有先天性小椎管、先天性短椎弓根、软骨发育不全症、先天性椎弓根峡部不连及滑脱、先天性脊柱裂等。

2. 后天性椎管狭窄　常见于椎管的退行性变。在椎管发育不良的基础上发生退行性变是本病最多见的原因。

二、中医病因病机

1. 先天发育不良　肾有主骨、生髓、藏精的作用。骨的生长、发育、修复等均依赖肾所藏精气滋养,若肾精不足,无以充养骨髓,骨髓空虚,骨失所养,则导致骨骼发育不良。

2. 肝肾亏虚　腰为肾之府,腰不断受到肾精滋养,肾病则腰病。肝主筋,筋为肝藏的精气所在,只有肝血充盈才能使筋膜得到濡养而维持正常的运动。人至中年,肾精亏乏,肝血不足,血不养筋而导致筋弱无力,关节屈伸不利。

3. 感受外邪　腰背是足三阳经循行部位,当风寒湿邪侵袭时,从皮毛传至经络,寒邪凝敛收引,而致经脉受阻,引起气血运行不畅,营卫不得宣通,"不通则痛"而致腰腿疼痛。

【护理评估】

一、症状与体征

1. 症状

(1) 腰腿痛　长期多次反复的腰痛,有的放射到下肢,疼痛性质为酸痛、刺痛等,少数放射至大腿外侧或前方、臀部甚至腹股沟部。下肢痛为单侧或双侧,或左右交替出现,多见于站立位、过伸位或行走过久时疼痛加重,前屈位、蹲位、卧床及骑自行车时疼痛减轻或消失。

(2) 间歇性跛行　多数患者在直立或行走时,下肢出现逐渐加重的疼痛、麻木、沉重感、乏力等不同的感觉,需蹲下、弯腰或休息数分钟后,症状可减轻或消失,但继续行走后又复出现上述症状而被迫再次休息。这是腰椎椎管狭窄症的典型症状。

(3) 马尾神经压迫症　表现为双侧大小腿、足跟后侧及会阴部感觉迟钝,大小便功能障碍。

2. 体征 患者症状常较体征明显，少数患者无明显体征。

（1）腰部后伸受限及压痛 患者常取腰部前屈位。腰椎生理前凸减少或消失，下腰椎棘突旁有压痛。

（2）感觉、运动、反射改变 某些患者下肢出现肌肉萎缩，足背伸肌力减弱，单侧或双侧小腿外侧皮肤感觉减退，直腿抬高试验多为阴性，跟腱反射减弱，膝腱反射正常。

二、影像学检查

1. X线检查 腰椎正、侧位X线片示：椎间隙变窄，骨质增生，腰椎滑脱，小关节增生等退行性改变。

2. 椎管造影 常用水溶性碘剂静脉造影（术前皮试或眼球结膜试验应为阴性），有较高的辅助诊断价值。

3. CT、MRI检查 可为诊断提供参考。

【处理原则】

一、非手术治疗

1. 卧床休息 急性期需卧床休息2～3周，可减轻对神经的卡压，有利于软组织病变的恢复。

2. 牵引治疗 多采用小重量的骨盆布兜牵引，方法同腰椎间盘突出症。

3. 推拿按摩治疗 主要使用软组织松解手法。常采用卧姿晃腰推拿，屈髋盘臀，分筋理筋，滚、推、点、按、摇等舒筋活络手法。

4. 理疗 可以消除肌肉的痉挛与疲劳，对缓解腰痛有一定的疗效。常用的如远红外线、中药离子导入、超短波等。

5. 拔罐疗法 常用闪火法，选取大肠俞、委中、阳陵泉、三阴交、昆仑穴，每日1次。

6. 针灸治疗 常取穴肾俞、夹脊、志室、委中、阳陵泉、环跳等，行泻法或平补平泻法，留针20～30分钟。

7. 硬膜外腔注射治疗 严格消毒后，向硬膜外腔注药，以止痛、抗炎、消除水肿、分离粘连。

8. 西药治疗 消炎止痛药，吲哚美辛或布洛芬口服。

9. 中药治疗 治宜补益肝肾，舒筋活络，方用独活寄生汤加减。

二、手术治疗

1. 手术指征 ①症状较重，经过半年以上正规非手术治疗无效，且影响正常生活和工作者；②出现明确的神经根传导功能障碍，特别是马尾神经功能障碍者；③多数混合性椎管狭窄症。

2. **手术方式** 主要手术方式是椎板切除、神经根管减压术。

【护理特点】

1. 急性期患者应绝对卧床休息，宜睡硬板床；外出行走，应有人陪同，或持手杖辅助步行，防止跌倒等意外发生；早期注意休息，少走路，避风寒劳累及闪、挫等诱发因素，加强背部及腰部的保暖，以免症状加重或复发。

2. 关心体贴患者，加强与患者的交流、沟通，协助其起居饮食；鼓励患者正确对待疾病，树立战胜疾病的信心。

3. 注意观察疼痛的部位、性质及程度的变化，以及有无麻木、肿胀感。对行牵引者观察牵引体位有否移动或不适，对疼痛的缓解有无效果。

4. 坚持腰背肌锻炼，如背伸、拱桥、直腿抬高、晃腰、双手举足等动作，以增强背部肌肉力量，维持脊柱稳定性，预防复发。常用的方法有：

（1）仰卧位锻炼法 ①挺胸：患者仰卧，用两肘支撑胸部，使腰背部悬空。用于刚开始练功及不稳定型骨折的患者。②五点支撑法：患者仰卧，用头、双肘及双足作为支撑点，使背部、腰部、臀部及下肢向上呈弓形抬起，伤后1周左右可练习此法。③三点支撑法：患者双臂放于胸前，用头及双足支撑，使全身向上呈弓形撑起。伤后2～3周可练此法。④支撑法（弓桥支撑法）：患者的双手及双足撑在床上，全身腾空，呈一拱桥状。伤后3～4周可练此法。

（2）俯卧位锻炼法 飞燕点水法（背伸法）：第一步，患者俯卧于床上，两上肢向后伸，抬头挺胸，使头胸及两上肢离开床面；第二步，两腿伸直向上抬起，离开床面，也可两腿交替抬起，然后同时后伸抬高；第三步，患者头、颈、胸及双下肢同时抬起，两上肢后伸，仅使腹部着床，身体向下呈弓形，如飞燕点水，一般伤后5～6周时才练此法。

注意：不论何种功能锻炼法均应先做准备活动，锻炼的时间、次数及腰背拱起幅度和持续时间应循序渐进，量力而行，逐渐增加，以稍事休息即能恢复为适度。

第十章　骨与关节疾病护理

第一节　骨与关节疾病护理概论

骨与关节疾病，这里主要指骨与关节的一些退行性、感染性和代谢性疾病，包括骨关节炎、骨质疏松、急慢性化脓性骨髓炎和关节炎、股骨头坏死、骨关节结核等。大部分原因清楚，没有明显家族史、遗传性，临床表现以肢体病变部位疼痛、肿胀，关节功能障碍，严重时骨关节变形为主，其临床护理得当与否对病变的治疗和转归极其重要。

【护理诊断/问题】

1. **行动能力受限**　由于骨关节的退行性变，关节功能逐步受损；骨骼的力学性能下降，病理性骨折造成的功能障碍；关节软骨大部破坏，形成纤维性或骨性强直，患者的行动能力受限，表现为不能负重、不能行走、不能活动等。

2. **骨关节疼痛**　由于骨质增生导致骨赘形成；或关节内滑膜受刺激后产生大量渗液，或由于骨质总量丢失致隐痛以及突然发生病理性骨折引起锐痛；也可因病灶的剧烈肿胀及炎性刺激引起剧痛，病灶破坏骨关节软骨及滑膜组织导致骨关节酸软无力，隐痛绵绵。

3. **感知改变**　由于骨质疏松及骨折后形成局部压迫所致。

4. **焦虑**　与长期低热、盗汗、五心烦热、失眠、疲劳有关；或由于肢体功能活动不便、担心遗留残疾、疼痛所致。

5. **发热**　与化脓菌感染有关。

6. **关节肿大**　因脓液内聚关节的剧烈肿胀和半脱位、脱位所致。

7. **相关知识缺乏**　与对疾病过程认识不足或不熟悉有关。

【护理目标】

1. 日常活动能达到最大程度的自理。

2. 疼痛减轻或消除，舒适感增加。

3. 感知恢复。

4. 自诉焦虑感降低，情绪稳定。

5. 体温恢复正常。

6. 关节功能部分或全部恢复。

7. 能复述功能锻炼及疾病预防的知识并掌握其方法。

【护理措施】

1. **生活起居护理**　病室环境保持安静、整洁、空气流通，及时清理被污损的各种床上用品和敷料、绷带。

2. **心理护理**　解除患者的思想顾虑，与患者亲切沟通交流，帮助患者树立战胜疾病的信心，对慢性骨关节疾病患者更要耐心细致，消除焦虑，稳定情绪，配合治疗，避免频繁发作。

3. **饮食护理**　选择高钙、高蛋白、高纤维素的饮食，如玉米、乳制品、蛋、黄豆肉骨汤、豆浆等，同时可食少量米醋有助于消化吸收，多食新鲜蔬菜、水果，但对有肾结石病史的患者要慎进高钙饮食，以免加重病情。

4. **病情观察**　认真观察患者疼痛改善与否，肿胀消退及功能恢复等方面的情况，及时与床位医师联系沟通，必要时调整治疗方法；观察患处红、肿、热、痛的消长变化，牵引针和固定架有无松动，伤口渗血、渗液情况。

5. **症状护理**　高热患者要及时配以物理降温，包括乙醇擦浴、置冰袋等，疼痛剧烈者必须查看牵引和固定器是否有皮肤受压，有情况及时通知医师，患者因肢体畸形或关节功能障碍而行动不便时须给予并指导使用各类支具、拐杖。

6. **给药护理**　指导患者正确用药，密切注意不同途径给药的剂量、品种、使用方法及药物的配伍禁忌，严格执行查对制度及无菌操作，防止发生差错。

7. **围术期护理**

（1）对急性骨关节疾病需手术的患者要严格做好术前准备，备皮范围适当，所需药物准备齐全，必要时指导练习床上使用便器等。

（2）术后当天密切观察生命体征、尿量、伤口渗血渗液、肢端血液循环状况。

（3）术后注意引流是否通畅，各项外固定是否有效，保持患肢功能位，进行必要的被动和主动运动。

8. **体疗护理**　适当的体育活动，可增强关节周围肌肉的肌力，改善关节的稳定性，但应适度，防止关节承受不恰当的活动。

9. **辅助医疗护理**　采取适当理疗、针灸、按摩、熏洗等，必要时给药缓解疼痛。

【健康教育】

1. 应适当运动，如做操、慢跑、太极拳，避免骨萎缩，但切勿过度。受累关节应妥加保护，一般认为体育锻炼可以防治骨质疏松，但对具体应采取何种锻炼方式应结合全身情况考虑，并教会患者掌握这些相关的知识。

2. 症状严重时应卧床休息，一般骨关节疾病而致严重残废者不多，坚持自我锻炼，持之以恒可强身健体，积极预防和控制疾病的进展。

3. 防寒保暖，消除思虑，保持心情乐观、豁达。

4. 饮食调理对骨质疏松有一定的影响。因此强调饮食调理，可多食用如胡桃、山萸肉、黑芝麻等补肾之食品。注意增加钙的摄入，如牛奶、蛋、鱼虾、贝类、豆制品及新鲜蔬菜水果等。维生素 C 和乳糖有助于钙的吸收，对强壮骨骼有一定意义。

5. 功能锻炼的作用是活血化瘀、消肿止痛，濡养患肢关节经络，减轻疼痛和防止肌肉萎缩，避免骨质疏松和关节粘连，扶正祛邪，有利于机体功能的全面恢复。功能锻炼要适应当时气候的变化，注意防寒保暖，避免外邪侵袭。

6. 必须让患者理解，骨关节疾病如失去治疗时机，可能有部分肢体功能残疾，但可通过矫形手术得到一定程度的改善，盲目的悲观和乐观均不可取。

【结果评价】

通过治疗及护理，患者及家属能做到：

1. 采取适合自身病情的锻炼方法，有效地恢复体能，生活能自理，行动自如，坚持每日户外活动及功能锻炼。

2. 了解骨关节疾病的发生、发展规律、转归情况，能够积极配合治疗，并保持良好的心态，树立战胜病痛的信心。

3. 患者掌握服药的剂量、时间和方法。

4. 掌握日常生活的注意事项，熟悉饮食宜忌，饮食调理得当。

5. 患者理解全程治疗的必要性。

第二节　骨性关节炎

骨性关节炎是一种慢性关节病，也称骨关节病、增生性关节炎等。其特征是关节因常年磨损，软骨发生原发性或继发性退行性变，软骨下骨暴露成象牙样骨，并在关节边缘有骨赘形成。本病的病理变化以软骨变性及软骨下骨质病变为主。

【病因病机】

一、西医病因病理

发病原因至今尚不清楚，可能与软骨代谢和损伤等有关。

二、中医病因病机

骨性关节炎，属于痹证范畴。对其病理机制，多从整体角度来考虑。根据脏腑理论，认为与肾和肝的关系最为密切。

肾为先天之本，主生殖、生长、发育。肾气的盛衰对机体的生长衰老起着主导作用。同时，因为肝肾同源，肾主骨，肝主筋，筋骨相连，所以肝血的充足与否对筋骨的生长荣衰有着极为重要的作用。

骨性关节炎的形成，不外"邪实正虚"之变，邪实是外力所伤、瘀血内滞或外邪侵袭，经脉痹阻；正虚是肾元亏虚，肝血不足等，往往夹杂兼并为患，难于截然分开。为了便于分析理解，分而述之。

1. **肾元亏虚，肝血不足**　肾为先天之本，主骨，生髓。肾气盛，肾精足，则机体发育健壮，骨骼的外形及内部结构均正常强健，可耐劳累及一般伤损，不易导致病变。肝为藏血之脏，肝血足则筋脉强劲，束骨而利机关，静可以保护诸骨，充养骨髓，动可以约束诸骨，免致过度活动防止脱位。如肾元亏虚，肝血不足，那么骨骼的发育会出现异常，产生外形及内部结构上的异常。

2. **外力损伤**　外力的损伤是根据受力的大小和方向而产生，一时性超强度的外力可致扭伤、挫伤、撞伤、跌伤等；长时间承受非超强度的外力则造成劳损，通常由于姿势不正确，特定状态的持续紧张等。当这些外力作用于骨关节以后，可以引起受力最集中的局部发生气血逆乱，严重的导致筋损骨伤，血流不循常道而溢于脉外，形成瘀血凝滞，久而久之，便发生退行性疾病。

3. **外感风寒湿邪**　风寒湿是自然界的正常气候变化。在气候发生剧变而人体防御机能下降的情况下，这种气候变化可以成为致病因素。风寒湿邪可以三种或两种同时侵犯，也可单独为害。或由风邪束于肌表，或由寒邪收引血脉，或由湿邪浸淫经络，气不能贯，血不能行，乃生成邪瘀痹阻之证。在发病过程中，邪气也常相互影响，并可以在一定条件下相互转化。

【护理评估】

一、症状与体征

1. **症状**　骨性关节炎多发生在 50 岁以后，女略多于男，最常受累的是膝、髋、手指、腰椎、颈椎等关节。起病缓慢，有时因受凉、劳累或轻微外伤才感到关节有酸胀痛。酸胀痛的轻重与 X 线表现不成正比。在负重时酸胀痛加重；姿势转变时，活动感到不便并有酸胀痛；起床或久坐后起立时痛最明显，经过活动以后，又渐灵活，酸胀痛也渐减轻，但过度活动又会引起酸胀痛和运动受限。

2. **体征**　局部可有轻压痛。活动时可有关节摩擦音，早期肌肉极少有痉挛，也无明显萎缩。晚期关节可有中等量渗液。关节软骨的磨损及骨质增生将导致骨赘形成的关节畸形，但不致发生关节强直。

二、实验室检查

血沉很少超过每小时 30mm，关节液检查偶见红细胞、软骨碎片和胶原纤维碎片。

三、影像学及关节镜检查

1. **X 线检查**　可见关节间隙狭窄，软骨下骨质硬化和囊腔形成，关节边缘尖锐，并有骨赘形成。

2. 关节镜检查　可见滑膜绒毛明显增生、发红、肿胀，多呈细长形羽毛状，绒毛端分支紊乱，有薄膜状物，并杂有黄色脂肪或纤维化绒毛。关节面光泽度减退、发黄、粗糙、软化、溃烂及纤维化；骨的边缘隆起，棘突尖锐；半月板光泽度减退、变色、发黄或断裂。

【处理原则】

1. 内治法　中医药在治疗骨性关节炎方面有很多长处。从中医理论来分析，该病多数属于肾气亏虚和邪瘀痹阻的虚实夹杂之证，一方面要从培补肝肾以壮筋骨着手，另一方面要分析具体病因，感受风寒湿邪的要祛风散寒除湿，气滞血瘀的要行气活血化瘀，这样虚实两方面结合起来，才能标本兼治，使疗效既快又稳。临床上常用于治疗骨关节病的药物有生熟地、肉桂、杜仲、桑寄生、枸杞子、骨碎补、淫羊藿、桂枝、赤芍、地龙、羌独活、防风、防己、茯苓、泽泻、乳香、没药、牛膝等以及以这些药物为主要原料制配的一些成药。

西药内服非甾体类消炎镇痛药物可缓解疼痛，但不宜久服。使用肾上腺皮质激素必须慎重。若有局限性压痛，可局部注射 0.5% 普鲁卡因加醋酸氢化可的松，每周 1 次，3 次为一疗程。不宜过多，以免发生类固醇诱导的骨性关节炎或神经性关节病。

2. 外治法　运用传统的推拿、按摩、针灸等疗法也可以对骨性关节炎取得疗效。因为这些疗法可以舒筋活血，行气通络，也就是增加局部血液循环，松解病变组织的粘连，有利于关节软骨的修复。针对各个不同关节运动方式的不同，手法也各有所异，一般有理筋、分筋、弹拨、按压、牵拉等手法。

另外，当疼痛剧烈时，应进行牵引，以缓解因疼痛产生的反射性肌痉挛，解除对关节端的压迫。当病情较为严重时，还可以采用透明质酸黏弹力酶补充治疗、关节灌洗疗法、截骨矫形、关节成形及人工关节置换等。

【辨证施护】

一、血瘀证

1. 证治　疼痛剧烈，痛如针刺，舌苔薄黄或薄白，舌质紫，脉弦紧。治宜活血化瘀，中药内服或外用，必要时结合西药止痛。

2. 护理　注意休息，尽量保持关节的活动功能；遵医嘱局部进行理疗、热敷和按摩以活血化瘀。

二、风寒湿证

1. 证治　痛有多处，数个关节受累，筋脉拘急，局部略有肿胀，舌苔薄白或腻，舌质淡，脉紧。治宜祛风散寒除湿。

2. 护理　注意防风、保暖，保持环境干燥；以灸代针或以灸助针，进行全身理疗，有针对性地选择西药内服。

三、肝肾亏虚证

1. **证治**　病变缓解，患者形体虚弱，腰膝酸软，神疲乏力，舌苔薄，质胖大，脉缓而沉。治宜强化补肾，滋阴温阳，养肝柔筋。

2. **护理**　中药汤剂宜温服；给予合理饮食，营养丰富。

【护理特点】

1. 适当的体育活动，有利于增强关节周围肌力，改善关节的稳定性，但应适度，不可引起疲劳，并应防止关节承受不恰当的应力。受累关节应妥加保护，勿再损伤，防止骨赘断裂，落入关节腔内成为游离体。

2. 症状严重时应卧床休息，因此而致严重残废、卧床不起，要用轮椅或需做人工关节置换手术者为数不多，这与种族、遗传、体质、生活习惯等因素有关。坚持自我锻炼，持之以恒可修身养性，强身健体，积极预防和控制疾病的发展。

第三节　骨质疏松症

骨质疏松指单位体积骨量减少，有机成分（类骨质）及矿盐比例正常。骨质疏松症常伴有骨折和腰背痛，中医则把骨质疏松归属于虚劳之范畴。《医门法律·虚劳门》云："饮食少则血不生，血不生则阴无足以配阳，势必五脏齐损。"脾主运化，肾藏阴精，该病与脾、肾两脏关系密切。

【病因病机】

一、西医病因病理

正常骨形成与骨吸收形成一对耦联，在骨质疏松症患者中，这种成骨与破骨活动的耦联被打破，骨量形成缓慢。现已发现骨量的丢失与雌激素特别是雌二醇（E_2）水平下降有关，钙摄入减少也是应当考虑的因素。肌肉收缩是增加骨质的主要因素，老年人运动量减少也与骨质疏松的发病有一定关系。

二、中医病因病机

1. **脾气虚型**　系饮食不节，损伤脾胃，久则脾胃功能日益衰弱，影响水谷精微之化生、气血之生长，内不能和调于五脏六腑，外不能洒陈于营卫经脉，加上患者年老体弱，肢体少动，日久酿成本病。

2. **肾阴虚型**　肾主藏精，其充在骨，肾阴不足则骨无以充，故骨骼疼痛酸楚，甚者可见骨折。

此外，久卧亦能损伤肾气，引起各脏腑不荣，气血亏虚，卫外不固，外邪入侵，而渐致本病。

【护理评估】

一、症状与体征

1. **症状**　患者常主诉腰背痛。疼痛多见于脊柱的胸段及下腰段，主要是背肌痉挛所致，一般与疏松程度不成正比，在登楼、体位改变以及震动时可使疼痛加重，随着骨质疏松的发展，轻微损伤可产生椎体压缩骨折，使疼痛加重，椎体压缩也可发生在突然用力后。60 岁以后妇女桡骨下端骨折发生率明显升高，髋部骨折也屡屡发生。

2. **体征**　最多见的畸形为身长的短缩和驼背。椎体压缩可加重胸椎后突，肋弓和髂嵴之间的距离缩短。因胸椎畸形和疼痛，呼吸幅度明显减小，肺部气体交换量受限，使肺部易感染。同时由于胸廓畸形影响心脏功能。在累及骨常有明显的压痛。

二、影像学检查

X 线平片能清晰显示骨质疏松时，至少骨量已丢失 30% 以上。典型骨质疏松患者，其椎体横行骨小梁几尽消失，而纵行骨小梁尚可见，严重时也可断裂。椎体皮质变薄，上、下缘向内弧线凹陷形成双凹状椎体。双能 X 线吸收仪，可在椎体及髋部不同方向检测骨密度，更能反映骨质实际情况。超声骨密度仪还可对骨的力学性能作出评估。

【处理原则】

一、西药治疗

骨质疏松症的治疗药物大致有两类：

一类是抗骨吸收剂，如雌激素、降钙素、二磷酸盐、钙制剂及 $1,25\text{-}(OH)_2\text{-}D_3$（钙三醇）等。另一类为骨形成剂，如氟化钠（NaF）、合成类固醇等。

雌激素替代疗法应尽早开始应用，用药时间维持 5~15 年。为克服单纯应用雌激素诱发乳癌、子宫内膜癌或阴道出血等副作用，一般在月经周期第 12~15 天、25~26 天加用孕激素，其本身也有抗骨吸收作用。

降钙素具有强抑制破骨细胞骨吸收作用，除内服外，还可应用喷鼻剂。元素钙每日应给予 1g 以上，氟化钠的治疗作用在补钙充足时更为明显。

二、中药治疗

1. **脾气虚型**　治宜健脾益气，方用参苓白术散加减。若见纳食不香、胃脘不适者，可加山楂、厚朴、麦芽等。

2. **肾阴虚型**　治宜滋阴壮骨，方用左归丸加减。如阴虚火旺之证明显者，可与知柏地黄丸合用。上方也可加血肉有情之品，如鳖甲、鹿茸、紫河车等。

【辨证施护】

一、初期

1. **证治** 此期属热毒炽盛，治宜清热解毒，行瘀通络。治疗方法是中西医结合，内外同治。具体应用清热解毒、清营退热、凉血解瘀等治法。

2. **护理** 观察患处红、肿、热、痛的消长变化。

二、成脓期

1. **证治** 成脓前期，即骨膜下脓肿刚形成时，如能得到及时有效的治疗，预后尚好，此期瘀去新生，宜充分引流，务求排尽。

2. **护理** 注意保持引流管道通畅；高热者落实各种物理降温措施；鼓励患者多饮水、多进食，宜少食多餐；帮助患者克服焦虑，稳定情绪，配合治疗。

三、后期或慢性期

1. **证治** 此期气血已虚，邪毒未尽，呈正虚邪实之证，治宜扶正祛邪，虚实兼顾，多从补肝肾、强气血、化瘀滞、通经络入手。

2. **护理** 继续观察患处红、肿、热、痛的消长变化；给予患者高热量、高蛋白质、富含维生素的饮食，以加强营养，增强机体抵抗力。

【护理特点】

1. 让病室有充足的阳光，应卧硬板床及坐硬板凳，不可久立久坐。引导其进行尽可能多的户外活动，多接触阳光，有利于患者骨质量提升，减轻疼痛等症状。

2. 饮食调理得当非常重要。可选择高钙、高蛋白、高纤维素的饮食，如玉米、乳制品、蛋、黄豆肉骨汤、豆浆等，同时可食少量米醋以助消化吸收，多食新鲜蔬菜、水果，但对有结石病史的患者要慎进高钙饮食，以免出现其他并发症。

第四节 股骨头缺血性坏死

股骨头缺血性坏死又称股骨头无菌性坏死。以儿童和青壮年多见。本病类似古代医学文献所称髋骨部位的"骨痹"。

【病因病机】

一、西医病因病理

发病原因至今尚不清楚，可能与骨代谢和损伤等有关，也可能与慢性劳损、较长时间使用激素或用量过大、长期过量饮酒、接触放射线等原因有关。但同样情况下存在着很大的个体差异。

二、中医病因病机

1. 肝肾亏损　肾虚而不能主骨生髓，髓失所养，肝虚而不能主藏血，营卫失调，气血不能温煦、濡养筋骨，致生本病。

2. 正虚邪侵　体质素虚，外伤或感风、寒、湿邪所侵，脉络闭阻，或嗜欲不节，饮酒过度，脉络张弛失调，血行受阻，或因素体虚弱，复感外伤，或体虚患病，用药不受等因，致生本病。

3. 气滞血瘀　气滞则血行不畅，血瘀也可致气行受阻，营卫失调，闭而不通，骨失所养，致生本病。

【护理评估】

一、症状与体征

1. 症状　患侧髋部疼痛，呈隐惭性钝痛，急性发作可出现剧痛，疼痛部位在腹股沟区，站立或行走久时疼痛明显，出现轻跛行。晚期可因劳累而疼痛加重，跛行，髋关节屈曲、外旋功能明显障碍。

2. 体征　检查时，患髋"4"字试验阳性，托马斯征阳性。晚期髋关节屈曲、外展、外旋明显受限。患肢短缩畸形，并出现半脱位。髋关节承重机能试验阳性。

二、影像学检查

为了便于诊断，选择治疗方法和评价治疗效果，临床上可将 X 线表现分为 4 期。

Ⅰ期：股骨头轮廓无改变，一般在负重区出现囊性变或"新月征"。

Ⅱ期：股骨头轮廓无明显改变，负重区可出现密度增高，周围可出现硬化带。

Ⅲ期：股骨头出现阶梯状塌陷或双峰征，负重区变扁，有细微骨折线，周围有骨质疏松征象。

Ⅳ期：髋关节间隙狭窄。股骨头扁平、肥大、增生，可出现向外上方半脱位或脱位。髋臼边缘增生硬化。

三、鉴别诊断

1. 类风湿性关节炎　关节出现晨僵；至少一个关节活动时疼痛或压痛；从一个关节肿胀到另一个关节肿胀应不超过 3 个月。关节往往呈对称性肿胀。在骨隆起部位或关节伸侧常有皮下结节。实验室检查血沉加快，多数患者类风湿因子阳性。X 线片显示：关节间隙病变早期因滑膜充血、水肿而变宽，以后变狭窄；骨质疏松；关节周围韧带可出现钙化。

2. 风湿性关节炎　关节出现红、肿、热、痛，疼痛呈游走性。实验室检查血清抗链球菌溶血素"O"可为阳性。X 线片骨结构改变不明显。

【处理原则】

一、非手术治疗

适用于Ⅰ、Ⅱ期患者，限制负重，或用牵引疗法以缓解髋关节周围软组织痉挛，减低关节内压力，若放在下肢外展、内旋位牵引，可以增加髋臼对股骨头的包容量。还可运用推拿按摩手法，改善髋关节周围软组织血运、缓解肌肉痉挛、增加关节活动度。

肝肾亏损者，治以滋补肝肾，方用左归丸；正虚邪侵，治以双补气血，方选八珍汤、十全大补汤；若酒湿痰饮，可选用苓桂术甘汤、宣痹汤；气滞血瘀，治以行气止痛、活血祛瘀，方用桃红四物加枳壳、香附、玄胡。外用药可将消肿止痛膏敷贴于患处。

二、手术治疗

1. 钻孔减压术 适用于Ⅰ、Ⅱ期患者，目的是减低骨内压，改善股骨头血供，以期股骨头恢复血运。

2. 带肌蒂或血管蒂植骨术 适用于Ⅱ、Ⅲ期患者，根据病情，可选择缝匠肌蒂骨块植骨术或旋髂深血管蒂骨块植骨术，既减低股骨头骨内压，又通过植骨块对股骨头血管渗透以改善血供。

3. 血管移植术 适用于Ⅱ、Ⅲ期患者，先将股骨颈到股骨头钻一条或两条骨性隧道，再把游离出来的旋股外侧动、静脉血管支植入。

4. 人工关节置换术 适用于Ⅳ期患者，年龄最好选择在50岁以上，对年轻患者必须慎用。在股骨头置换和全髋置换术的选择上，最好选择全髋置换术，以避免或减轻术后疼痛，避免术后因髋臼被磨损而发生人工股骨头中心性脱位。

【辨证施护】

一、血瘀证

1. 证治 髋痛剧烈，痛如针刺，舌苔薄黄或薄白，舌质紫，脉弦紧。治宜活血化瘀，方用中药内服或外用，必要时结合西药止痛。

2. 护理 注意避免负重，尽量保持髋关节的活动功能；遵医嘱局部进行理疗、热敷以活血化瘀。

二、肝肾亏虚证

1. 证治 病变缓解，患者形体虚弱，髋膝酸软，神疲乏力，舌苔薄，质胖大，脉缓而沉。治宜强骨补肾，滋阴温阳，养肝柔筋。

2. 护理 中药汤剂宜温服；给予合理饮食，营养丰富。

【护理特点】

1. 生活中要注意少饮酒，最好戒酒；髋关节部因创伤骨折后，要及时正确的治疗，避免发生创伤性股骨头无菌性坏死。

2. 按医嘱使用激素，并严密观察药物疗效与不良反应；接触放射线要注意防护。一旦发生本病，要早诊断、早治疗，不要延误病情。

3. 患病后减轻负重，少站、少走，以减轻股骨头受压。早期患者可于患髋应用活血化瘀中药做熏洗，并做推拿按摩手法，以促进局部血液循环，缓解关节周围肌肉痉挛，防止肌肉萎缩。

4. 手术治疗患者需做好术后护理。

第五节　化脓性骨髓炎

骨髓、皮质骨和骨膜因化脓性细菌感染而发生的炎症称化脓性骨髓炎。其中急性化脓性骨髓炎，是骨与周围组织的急性化脓性疾病，中医称附骨疽。而急性骨髓炎炎症消退后，留有死骨、窦道和死腔时，称慢性骨髓炎。其致病菌与急性骨髓炎相同，但有慢性窦道者，常有多种细菌混合感染。

【病因病机】

一、西医病因病理

急性化脓性骨髓炎的致病菌，最常见的是金黄色葡萄球菌，其次是溶血性链球菌，较少见的有白色葡萄球菌、肺炎双球菌、大肠杆菌、绿脓杆菌等。感染途径：大多数是致病菌由身体其他部位的化脓病灶，经血液循环注入骨组织内，故又称血源性骨髓炎。另一部分是由开放性创口带入细菌，或由邻近软组织感染直接蔓延到骨组织。血源性骨髓炎大都发生在长骨的干骺端，因儿童期间长骨干骺端具有丰富的血管网，血流缓慢，有利于细菌的停留，再加上全身抵抗力下降，局部损伤，可造成骨骺附近骨组织内小出血和细胞破坏，有利于细菌繁殖，引起骨髓炎。

急性骨髓炎脓液扩散至骨膜下形成骨膜下脓肿，阻断骨皮质的血液供应而产生死骨，虽然脓液穿破皮肤后，得以引流，急性炎症逐渐消退，死骨若未能吸收或排出，后期因脓液刺激发生反应性骨质增生，形成周围包壳，成一死腔。死腔内经常有分泌物自窦道流出。窦道虽有时能暂时愈合，但脓液得不到引流，或当患者抵抗力降低时，急性炎症又可复发。如此反复发作，渐致骨质增生硬化，周围软组织产生大量瘢痕，皮肤有色素沉着，局部血液循环更差，抵抗力更低，愈合也就更困难。窦道口附近皮肤长期受炎性分泌物刺激，久之（十多年或几十年后）可能发生鳞状上皮癌。

二、中医病因病机

1. 热毒注骨 疔毒、疮疖痈或咽喉、耳道化脓性疾患以及麻疹、伤寒、猩红热等病后，余毒未尽，藏匿体内；或六淫邪毒入侵，久而不解化热成毒；或因饮食劳伤、七情郁乱、火毒内生等，余邪热毒循经脉流注入骨，以致络脉阻塞，气血壅结，蕴酿化热，热毒内盛，腐骨化脓，遂成本病。发于软组织内的有头痈疽，脓腐毒热炽甚者，亦可腐筋蚀骨而成附骨痈。

2. 损伤感染 开放性损伤，邪毒从创口侵入，深达入骨，阻滞经络，气血瘀滞，久而化热，热盛肉腐，附骨成痈。局部闭合性损伤，如跌打闪挫等，气血凝滞，壅塞经络，积瘀成痈，借伤成毒，热毒流注筋骨而发病。

3. 正气虚弱 《素问·评热病论》曰："邪之所凑，其气必虚。"人体正气具有抗御外邪的能力，只有正气不足以抗御外邪时，致病邪毒才能乘虚而入。化脓性骨髓炎的发病，也是如此。全身虚弱，外邪入侵，邪毒留聚，繁衍为害。这是发病的内在因素。

总之，热毒是骨髓炎的致病因素；正虚是骨髓炎的发病基础；损伤是骨髓炎的常见诱因。

【护理评估】

一、症状与体征

1. 初期 初起有短暂的全身不适，倦怠，恶寒发热，继而寒战，高热，体温高达 $39 \sim 40℃$，汗出而热不退，患肢剧痛，1～2 天内即不能活动，压痛，肿胀局限在骨端。化验检查，白细胞计数增高（可达 $2 \sim 3 \times 10^9/L$ 以上），血沉增快，血细菌培养常为阳性。

2. 成脓期 发病后 3～4 天，上述症状、体征明显加剧，全身虚弱，壮热不退，甚至烦躁不安，神昏谵语等。患肢剧烈胀痛或跳痛，压痛显著，皮温增高，约持续 1 周左右，剧痛可骤然减轻（此乃骨膜下脓肿破裂之征）。但局部压痛加剧，整个患肢胖肿，皮肤红热，可触及波动感，局部穿刺可抽出脓液。

3. 溃后期 骨膜下脓肿破裂后，脓液流到周围软组织内，引起软组织感染化脓，约 3～4 周后，穿破皮肤而外溃，形成窦道。疮口流脓，初多稠厚，渐转稀薄。此时，身热和肢痛均逐步缓解，但全身衰弱征象更加突出，神情疲惫，少气无力，形体瘦弱。

单纯局限性骨脓肿，初起常无明显症状，于数月甚或数年后始发局部疼痛、压痛、肿胀、皮肤红热等，并可反复发作，尤其在过度疲劳和体质虚弱时易复发。

二、影像学检查

1. X 线检查 早期常无阳性发现。一般在发病 2～3 周以后，始可见到骨质疏松，干骺端处有一模糊区，骨皮质有薄层状骨膜反应或骨质破坏，可出现病理性骨折。

2. 放射性核素骨显像 对早期诊断骨髓炎有帮助，在临床症状出现后 48 小时内，因局部充血、血管增多和血管扩张，核素可浓聚于干骺端的炎性充血区，使病变部位得以显示，再结合临床表现，有助于确诊，并能为手术引流提供准确的定位依据。

【处理原则】

1. **全身治疗**　如中毒症状严重，可少量多次输新鲜血液、大量维生素 C 静脉滴注、给予高蛋白饮食等。高热时要降温、补液、纠正酸中毒。

2. **正确应用抗生素**　应用抗生素前应取血、脓液标本做致病菌培养及药物敏感试验。早期联合应用大剂量有效抗生素有可能控制病变发展。体温下降后须继续应用抗生素 4 周。给药 3 天后若体温不降，症状不减，应调整抗生素。若还不能控制感染，则需要配合手术治疗。

3. **局部引流**　大剂量抗生素不能控制症状者，诊断明确后即应做局部骨钻孔手术，用以引流与减压。引流越早、越彻底，防止感染扩散和缓解症状的效果越好。

4. **局部固定**　无论手术或非手术治疗，患肢均应用持续皮肤牵引或石膏托固定于功能位，以缓解肌肉痉挛，减轻疼痛，防止畸形，并可防止发生关节脱位或病理性骨折。

5. **慢性骨髓炎化疗要点**　除小儿局限性病灶内小而薄的骨坏死可通过爬行替代作用而复活成为新骨外，绝大多数慢性骨髓炎病例均需行手术取出死骨。死骨摘除后，还须消灭死腔，可按各种不同情况选用碟形手术、带蒂肌瓣充填术、闭合冲洗吸引和庆大霉素珠链填充术、骨腔植骨术、病段骨截除术及死骨再植术等。

【辨证施护】

一、初期

1. **证治**　此期属热毒炽盛，治宜清热解毒，行瘀通络。治疗方法是中西医结合，内外同治。具体应用清热解毒、清营退热、凉血解瘀等治法。

2. **护理**　观察患处红、肿、热、痛的消长变化。

二、成脓期

1. **证治**　成脓前期，即骨膜下脓肿刚形成时，如能得到及时有效的治疗，预后尚好。此期治以去瘀生新，宜充分引流，务求排尽。

2. **护理**　①注意保持引流管道通畅；②高热者落实各种物理降温措施；③鼓励患者多饮水、多进食，宜少食多餐；④帮助患者克服焦虑，稳定情绪，配合治疗。

三、后期或慢性期

1. **证治**　此期气血已虚，邪毒未尽，呈正虚邪实之证。治宜扶正祛邪，虚实兼顾，多从补肝肾、强气血、化瘀滞、通经络入手。

2. **护理**　①继续观察患处红、肿、热、痛的消长变化；②给予患者高热量、高蛋白质、富含维生素的饮食，以加强营养，增强机体抵抗力。

【护理特点】

1. 严密观察患处红、肿、热、痛的消长变化，牵引针、固定架有无松动，伤口渗血、渗液情况。高热者落实各种物理降温措施，如前额、颈部两侧置冰袋、25% ～ 35% 酒精擦浴、环境调整等。

2. 对急性骨髓炎需手术的患者，要严格做好术前处理，备皮范围适当，所需药物准备齐全，必要时指导使用便器等。术后当日严密观察生命体征、尿量、伤口渗血渗液、肢端血液循环状况。术后注意引流是否通畅，各项外固定是否有效，进行必要的肢体被动或主动活动。

第六节　化脓性关节炎

化脓性关节炎系关节腔内的化脓性感染。多见于儿童，成人少见，男多于女。最常发生于髋、膝关节，其次为肘、肩、踝关节。一般病变多系单发性，在儿童可累及多个关节。属中医学"关节流注"和"骨痈疽"范畴。

【病因病机】

一、西医病因病理

感染途径最多的是细菌从身体其他部位的化脓性病灶，经血液循环传播至关节腔，但有时找不到原发病灶。关节邻近的化脓性骨髓炎也可直接穿入关节腔内，细菌也可由外伤经伤口直接进入关节。最常见的致病菌是金黄色葡萄球菌，约占85%左右；其次为链球菌等。

关节感染后，首先引起滑膜水肿、充血、白细胞浸润，产生渗出液。早期的渗出液呈清晰的浆液状，此时，如患者抵抗力强，得到及时治疗，渗出液逐渐减少可获痊愈，关节功能不受影响。若治疗不当，病变继续发展，渗出液变成浆液纤维蛋白性，呈混浊絮状，含有大量粒性白细胞，细菌培养多为阳性。此期如能积极治疗，炎症仍可控制，但可引起关节粘连，有一定的功能受限。如病情再进一步恶化，渗液变成脓性，关节软骨和关节面骨质遭到破坏，不仅治疗难度加大，而且治疗后遗有关节强直、功能障碍，或病理性脱位。一般青少年和成人，多发生关节软骨破坏，形成骨性强直，儿童发生骨端破坏吸收，引起病理性脱位。

二、中医病因病机

总因人体正气不足，邪毒壅滞关节所致。其邪毒来源，可概括为以下四个方面：

1. 感受暑湿邪毒　夏秋炎热之际，暑湿邪毒客于营卫之间，阻于经脉肌肉之内，与气血搏结，流注于关节。

2. 热毒余邪，流注关节　疔、疮、疖、痈、切口感染等失于治疗，或虽治而余毒未尽；或因挤压、碰撞、邪毒走散，流注经络关节。

3. 瘀血停滞，化热成毒　积劳、过累，肢体经络受损，或跌仆闪挫，瘀血停滞，郁而化热成毒，恶血热毒凝于关节。

4. 外伤感邪，流注入内　由于穿刺或创伤感染，邪毒通过针眼或创口深入关节，营卫气血受阻。

以上因素，均可导致毒蓄关节，经络气血瘀滞，津液不得输布，水湿内生，蕴热化脓，腐筋蚀骨，成为本病。在本病的发生、发展演变中，始终存在着"正邪相搏"的抗争和"邪正消长"的过程。正盛邪弱，则病情逐步向痊愈方面转化；正虚邪盛，则病情进一步加剧。

【护理评估】

一、症状和体征

1. 初期（浆液性渗出期）　全身不适，食欲减退，很快出现恶寒发热，病变关节疼痛、压痛，不能完全伸直，活动受限，局部肿胀、灼热。血白细胞计数略增高，中性粒细胞比数上升。关节穿刺，抽出浆液性渗出液。

2. 中期（浆液纤维蛋白性渗出期）　上述症状进一步加剧。全身呈中毒性反应，寒战、高热，体温可达 $40 \sim 41^\circ C$，局部肿、热，皮肤潮红、剧痛、胀痛或跳痛、拒按，彻夜难眠。因炎症刺激，肌肉痉挛，使病变关节处于畸形位置，不能活动。血白细胞计数增高达 $2 \times 10^9/L$ 以上，中性粒细胞比数上升至 $80\% \sim 90\%$，血沉增快。关节穿刺液呈絮状浆液，或镜检有脓球。

3. 后期（脓性渗出期）　全身热毒炽盛症状如上，局部红肿热痛更加显著，关节穿刺物为脓液。如脓肿穿破关节囊到软组织，因关节内张力减低，疼痛稍为减轻，但全身症状和局部红肿依然存在。最后，脓肿突破皮肤而外溃，形成窦道，经久不愈。全身急性症状减退，而虚弱体征突出，关节脱位畸形更加明显，活动更加受限。

二、影像学及关节镜检查

1. X线检查　早期有关节囊和关节周围软组织肿胀，局部软组织密度增加，关节间隙增宽。关节内渗出液较多时，可出现关节半脱位，关节附近骨质出现骨质疏松。

关节软骨破坏后，出现关节间隙狭窄，继而出现关节面的骨质破坏。在恢复期，骨质破坏区边缘可显示不规则的骨硬化。病变严重时，可形成纤维性强直或骨性强直。

2. 关节镜检查　可见滑膜急性充血、水肿、血管扩张，呈红色或橙色的绒毛样、树枝状或乳头状物。有白色或淡黄色的渗出物镶嵌在红色充血的绒毛上，触之很容易出血。软骨发黄，在滑膜附着处周围的软骨有剥离现象。

【处理原则】

一、非手术治疗

1. 全身支持疗法包括输液、输血及高蛋白饮食等。

2. 早期应用足量广谱抗生素，并根据关节液细菌培养和药物敏感试验的结果调整抗生素。

3. 中医药治疗，根据病变的早、中、晚三期分别治以清热解毒，托里排毒和补虚壮骨，选用五味消毒饮、托里排毒汤和阳和汤，注意结合辨证进行加减。

4. 患肢用石膏托或皮肤牵引固定，可减少感染的扩散，减轻疼痛及肌肉痉挛，防止发生病理性脱位及畸形，还可减轻对关节软骨面的压力，防止进一步破坏。

二、手术治疗

1. **关节穿刺术**　是极为重要的诊断性治疗，穿刺后可向关节内注入抗生素。

2. **关节镜灌洗术**　关节镜除可用于检查外，还可作灌洗治疗用。

3. **关节闭式冲洗吸引术**　对于较大的关节，如膝关节、肩关节经关节穿刺或关节镜检查及灌洗后，可将细塑料管或硅胶管两根留置关节内，一根持续缓滴抗生素或生理盐水，另一根连接引流瓶，收集排出的冲洗液。经培养无细菌生长后可停止灌洗，待无引流液吸出且局部症状体征消退再拔管。

4. **关节切开引流术**　对于脓液浓稠者或经关节穿刺及关节内注射抗生素治疗仍未能控制症状，或关节闭式冲洗疗效不佳时，应及时做关节切开引流术，即关节囊口敞开，置橡皮条开放引流。

【辨证施护】

本病辨证多从分期入手：

一、初期

1. **证治**　感受六淫邪毒，或邪毒流注、壅阻关节，致使病变关节邪毒化热，气滞血瘀，痛且胀满、拒按，舌质红，苔薄黄，脉数而弦。治宜清热解毒，活血化瘀，降温为主，合理用药。

2. **护理**　未用抗生素之前取关节液做致病细菌培养和药敏试验；中药汤剂宜温服。

二、中期

1. **证治**　邪毒内陷，腐肉成脓，病势益炽，邪瘀互结，胀痛欲裂，舌质紫红，苔黄腻，脉数而弦紧。治宜托里排毒，清热凉血。

2. **护理**　观察滴灌、引流是否通畅，并观察液体的色、质、量、味，做好记录。每日更换用具，以免交叉感染。

三、后期

1. **证治** 脓已破溃，病势稍缓，但瘀痹未除，邪犹未尽。虽患者神疲气弱，仍疼痛绵绵，或骨节畸形，不能活动，舌质红有瘀斑，苔黄而腻，舌体胖大，脉沉细数为多。治宜攻补兼施，在补益肝肾之际祛邪除毒，解痉清热。

2. **护理** 强化饮食和生活起居护理，促进正气恢复。

【护理特点】

1. 化脓性关节炎患者，由于高热及大剂量应用抗生素，食欲一般较差，应尽量鼓励患者多进食，选择可口、清淡、易消化的食物品种，尽量补充蛋白质等，增强营养，促使全身状况尽快恢复，从而改善局部病变。

2. 发热患者要及时配以物理降温，包括酒精擦浴、置冰袋等；疼痛剧烈者必须反复调整其牵引和固定器具以减少压迫，减轻疼痛；患者因肢体畸形或关节功能障碍而行动不便时须给予并指导使用各类支具、拐杖。

3. 化脓性关节炎患者不论做何种手术，其术前、术后均需大量辅助工作。术前必须严格在术区消毒，防止病灶转移、扩大；术后排脓、引流、配置、配伍药品等，必须环环紧扣。还要及时更换、清理污损的床上用品、各种敷料、巾单、器械，避免交叉感染。

4. 密切观察局部红、肿、热是否消退，引流是否通畅，并观察脓液的色、质、量、味等。观察病情变化，保持功能性体位，避免关节脱位、半脱位等后遗症。

第七节　骨与关节结核

由结核菌侵入骨或关节而引起的化脓破坏性病变称为骨、关节结核（骨组织受累的为骨结核、关节受累的为关节结核）。中医学称之为"骨痨"，又名"流痰"。

【病因病机】

一、西医病因病理

病原为人型结核菌，极少数为牛型结核菌，由呼吸道（极少由消化道）的初染原发病灶，经淋巴、血行播散到全身，特别是网状内皮系统，包括骨与关节。在播散灶中多数结核菌被吞噬细胞所消灭。经过若干年月，当人体免疫力低下时，初染播散潜在骨骼中的结核菌繁殖起来，从而发病。

骨关节结核好发于脊椎，约占全部病例的50%，其次为髋关节、膝关节和肘关节等。由于病变初起所在骨骼部位的不同，而将骨关节结核分为三型。

1. **骨结核** 其发病部位不同，临床表现也不同，可分为：

（1）**松质骨结核** 按病灶的位置可分中心型和边缘型两种。中心型病变以骨坏死及浸润为主，坏死组织游离后形成死骨。死骨吸收后局部遗留空洞。边缘型结核病灶，多不形成死骨，表现为局限性骨缺损。

（2）皮质骨结核 病变多自髓腔开始，呈局限性溶骨性破坏，一般不形成大块死骨。骨膜呈葱皮样增殖。

（3）干骺端结核 干骺端介于骨端松质骨和骨干皮质骨之间，因而其病变既有松质骨结核的特点，如死骨形成，又有皮质骨结核的特点，如葱皮样增殖。

2. 滑膜结核 滑膜受染后肿胀充血、炎性细胞浸润、渗出增加而后关节积液。关节液中沉积的纤维蛋白块，经关节或肌腱的滑动作用可磨成瓜子样、白色有光泽的米粒体。晚期滑膜增生肥厚和粘连。

3. 关节结核 人体关节主要是由骨端松质骨、关节软骨和滑膜关节囊三部分组成。病变初期，仅局限于骨端的松质骨或滑膜上，称之单纯骨结核或单纯滑膜结核。若病变进一步发展，单纯骨结核的病灶穿破关节软骨面进入关节腔，且累及滑膜组织；或单纯滑膜结核的肉芽组织及其血管翳从软骨边缘侵入软骨面的上、下方，致使软骨面坏死脱落，同时累及骨端的松质骨。这样构成关节的三种组织均被破坏，就称之全关节结核。

若关节软骨小部分破坏（＜1/3 总面积），治愈后可保留大部分关节功能，称之早期全关节结核阶段。软骨面大部分（＞1/3）被破坏，治愈后发生纤维性或骨性强直，关节功能将大部分丧失，称为晚期全关节结核阶段。

二、中医病因病机

本病中医学早期归属为"疽证"，即"骨瘘疽"等。清代以后，逐步将骨痨从"骨疽"、"阴疽"中区分出来，以"痰"命名。如生于脊柱的名"龟背痰"，生于髋部的名"附骨痰"等，统称"流痰"。病之本在儿童为先天不足，青少年则为劳倦内伤，以致肾亏络空；病之标为风寒乘虚侵袭，痰浊凝聚，气血失和。

【护理评估】

一、症状与体征

1. 骨关节结核一般多为单发病灶。起病多较缓慢，患者可有倦怠、食欲减退、午后低热、盗汗和体重减轻等。但少数患者可无全身症状。如当骨骼或滑膜结核穿入关节腔，椎旁脓肿穿入胸腔或肺，甚至寒性脓肿扩展至新的肌肉间隙时，临床表现急性发作，突然发热 38.5～39℃；病变好转时症状又呈慢性特点。

2. 患病局部疼痛比关节功能障碍出现更早，详细检查关节功能并与健侧比较常能早期发现。早期可仅有局部肿胀。晚期当脓肿移行至体表时，可见表皮潮红，局部温度也可增高，脊椎脓肿可向邻近的空腔脏器如食管、肺、胸腔或肠道穿破形成瘘管，体表的脓肿穿破皮肤形成窦道，时间久可合并继发感染。

3. 初期局部疼痛多不明显，病变发展可刺激邻近的神经，出现放射痛。单纯骨结核或滑膜结核发展为全关节结核时疼痛加重，肌肉常处于痉挛状态，关节活动受限。当病变转变为全关节结核，关节活动进一步受限甚至丧失而出现固定性畸形，在脊柱结核则出现后突畸形。

4. 患者常有轻度贫血，病变活动期，血沉多加快，结核菌素试验多为阳性，结核菌培养阴性不能除外骨关节结核，而需结合临床动物培养及病理检查以提高确诊率。

二、影像学检查

1. **X现检查**　因骨关节结核进展极为缓慢，临床有明显症状，而X线检查可无改变。经过数周后，患处仅有界线不清的骨质疏松，骨小梁模糊呈磨砂玻璃样改变，随后骨病灶中央破坏，残留小骨碎屑。若疾病趋于静止期，破坏区周围可出现致密带。对椎体内小于15mm破坏区，常规X线检查不易显示出。皮质骨结核晚期可见髓腔内溶骨性破坏和骨膜新骨形成。总之，X线检查所得影像滞后于病变的发展。

2. **CT检查**　早期滑膜结核可见骨质疏松和软组织肿胀，在关节积液时关节间隙反而增宽，在骨骼边缘可出现腐蚀性破坏；晚期关节间隙变窄。CT扫描与健侧比较可发现病变处肿胀、轻微骨骼破坏或死骨，有助于病变早期诊断。

3. **MRI检查**　早期患处骨骼内在炎性浸润区有异常信号，随后除异常信号外还有骨骼外形改变。MRI特别对骨骼周围软组织分辨率较CT高，对早期诊断帮助大。

【处理原则】

一、非手术治疗

1. **抗结核药物**　结核病化疗用药应按照早期、规律、全程、适量和联用的原则。方案采用异烟肼和利福平两种或两种以上杀菌药联用，将化疗的全程分为强化和巩固两个阶段。强化阶段为期2~3个月，每日将一天剂量药物集中一次服用，称为"顿服"，尽快杀灭繁殖期的菌群，防止或减少继发耐药菌产生。随后为巩固阶段，以2~3种药物联用，采取每日给药或间歇给药（每周2~3次），如有必要外科手术，则安排在化疗的强化给药阶段内进行。

2. **局部制动**　腰背、髋、膝或踝关节疼痛，肌肉痉挛的患者，应卧硬板床休息，关节局部采用石膏绷带和牵引等制动方法，矫正畸形或脱位，且置关节于功能位置，以缓解患处疼痛和减轻负担，有利于组织修复。

3. **局部注药**　有较大的寒性脓肿和关节大量积液可穿刺抽液，减轻局部胀痛，缓解全身中毒症状，局部注射抗结核的药物，使局部药物浓度增高，以杀灭结核菌，必要时可重复进行。

4. **中医药治疗**　多从阴虚邪毒化火论治，宜滋阴清热、凉血解毒，常用青蒿鳖甲汤合五味消毒饮化裁。经观察配以中医药，疗效较单用西药为好。

二、手术治疗

主要是骨病灶清除术，其适应证是：

1．有较多死骨和较大的脓肿。

2．单纯滑膜结核经非手术治疗无效，单纯骨结核有破入关节可能和早期全关节结核，均应施行手术，以恢复关节功能。

3．有脊髓压迫症或截瘫。

4．关节有病理性脱位或半脱位；关节强直于非功能位置。

5．窦道经化疗长期不愈。

.6．预防脊柱结核后突畸形，施行椎间植骨。

【辨证施护】

一、正气虚弱

1．**证治**　儿童稚阴稚阳之体，气血未盛，肝肾之气尚未充实，或因先天禀赋不足，肝肾亏虚，以致髓弱骨嫩；成人房劳过度或遗精带下；或因后天失调，伤及脾肾，导致肾亏骨空。人体一旦正气虚亏，抗病能力不强，结核杆菌就乘虚内袭。感染之后，正不胜邪，结核杆菌滋长繁殖，经血液循环播散到全身，留着于骨或关节。治宜固护肾气，从扶正入手。

2．**护理**　宜高热量、高蛋白、高维生素饮食，如牛奶、蛋类，多食含钙高的食物及水果。

二、邪毒壅结

1．**证治**　结核邪毒壅于骨节，致气血凝滞，脉络瘀阻，化为痰湿；热久成脓，腐肉相杂，溃而成瘘、成窦。治宜引毒外出，不使创口壅塞，必要时用祛腐拔毒之药，助其托毒外出，以求速效。

2．**护理**　注意引流通畅，取脓液做细菌培养及药敏试验，并观察脓液的色、味、量及性质，以供医生治疗作参照。

【护理特点】

1．本病患者由于病程久，治疗周期长，相关费用高，多有一定心理压力。要耐心向患者说明维持全程治疗的必要性，解除心理压力，尽可能保持轻松、乐观的心情，有利于提高疗效。

2．结核病是一种慢性消耗性疾病，必须长期给予高蛋白饮食，如禽、畜、蛋等，补充各种必需的营养物质，否则不能提高机体免疫力，从根本上治愈结核病。中医学认为，血肉有情之物皆入肾经，故必须进食较多动物性蛋白，通过滋补肾水，以降虚火。但要按患者脾胃功能选食为要，多食蔬菜水果，多饮水，保持大便通畅。禁食辛辣刺激之物，以免助火生痰。

3．骨关节结核的用药是长期的，要指导患者正确服药，有的药要顿服，有的要分服，应分门别类，让患者自己掌握其用药方法和剂量。有的局部用药，常常在穿刺或手术中实施，要查对、配制正确无误，方可应用。

4. 骨关节结核的主要症状是全身结核中毒症和肢体功能受限，低热盗汗等通过用药可以缓解，而肢体功能受限则要进行大量护理工作来配合治疗。在牵引、固定期间，要定期查视其措施是否落实，有无松动、移位，必须及时纠正、复位，在结束牵引或固定后，要指导并督促患者进行功能锻炼，使其尽快恢复。

第十一章 骨肿瘤护理

骨肿瘤是指发生于骨及骨的附属组织的肿瘤。据统计，骨肿瘤中原发恶性占27.7%，良性占55.7%，瘤样病变占11.2%。男女发病率之比为1.71∶1。

良性肿瘤中骨软骨瘤最多，其次为骨巨细胞瘤、软骨瘤、骨瘤和骨化性纤维瘤等，多发生在股骨下端和胫骨上端，个别肿瘤如软骨瘤好发于手骨，骨瘤好发于颅骨和颌骨，骨巨细胞瘤除股骨与胫骨外，也好发于椎体、骶骨和桡骨。

恶性肿瘤中，骨肉瘤最多，其次为软骨肉瘤、纤维肉瘤、骨髓瘤、Ewing肉瘤、恶性骨巨细胞瘤、脊索瘤、恶性淋巴瘤、恶性纤维组织细胞瘤，其余甚少见。好发部位仍以股骨和胫骨多见，个别肿瘤如Ewing肉瘤则好发于长骨，骨髓瘤好发于躯干骨，脊索瘤好发于骶骨、颅骨底部。

瘤样病损中，纤维异样增殖症占首位，其次为孤立性骨囊肿、嗜酸性肉芽肿、动脉瘤样骨囊肿。好发部位也以股骨和胫骨较多见，其次为肱骨、颅骨、颌骨等。

【病因病机】

一、西医病因病理

骨肿瘤的确切原因，至今仍未完全弄清，近年来经国内外学者不断探索，初步了解到引起肿瘤的原因是多方面的，目前暂归纳为：物理、化学、生物、遗传、激素、营养、机体免疫因素等七大类。

骨肿瘤的分类，主要根据发病情况分为原发与继发两大类。

1. 原发性骨肿瘤 可来源于骨、软骨、骨髓、神经及其他多种软组织或来源未定。一些发生于骨的瘤样病变因其形态与临床表现类似于骨肿瘤，故也归入此类。

2. 继发性骨肿瘤 即临床上常见的转移瘤，原发病是身体其他各部位的恶性肿瘤，又以癌症为最多，差不多所有的癌症均可转移至骨，从而表现出骨肿瘤的症状，也有少数先出现骨肿瘤的表现，在进一步检查中才发现原发病灶。

二、中医病因病机

1. 病因

（1）外因 中医学认为六淫之邪气可引发肿瘤。

（2）内因　人的精神因素、体质强弱、遗传、年龄等与疾病发生发展和预后有密切关系，骨肿瘤也不例外。《素问·阴阳应象大论》曰"怒伤肝"、"喜伤心"、"思伤脾"、"忧伤肺"、"恐伤肾"，说明情绪的异常变化，可影响脏器的气机升降，使气血功能紊乱，为引发肿瘤奠定了内在基础。如情绪波动剧烈，持续时间长，必然会引起阴阳失调，脏腑功能紊乱，气血不调，经络受阻，而导致骨肿瘤的发生。

2. 病机

（1）气机不利　气指水谷生化之精与先天元气，是构成人体的物质基础，有温养全身肌肤、推动脏腑机能、维持生命活动的作用。但在某些因素的影响下，上述正常功能发生障碍，出现运行阻滞，气血逆乱，升降失调，经络受阻，则可导致气滞血瘀，痰邪凝聚等，成为肿瘤发生发展的诱因。

（2）瘀血阻滞　气为血帅，血为气母，气行则血行，气滞则血瘀。气滞血瘀，蕴结日久，凝结成块，则发为肿瘤。

（3）痰凝气滞　脾肺功能失调，水湿不化，津液不布，邪热熬灼，或七情郁结，气机阻滞，均可致痰浊凝结。痰随气行，无处不到，阻于经络筋骨，则四肢麻木肿痛，阻于脏腑则成痞块。这也是肿瘤发生的机理之一。

（4）正气虚弱　是肿瘤发生的关键。气血亏损，外邪即可乘虚而入。

【护理评估】

一、症状与体征

1. 症状　疼痛是恶性骨肿瘤的重要症状，系肿瘤膨胀性生长对骨内、外膜产生压力所致。疾病开始时疼痛轻微呈间歇性，随后发展为持续性，夜间明显。晚期疼痛加重，需服用强镇痛剂。良性肿瘤病程缓慢，疼痛不重或没有疼痛。骨样骨瘤的疼痛可以用阿司匹林缓解。发生在脊柱的肿瘤可以压迫相关神经根引起放射性疼痛，依部位的不同可有颈肩痛、肋间神经痛和腰腿痛。

2. 体征　①包块是诊断骨肿瘤的重要依据之一。良性包块生长缓慢，常不被发现，偶然被查出却说不出发病的时间。肿大的包块对周围影响不大，对关节活动很少有障碍。②轻微外伤引起病理骨折常是良性骨肿瘤的首发症状，也是恶性骨肿瘤、骨转移癌的常见并发症。和单纯外伤骨折一样具有肿胀、疼痛、畸形和异常活动。

3. 其他　恶性骨肿瘤生长迅速，病史短，增大的肿瘤可有皮温增高和静脉充盈，位于盆腔的肿瘤可引起消化道及尿道机械梗阻，出现便秘与排尿困难。位于扁平骨的Ewing肉瘤可有红肿热痛、发热、血白细胞计数增高，临床上很像急性血源性骨髓炎。恶性骨肿瘤的晚期可有贫血、消瘦、食欲不振、体重下降、体温升高等。远处转移多数为血行转移，偶见淋巴转移。

二、影像学检查

1. X线检查　最为重要，它可提示肿瘤的良恶性，甚至作出较明确的诊断。不同的骨肿瘤好发于不同骨的不同部位：骨髓瘤、骨转移瘤好发于躯干骨；软骨肉瘤好发于骨盆和肩胛骨；血管肉瘤好发于椎体；成骨细胞瘤好发于脊柱的附件；骨样骨瘤好发于下肢长骨。

2. CT 检查 该检查可以描绘肿瘤的范围，与临近组织器官的关系，从而帮助制订手术方案和手术切除范围。

3. MRI 检查 对识别肿瘤与主要结构，如血管或脊髓的关系很有帮助。能识别侵袭骨髓的程度；能清楚识别软组织的侵袭范围；能评估治疗的反应和效果。

4. 放射性核素骨显像（ECT） 可以先于其他 X 线检查几周或几月提示骨转移瘤发生的可能性。由于特异性不高，不能单独作为诊断依据，必须有 X 线平片或 CT 等证实。

5. 数字减影血管造影（DSA） 可以显示肿瘤的血液供应，如肿瘤的主干血管、新生的肿瘤性血管，以利选择性血管栓塞和注入化疗药物。

6. 其他对比造影剂的应用 脊髓造影可使脊柱肿瘤在脊髓腔的占位有清楚的识别。在 CT 检查的同时，配合其他必要的造影，对进一步识别肿瘤也有重要意义。

7. 超声波检查 可对软组织肿瘤和破出骨外的肿瘤情况作出描绘，对骨转移癌寻找原发灶有很大帮助。

三、病理学检查

骨肿瘤的明确诊断决定于病理组织学，活检材料可以通过切开或针吸获得。切开活检不是小手术，而是整个手术治疗的一部分，应由以后给患者做根治性肿瘤切除的医师进行，两次手术切口应相符合，也就是第二次手术时要切除第一次手术的瘢痕和通路组织。故对体积不大的肿瘤，宁可做切除活检。

应使用针或套针闭合穿刺活检，它具有手术方法简便、很少出现血肿、瘤细胞不易散落、较少造成病理骨折等优点。

冰冻切片检查是术中即刻获得病理诊断的快速方法。当冰冻结果与术前临床诊断出现矛盾时，应特别注意将其与临床症状及 X 线结合进行研究，必要时等待石蜡切片做最后诊断。骨肿瘤的冰冻检查有一定的难度，特别是送检材料不理想时会给病理医师带来困难。

【处理原则】

一、良性骨肿瘤的外科治疗

1. 肿瘤刮除与植骨或骨水泥填充 刮除术适用于良性骨肿瘤及瘤样病变，位于骨端、干骺端、骨干等部位的局限性病灶。传统的刮除植骨术具有两个问题：其一，肿瘤的切除是进入病灶完成，手术的不彻底性使部分患者术后出现局部复发；其二，许多病变刮除后骨壳不坚固，植骨后需要长时间的外固定。填充材料中自体骨和异体骨最好，可获得好的生物学修复，但须等待愈合和功能练习，因而疗程长。用骨水泥填充骨肿瘤刮除后的空腔目前在国内外已普遍使用，它可获得较好的关节功能和降低复发率（10%～15%）。

2. 骨软骨瘤的切除　该肿瘤在成年骨骺封闭后便停止生长，一般无症状者无须处理，但应定期复查。当患者有如下情况时应考虑对骨软骨瘤做切除术：有疼痛，受累关节活动障碍，影响正常生活与工作；单发病灶或有碍美观者；由于骨软骨瘤的存在与生长影响邻骨与关节发生畸形者；病变活跃有恶变可能者，如生长在骨盆的骨软骨瘤；肿瘤位于椎管或大的血管与神经干附近，可能压迫脊髓或神经血管者，应及早手术。手术的关键是完整切除肿瘤骨质、软骨膜及软骨外膜，后者切除要彻底，否则易复发。

3. 骨样骨瘤及骨化性纤维瘤的切除　前者应彻底切除瘤巢和部分反应骨，后者把肿瘤及其反应骨外一定广度的正常骨质一并切除，方能减少术后复发。

二、恶性骨肿瘤的外科治疗

1. 肢体恶性骨肿瘤的保肢治疗　大量实践证明保肢治疗与截肢治疗的生存率和复发率相近。

（1）适应证　患者已发育成熟（14～16岁）；血管神经束未受累，被肿瘤机械推移者除外；肿瘤能够完整切除；术后肢体功能优于义肢；术后局部复发率和转移率不高于截肢；患者要求保肢。

（2）禁忌证　肿瘤周围的主要神经血管受到肿瘤的侵犯；在根治手术前，或在手术前化疗期间发生病理性骨折，肿瘤组织和细胞破出屏障，随血肿广泛移植周围正常组织；肿瘤周围软组织条件不好；不正确的切开活检，移植周围正常组织或使切口周围瘢痕化，弹性差，血运不好。

（3）切除范围　用合理外科边界完整切除恶性肿瘤是手术的关键；广泛切除的范围应包括肿瘤的实体、反应区及其周围的部分正常组织。骨内病变范围主要根据X线平片、CT、MRI和ECT影像学资料而定。

2. 截肢术　对就诊较晚，破坏广泛和其他辅助治疗无效的骨与软组织恶性肿瘤，为了挽救生命，解除患者痛苦，截肢术至今仍是一种重要有效的治疗方法。由于截肢将给患者造成永久性不可弥补的缺损，医师对于截肢术必须取慎重态度，严格掌握手术适应证，疾病应有明确的病理组织学诊断，选择安全切除肿瘤的截肢平面，同时也应考虑手术后义肢的制作与安装。

（1）截肢水平　尽量保留残肢长度：在肩部如果能保留肱骨头，就不要做肩关节离断，保留的肱骨头可以很好地满足肩部义肢的悬吊；能做肘关节离断的不做上臂截肢，因为宽阔的肱骨下端能更好地固定前臂义肢；前臂尺桡骨保留越长越好，前臂上1/3截肢，残留的尺桡骨几乎丧失旋转功能，较长的残肢可牢固安装义肢。好的旋转功能有利于肌电假手的活动。和肩部一样，髋关节尽可能保留股骨粗隆以上部分，对义肢的固定和悬吊有利；近膝部的截肢，能做膝关节离断或距股骨下关节面3～4cm截肢的，不做大腿截肢；大腿中下1/3的截肢若过长，须修理去除才能配做义肢；小腿截肢如能保留髌韧带（距关节面5cm）比膝关节离断好，能配做小腿义肢。

（2）手术操作的改进　现代义肢的接受腔由原来的开放式变成现在的闭合式，成为全面接触全面负重，尽管如此，对残端皮肤要求仍然是以不与深层组织粘连、血运好、切口瘢痕形状尽量不在负重区为最佳，使截肢残端成为圆形柱状而不是原来的圆锥形。为了适应现代义肢，手术操作上有许多改进，如对皮肤、深筋膜和肌肉之间不再逐层游离，而成为一体进行分离切除。切断的肌肉与骨端要行固定术或肌肉成形术。大神经干应予牵拉后切断，使其回缩至肌肉间隙以防神经瘤受压疼痛，末端不应结扎。

（3）术后即刻暂接义肢　可以于手术后，即在手术包扎完毕后，即用石膏绷带在残端敷料外缠绕制作暂时义肢，也可在两周拆线后，在残端制作临时义肢。

三、化学治疗

化疗的应用，使骨关节恶性肿瘤的治疗疗效提高，为患者肢体功能的保留带来希望。

新辅助化疗是 1982 年由 Rosen 在原有术前化疗的基础上首先提出的。其意义：可以早期进行全身治疗，以期消灭潜在的微小转移灶；可以评估术前化疗疗效，指导术后化疗，或沿用原方案或更改更有效的方案和判断预后；提高保肢率，减少复发率；允许有充分时间，设计保肢方案，制作假体。

经新辅助化疗后，临床上疼痛减轻或消失，肿物体积缩小，关节活动度改善或恢复正常，升高的血碱性磷酸酶下降或降至正常。影像学上，肿瘤体积缩小，轮廓变清楚，病灶钙化与骨化，骨折可有愈合，肿瘤内新生血管减少或消失。

四、放射治疗法

放疗对某些恶性骨肿瘤如尤文肉瘤是最有效的抗肿瘤手段之一，能强有力地影响恶性肿瘤细胞的增殖能力，但对骨肉瘤不敏感。射线在细胞内形成有高反应性的自由基，进而造成 DNA 损伤，使肿瘤细胞失去分裂增殖能力，从而达到对这种恶性繁殖肿瘤细胞的杀伤。放疗最佳方案的选择力求每日的分次照射剂量正好位于正常组织的耐受阈，临床放疗的日剂量以 150~200cCy，周剂量以 900~1000cCy 为宜。

骨转移癌的放疗，要依原发癌的特性来设计治疗方案。它最大作用是直接控制局部病灶达到控制骨痛，很少达到治愈，所以多配合手术进行治疗，也配合化疗或其他治疗。对单个骨转移癌，其治疗最佳方法是在广泛切除的基础上给予放疗；对多处转移中仅有疼痛或病理骨折危险者，局部可行手术进行预防性骨折内固定，术后配合放疗；对于广泛转移、生存时间很短，或特殊部位无法进行手术者，可用放疗来控制局部疼痛，也可配合化疗同时进行治疗。对广泛转移的患者还可以进行半身放疗，是转移癌晚期唯一有效的缓解疼痛的疗法。

五、生物治疗

肿瘤的生物治疗是指采用生物学手段，动员和运用机体的防卫机制直接杀伤或抑制肿瘤细胞，达到治疗目的。

目前肿瘤的生物学治疗主要有：特异性主动免疫治疗（疫苗）、特异性被动免疫治疗（抗体）、非特异性主动免疫治疗（细胞、多糖等）、非特异性过继性免疫治疗（细胞因子、细胞）、基因治疗。

六、恶性肿瘤的温热疗法

此法本身可以直接对细胞内物质（如 DNA、RNA）及细胞功能（如蛋白质合成、摄氧）产生毒性作用；并可以改变细胞膜的通透性及膜运输功能，以此增加药物的摄取量。中度温热（41～42℃）可改变肿瘤的微循环，扩张血管，增加血流，提高局部化疗药物的释放量。

七、恶性肿瘤的血管栓塞治疗

是应用血管造影的插管技术，施行选择性血管造影明确诊断后，实施血管栓塞，以达到治疗的目的。栓塞治疗还用于恶性肿瘤所引起的剧痛和出血。如果肿瘤局部动脉化疗辅以栓塞疗法或栓塞疗法后辅以放射治疗，则可获得更好的疗效。

八、骨肿瘤的中医治疗

中医治疗肿瘤，不但重视局部，更重视整体，主要是调动机体内在因素与肿瘤作斗争。按"治病必求其本"的原则辨证施治。从人体和肿瘤来说，正气是"本"，肿瘤是"标"。从病因与症状而言，病因是"本"，症状是"标"。辨证施治，标本兼顾，扶正必须祛邪，祛邪亦须扶正。临症时应根据具体情况采用先攻后补，或先补后攻，或攻补兼施。如肿瘤早期，正气充实，应综合各种抗癌疗法，以攻为主，攻中兼补，同时抓紧手术，彻底切除，提高治愈率。肿瘤中期，正盛邪实，或肿瘤截除者，则应攻补兼施，或以补为主，目的是调动机体内在因素，增强患者的抗病能力，控制肿瘤细胞生长或消除术后残留的癌细胞，达到治疗目的。肿瘤晚期，多属正虚邪实，故应先补后攻，增强患者体质，提高抗病能力，延长患者的生命。

此外，在接受放疗、化疗过程中，有大量分解产物在机体内堆积，并损害机体。因此必须配合解毒、通泄药物以及输液等，以期将毒物尽快排出体外。但在解毒通泄同时亦不能忽视扶正，因此时肿瘤变为本，化疗、放疗的代谢产物以及出血、感染、贫血等并发症则属标，即应按"急则治其标，缓则治其本"的原则，标本兼顾，随证辨治。

临床实践证明，中药黄芪、灵芝、人参、党参、女贞子、山慈菇、半枝莲、白花蛇舌草、水蛭、蜈蚣等，对各类骨肿瘤有一定疗效。在辨证施治时，可参照以下方法：

1. **瘀阻实证**　治宜活血化瘀，攻下软坚。方用蟾酥丸、抵当丸等。
2. **毒热炽盛**　治宜清热解毒。方用黄连解毒汤或清营汤加减。
3. **肝肾亏虚**　治宜补益肝肾。方用调元肾气丸，或六味地黄丸加补中益气汤。
4. **气血不足**　治宜补益气血。方用当归鸡血藤汤或补益消癌汤加减。
5. **癥瘕积聚**　治宜消癥祛瘕，软坚散结。方用消癌片、抗癌止痛散、大车螯散加减。脊椎肿瘤并发下肢瘫痪者，可用神农丸。

另外，中草药制剂如喜树碱制剂、核桃树枝注射液、癌敌注射液、三棱莪术注射液等，对多种骨肿瘤均有一定疗效。

【护理诊断/问题】

1．**疼痛** 是由肿瘤压迫周围神经组织所致。
2．**相关知识缺乏** 与患者对疾病病程、治疗、护理不了解有关。
3．**功能障碍** 由于骨、关节结构遭受破坏以及夹板、石膏固定所致。
4．**焦虑** 与患者担心治疗效果、预后及治疗费用有关。

【护理目标】

通过治疗及护理，使患者及家属做到：

1．疼痛得到缓解。
2．了解相关知识，配合医疗护理。
3．相关肢体得到有效护理，保持了正确体位，内、外固定措施得到落实，肢体功能尽可能存留。
4．免疫力提高，正气来复，恶病质表现得以减轻或消除。
5．情绪稳定，焦虑消失。

【护理措施】

1．**生活起居护理** 对骨关节肿瘤的患者应营造一个良好的生活环境，不能过于僻静，增加环境的乐观气氛，增加人际交流，保持居室光线充足，整洁舒适，对患者康复至关重要。

2．**心理护理** 肿瘤患者均有不同程度的恐惧和忧伤心理，要严格执行保护性医疗制度，不能让患者了解的病情决不能泄露，有时一旦患者了解真相会产生严重后果，要从乐观、开朗、积极的一面开导患者摆脱思想上的阴影，正常地生活下去。

3．**饮食护理** 选用高蛋白、营养丰富又易于消化吸收的食物种类，精心安排患者食谱，并多食新鲜蔬菜、水果，保持足够的体力以耐受各种治疗。

4．**给药护理** 肿瘤患者的用药是由医护人员严格掌握、控制的，除非有特殊的安排，一般不让患者自己控制药物的种类和剂量，因为许多药物毒性较大，要认真做到发药到口。

5．**围术期护理** 对需要手术的患者，必须在术前进行充分准备，不仅要严格消毒、备皮，做好常规术前工作，必要时还要指导功能练习，以便手术后可以尽快开展锻炼，并让患者对术后情况有充分思想准备。术后密切观察各项指标，让手术创口尽快愈合，对各种换药用的敷料、药品要细致整理，勿有遗漏。对截肢的患者，床旁备止血带以防患肢突然大出血，务必保证残肢创口的及时愈合，令其尽早安装义肢并讲解义肢的注意事项。

【辨证施护】

一、气滞血瘀

1. **证治**　骨节肿痛，痛有定处，拒按，大便干结，小便黄赤，舌质紫红，苔白或黄，脉弦紧。治宜活血攻下软坚，方用蟾酥丸、抵当丸等。

2. **护理**　宜活血化瘀，攻下软坚，局部敷化瘀散结之药膏，适当冲以蜂蜜，散瘀除积、补中润燥，鼓励患者多饮水，有利大便的通畅。

二、热毒壅结

1. **证治**　身痛发热，骨节肿大，病处血络怒张，状如热灼，舌红苔黄，脉洪数。治宜清热解毒，方用黄连解毒药或活营汤加减。

2. **护理**　宜进清淡偏凉性食物，多饮新鲜豆浆、绿豆汤；热者寒之，在局部适当冷敷，以止剧痛，并冲饮清热解毒之品，如野菊花、金银花等；绝对卧床休息，密切观察体温、脉搏、血压的变化，如高热不退给予物理降温。

三、肝肾亏虚

1. **证治**　常在肿瘤化疗、放疗之后，患者腰膝酸软，神疲乏力，头晕耳鸣，舌淡苔薄或剥脱，脉沉细。治宜补益肝肾，方用调元肾气丸或六味地黄丸加补中益气汤。

2. **护理**　给丰富的均衡营养，可食血肉有情之品，必要时冲饮参汤，泡服滋补药；保持环境温暖，不令外感，以图元气徐徐来复。

四、气血不足

1. **证治**　面色㿠白，头晕目眩，舌质淡红，无苔，脉细而沉。治宜补益气血，方用当归鸡血藤汤、补益消癌汤加减。

2. **护理**　应强化饮食护理，必要时给予胃肠道外营养，固护气血之源，同时尽量改善饮食状况，令其增进食欲；中药汤剂宜温服。

五、癥瘕积聚

1. **证治**　骨节肿块难消，或手术失机，日趋增大，严重时肢体功能尽失，伴发瘫痪等，舌苔腻，脉滑。治宜消癥祛瘕，软坚散结，方用消癌片、大车鳌散加减。

2. **护理**　适当辅以理疗、中药外用等，减少患者痛楚，或通过牵引、固定、针灸等配合其他止痛疗法，使病情得到姑息；加强护理，定时翻身、按摩、拍背等，鼓励患者咳嗽，防止肺部感染、泌尿系感染、压疮等并发症的发生。

【健康教育】

1. 骨肿瘤由于病情较为严重，易产生恐惧心理。让患者了解相关知识，对良性肿瘤根本不必过于紧张，即便是恶性肿瘤，随着科学技术的进步，其五年生存率也获得很大提高，只要积极治疗，肿瘤是可以战胜的。要坚定生活信念。

2．指导患者掌握自身保健的基础知识，如饮食宜忌、药物疗程等，要耐心地解答各种问题。

3．讲解使用义肢及夹板、石膏固定等注意事项及功能锻炼，量力而行，循序渐进。

4．定期门诊随访。

【结果评价】

通过治疗及护理，使患者及家属能做到：

1．了解相关知识，保持乐观、开朗、积极的心态配合治疗。

2．掌握正确的服药方法并坚持锻炼。

3．掌握饮食宜忌原则。

4．掌握生活起居注意事项。

5．安全正确地进行功能锻炼。

骨关节肿瘤中的良性肿瘤经手术及非手术处理，均会获得不同程度的康复，而恶性肿瘤则往往会丧失肢体功能或危及生存。虽然近十年来骨关节肿瘤的治疗方法已获进步，但恶性肿瘤尤其是高度恶性的肉瘤等，预后仍不乐观。

第十二章　常用人工关节置换术护理

第一节　人工关节置换术护理概论

一、人工关节置换术的发展

人工关节置换术始于19世纪中叶，其目的为重建关节的活动功能和有关的肌肉、韧带和其他软组织的功能。我国自1958年起开始研究与应用，目前已成为治疗严重的关节损害、重建关节功能的重要手段。人工关节的发展可分为3个阶段。

1. 起步阶段　20世纪50年代以前可称为人工关节发展的起步阶段。最早报告人工关节的应用是在1891年，Theophilus Gluck 使用象牙自制的人工关节，包括髋、手指、拇指关节假体。以后，陆续有人使用金铂、象牙、不锈钢等制成股骨头杯、人工股骨头或人工全髋关节。

2. 发展阶段　人工关节进入发展阶段（20世纪50年代和60年代）的标志是：出现较大数量的临床报告、病例随访时间长、经验较成熟、可被替代的关节增多和出现了现代的聚甲基丙烯甲酯骨水泥，而骨水泥技术也被誉为人工关节甚至骨科领域发展中的一座里程碑。

3. 广泛应用阶段　20世纪70年代以来，人工关节在基础研究、设计生产和临床应用三方面都呈现了十分迅速的发展，关节置换率和手术绝对数大幅度上升，材料与设计更新迅速，虽然术后并发症的发生率大幅下降，但并发症的数量却因手术指征的扩大依然不少，同时也有更多已恢复"健康"的患者需要关心。

二、人工关节的种类及理想的人工关节应该具备的条件

人工关节的发展异常迅速，目前其种类繁多，几乎全身活动关节均可被置换，诸如人工髋关节、膝关节、肘关节、肩关节、指（趾）关节、人工椎体等，但现今应用比较广泛的还是人工髋关节和膝关节。理想的人工关节应该具备的条件：

1. 能切除患病组织。
2. 能恢复一定的活动度和功能。

3. 稳定而不易脱位或半脱位。

4. 无疼痛。

5. 能长期使用而无不良反应，不松动、不磨损、不断裂。

6. 当手术失败时，仍有挽救方法。

三、人工关节的材料

作为永久性植入物，人工关节的材料要求较一般骨折内固定装置更高，因为后者只在活体内放置较短时间，骨折愈合后即可取出，而人工关节则将留在体内而伴随患者终生。目前有三类材料用于关节假体制作，即金属、生物陶瓷和高分子有机材料。三类材料各有其优缺点，医护人员应让患者了解其特点，以期最大限度地提高假体寿命。如金属材料中的不锈钢，其耐腐蚀、生物相容性和疲劳寿命均较超级合金差，但其价格最低，常用于某些活动要求不高、寿命有限的老年患者；而钴基合金也会发生疲劳断裂，钛和钛基合金中新的氯离子注入技术大大提高了钛的表面硬度和抗磨损能力，这种合金已作为人工膝关节的股骨侧假体和股骨头假体的常用材料；有机高分子植入物常用超高分子聚乙烯和硅橡胶，而超高分子量聚乙烯是与金属或陶瓷相容性人工关节的最佳配对材料，它具有生物相容性好、质轻、强度较高等优点，虽然其塑性变形和表面磨损情况欠理想；而陶瓷虽然耐磨性高，抗腐蚀性强，但其高脆性、高弹性模量、低抗裂纹扩展性妨碍了它的应用，有人应用其制作全髋假体的髋臼或股骨头，也有的用作金属植入物的表面涂层。

四、人工关节置换术的护理及康复要点

1. 生活起居护理　术后患者应卧床休息，协助其保持各关节的正确、舒适的体位。对生活不能自理者，应加强基础护理，帮助解决日常生活中的困难，满足其生活需要，并注意防止坠积性肺炎、尿路感染、便秘、压疮等并发症。

2. 心理护理　关节置换术风险较大，术前准备时间长，术后易出现并发症，这些对患者均造成一定压力，因此应关心和理解患者，及时给予心理疏导，使患者获得心理支持，树立疾病康复的信心。

3. 饮食护理　因患者年龄较大、体质较差、手术创伤大，因此应加强营养，给予高蛋白、高维生素、易消化食物，保证足够营养，提高机体抗病力，促进伤口早日愈合。

4. 围术期护理

（1）**术前护理**　充分了解患者的心理及对人工关节的选择，指导患者进行术前准备及相关训练，如术前用药准备，是否使用激素药物，术前相关检查、手术区域皮肤准备及肠道准备，床上使用大小便器的训练，肌力的训练等。

（2）**术后护理**　①病情观察：术后密切观察生命体征变化，早期注意观察伤口出血、患肢疼痛及血液循环情况，出现异常及时处理。有引流者，保持负压引流通畅，并注意观察引流液的量、颜色和性质。疼痛较甚者可给予镇痛，以降低痛感及应激反应，

保证患者舒适。②患肢护理：抬高患肢15°~20°，以利静脉、淋巴回流，防止或减轻术后肿胀。注意患肢体位的摆放，中立位，必要时使用支具，防止内收或外旋。术后2~3天即可早期进行肌肉的等长收缩及未固定关节的活动，病情稳定后可进行康复锻炼，活动时注意保护置换关节，防关节脱位。

5. 常见并发症的观察及护理

（1）**深静脉血栓形成和肺栓塞** 人工关节置换术后常并发深静脉血栓形成与肺栓塞，尤其是肥胖患者和手术时间超过两个半小时者发生率较高。肺栓塞发生突然，轻者出现呼吸急促、心率增快、烦躁不安或表情淡漠，重者可引起呼吸困难、胸痛、严重发痛、昏迷，甚至因呼吸循环衰竭而突然死亡，部分患者可出现颈、胸部皮肤和黏膜瘀斑，眼底瘀斑、出血和水肿。因此术后应注意观察生命体征、意识状态和胸部皮肤黏膜情况，必要时早期采取抗凝措施，积极预防和及时发现肺栓塞。

深静脉血栓形成多见于术侧小腿或大腿部，典型表现是患肢出现肿胀、疼痛。术后适当运用抗血栓药物将有助于减少深静脉血栓形成，但过量使用肝素或低分子右旋糖酐可能增加手术创口出血。因此应密切观察病情变化，患肢早期进行活动，必要时在术肢进行间隙加压，促进静脉回流。

（2）**感染** 包括浅部感染和深部感染，多发生于术后近期，少数深部感染可发生于术后数年。感染是一严重并发症，常引起关节的疼痛和病变，以致最终需要再次手术去除假体和骨水泥，造成难以处理的后果。①浅部感染：局部出现红、肿、热、痛的急性炎症表现，患肢活动时疼痛加剧，体温持续升高，严重者引起全身中毒症状，如精神不振、头痛、无力、肌肉酸痛、食欲减退等。应密切观察病情变化，减少关节活动，配合抗感染治疗。②深部感染：常以预防为主。术中严格无菌操作，保持引流通畅，及时在术前或术后24小时内给予广谱抗生素，并在术前积极控制身体其他系统的感染。对类风湿性关节炎，伴全身性疾病或曾使用激素治疗的患者，应注意加强营养，适当锻炼，提高其抗感染能力。早期感染患者症状不典型，但置换处常出现不明原因的疼痛，应密切观察，减少活动。晚期深部感染的临床表现较特殊，一般局部急性炎症表现不明显，常出现红、肿、热现象，体温和白细胞有时升高不多，但血沉较快，血清C反应蛋白含量升高，血清蛋白电泳呈现感染急性期反应，类黏蛋白增多。X线检查、关节穿刺和细菌培养均有异常，应注意观察。

置换关节深部感染者常给予切开引流和插管做抗生素溶液灌洗，有大量化脓性组织者切口多开放留待延迟或二期缝合。护理上应密切观察体温变化，保持负压引流通畅，遵医嘱持续应用抗生素静脉注射数周或口服抗生素数周。

（3）**假体松动** 假体松动是人工关节置换术最常见的并发症。近来研究提示，假体松动除力学原因外，生物学反应也是导致远期松动的主要因素。医护人员应向患者解释清楚，以便配合。假体松动早期无明显移位或疼痛，晚期时出现进行性疼痛、假体明显旋转移位或下沉，护理人员应帮助患者调整体位，减少患肢活动范围，必要时做好翻修手术前准备。

（4）**假体折断** 假体折断多数为疲劳折断，偶尔也可见到严重外伤导致的假体折断。部分折断与假体本身质量以及术中假体安置位置不当有关，但更多的折断发生于假体松动以后。护理人员应指导患者正确活动，减少假体受到反复应力，密切观察患部的疼痛、关节活动度及肿胀情况。

（5）脱位　关节脱位是术后常见症状之一。造成脱位的主要原因为假体安装位置或手术不当、不恰当的体位移动或活动、肢体长度不够等。绝大多数脱位出现在术后一个月内，非安装或手术原因者可手法复位。护理人员应根据手术切口不同保持患肢及关节处于稳定位置，指导患者正确进行功能活动。

（6）骨水泥植入综合征　骨水泥植入综合征为骨水泥植入所引起的一系列临床症状，包括低血压、心律失常、严重低氧血症、心肌梗死、肺动脉压增高、出血（凝血功能改变）、哮喘发作等。为预防骨水泥综合征的发生，术前应正确严格地评估患者的心肺功能和对手术的耐受能力，做好充分的术前准备；术后密切监测生命体征，观察患者的精神状态和情绪变化，经常呼叫或提问患者，以判断意识状态，要备好各种机械设备和药品，随时准备抢救。

6．术后康复原则

（1）个别对待　由于不同患者的体质、病情、心理素质、需求、手术过程等不尽相同，应因人而异。

（2）全面训练　恢复肢体的运动功能涉及其他关节或全身，且有些疾病累及多关节、多器官，如类风湿性关节炎，因此，单纯进行该关节训练不足以改善患者的运动功能，应兼顾身体其他部位。

（3）循序渐进　接受关节置换术的患者有较长期的疼痛、畸形及功能障碍，关节周围软组织及骨质都受到不同程度影响，所以患者的功能水平只能逐渐提高，切忌操之过急，以免发生不应有的损伤。

7．术后康复的一般程序

根据个人情况，制订个体化康复计划，根据此计划进行康复锻炼，并根据反应及功能恢复的程度，定期修改。一般康复程序分三期：

（1）术后早期　即手术当天至术后第3天，主要是抬高患肢，主动或被动活动患关节。患肢置于中立位或良肢位，以防发生关节脱位。

（2）术后中期　术后第3天到第2周，此期主要是早期进行功能锻炼。持续被动活动是早期进行功能锻炼的主要手段，一般认为术后第1天即可开始持续被动活动。使用骨水泥者，一般情况下，术后第4天在医护人员或家属的帮助下，即可练习主动活动，如关节不稳可带支架。

（3）术后晚期　即术后14天至6周以内，此期目的以增强肌力为主，保持已获得的关节活动度。

第二节　上肢关节置换术

人工肩关节置换术

【解剖特点】

肩关节活动度最大，它是由一个较大的肱骨头和一个较小的肩胛盂组成，缺乏内在的稳定因素。其关节囊十分松弛，关节稳定性主要取决于关节周围肌腱。肩袖不仅在肩关节最大活动时稳定盂肱关节，而且肩袖结构的完整还能起到固定上肢的支点作用，使三角肌依靠这一支点而外展、上举肱骨。

【护理评估】

除常规的全面身心评估外，还需评估肩关节活动度、肩袖的功能、肩关节周围软组织挛缩度、三角肌的功能等。询问病史及用药情况，确保在手术前 1 周停用非激素类消炎药、抗关节炎药。

【处理原则】

一、人工肱骨头置换术

1. **适应证**　①严重的肱骨头粉碎骨折，闭合或手术复位不满意者；②肱骨头无菌性坏死或肱骨头肿瘤。

2. **禁忌证**　新近感染；肩胛盂或肱骨大结节同时有严重病变；神经性关节病；关节的麻痹性病变；肩袖和三角肌功能欠佳。

二、人工全肩关节置换术种类

1. **非制约式人工全肩关节**　非制约式假体由肩胛盂假体和肱骨头假体组成，二者的曲面相匹配。其设计与正常人体解剖结构相一致，由于两部分假体之间无任何机械性连接，其稳定性完全依赖周围软组织的完整性。主要适宜于肱骨头坏死。

2. **制约式（含半制约式）人工全肩关节**　制约是通过曲面较小的球头安放在较深的臼窝中实现的，以减少或防止脱位。其中假体头位于肱骨侧成正置式人工全肩关节；假体头位于肩胛盂侧，称反置式人工全肩关节。由于假体的头臼之间有机械制约，不存在任何相对位移而难以缓冲外力，因此后期骨－假体间松动率较高。制约式人工肩关节仅适用于类风湿性关节炎。

三、非制约式全肩关节置换术

1. **适应证**　病变同时累及肱骨头和肩胛盂，手术以解除疼痛为主要目的。

2. 禁忌证 ①新近感染；②三角肌、肩袖功能完全丧失。

四、制约式人工全肩关节置换术

1. 正置式人工全肩关节置换术

（1）适应证 ①严重的慢性关节炎如类风湿性关节炎、骨关节炎、创伤性关节炎或肱骨头坏死，且伴有旋转袖变性、挛缩或断裂者；②严重的陈旧性骨折、脱位，伴有旋转袖损伤、瘫痪、挛缩或骨性支点缺损；③肱骨近端肿瘤，术后有较广泛骨和软组织缺损；④某些先天性异常；⑤关节囊功能不全，包括各种增殖性滑膜炎或创伤所致的关节囊增厚、挛缩、变性等，特别是老年人往往伴有肩袖功能异常且均较难通过软组织手术改善者；⑥肩关节融合术、成形术或非制约式人工关节置换术失败。

（2）禁忌证 ①原有局部感染；②神经系统疾病，如卒中、脑瘫、脊髓灰质炎后遗症所致肩部肌肉完全瘫痪；③肩胛骨骨组织缺损较多，以致假体不能植入；④精神病患者；⑤肩关节神经性病变（Charcot 关节病）。

2. 反置式人工全肩关节置换术

（1）适应证 同正置式人工全肩关节置换术，此外，还可用于肩胛骨肿瘤。

（2）禁忌证 对该假体，肩胛颈部大块骨缺损或疏松者已不构成手术禁忌证。余项同正置式人工全肩关节置换术。

【护理特点】

一、术后护理

按骨科术后常规护理及人工关节置换术后护理。

二、围术期护理

患处功能位固定、制动，可使用前臂吊带或外展支架，使肩关节处于休息状态，以减轻患者的痛苦。密切观察手术侧上肢的皮温、颜色、末梢血液循环、感觉和运动的变化。警惕对假体本身和骨水泥副反应的发生。如有异常及时通知医生，以防各种原因引起的肢体水肿、缺血、麻木，可早期进行手、肘、腕的功能锻炼，增强患者康复信心。

三、并发症的观察及护理

手术后并发症主要是感染、假体松动、下沉和半脱位或脱位。

1. 术前应了解各种可能增加感染的危险因素，尽可能采用各种预防感染的措施，如严格手术区域的皮肤准备、术中严格无菌操作、保持床单位清洁干燥、保持引流通畅、及时使用对各种细菌感染有效的抗生素等。

2. 假体松动、脱位是人工肩关节手术后最常见的并发症。如体位不当或翻身的姿势不当，会导致置换关节的脱位。临床表现为关节的疼痛、肿胀、畸形，X 线片可发现脱位征象。术前应进行肌力的训练，以保持假体的稳定；术后严禁患侧卧位，以免置换的肩关节受压，发生杠杆作用而致肩关节前脱位；术后卧床时肩关节宜垫软枕，防假体下沉；指导患者进行肩关节功能训练及日常生活活动训练，以防不良动作影响假体的稳定；密切观察患肢有无疼痛、肿胀、活动障碍、感觉异常，防止假体柄折断、肱骨骨折、内固定物如螺丝钉或钢丝折断、臂丛神经损伤等并发症出现。

四、加强肌力训练

由于患者都处于长期肩关节相对制动的状态，肌肉活动减退，导致肌肉萎缩，因此术前、术后都要进行肌力训练。如握拳和伸指活动，腕关节和肘关节的屈伸活动，旋前、旋后活动。每日 3 次，每次 30 分钟，以促进血液循环，恢复肌力。

五、各手术康复护理特点

1. **人工肱骨头置换术** 肩关节功能的康复最终取决于持续有效的功能训练，术后需 18～24 月才能完成康复治疗。一般术后第 3 天疼痛减轻后即开始被动活动，1 周后解除固定，术后 6 周内避免肩关节主动屈曲和外展。术后随肌力恢复，逐渐过渡到主动活动，避免活动幅度过大，应循序渐进。

2. **非制约式人工全肩关节置换术** 术后 1 周多数患者可去除外固定，先局部热敷，再进行被动活动训练，主动活动可在术后第 2 周进行。仰卧位休息时，可用枕垫支托患肢，并开始肩关节外旋和屈曲训练。随时间推移，肩关节操练范围逐渐扩大内旋、后伸和肩关节旋转运动。术后 6 周，可增加活动度，主动训练三角肌和肩胛下肌，肌力足够后，应增加抗阻力训练。若坚持训练 1～1.5 年，可获得最大的功能恢复。

3. **制约式人工全肩关节置换术** 术后第 2 天即可进行肩关节被动活动，并逐渐加大活动范围；术后第 3～4 周开始肩关节主动锻炼。训练过程中，应始终禁止参加激烈运动，保护肩关节，避免肩部受撞，且不宜上提或拖曳重物。

六、康复训练注意事项

术后训练不当可导致软组织修复部的松弛或断裂，出现假体松动或脱位等并发症，因此应特别注意，严格按康复计划和康复程序进行。

1. 术后 2 天至术后 3 周被动功能锻炼之后，循序渐进进行主动锻炼，应避免过度被动锻炼。术中如曾修补肩关节的主要稳定肌，则术后必须防止增加该肌张力的活动。

2. 术后 3 周后逐渐增加主、被动活动范围。6 周后可允许和鼓励患者做较用力的主动活动，但 3 个月内禁止做投掷活动。

七、日常生活中应避免的动作

1. 避免举起、提起或推拉重物的活动。

2. 避免进行过度外展内收的活动，如上推、打高尔夫球、篮球等。

3. 避免用患肢上臂支撑体重或进行易引起碰撞或跌倒的活动（人与人相接触的活动和滑雪等）。

人工肘关节置换术

【解剖特点】

1. 肘关节由三部分构成：肱骨-尺骨滑车关节、肱桡关节和上尺桡关节。肱骨远端关节面由滑车和肱骨小头构成。桡骨小头中央凹陷与肱骨小头构成桡肱关节，允许前臂旋转，尺骨近端和肱骨远端关节面紧密配合，可抵抗内翻应力和扭力；冠突和鹰嘴突也足以防止肘屈曲时可能发生的脱位。

2. 尺侧副韧带由三部分构成：前束、后束和横束。以前束最为强大，临床上也最为重要，它附着在冠突的表面结节处。肘屈伸时，前束始终保持紧张，并作为主要的静止性约束力以对抗外翻负载，而防止外翻脱位的动力性约束力是由屈肌和旋后肌群来承担，但不及韧带的作用重要。

3. 肘关节作为前臂的杠杆，保持手在一定的空间位置。它的基本功能是使手能触到脸部，并处理个人卫生。

【护理评估】

除常规的全面身心评估、病史、用药外，还需评估肘关节的功能、肘关节周围软组织挛缩度等。

【处理原则】

一、适应证

1. 肘关节严重疼痛是人工肘关节置换最主要的指征，仅有肘关节畸形、功能减退，而无疼痛，不应行肘关节置换术。

2. 双侧肘关节非功能位强直。

3. 因肿瘤、创伤、感染而引起的肘部部分骨缺损。感染者需稳定一年后才能手术。

4. 肘关节成形术或间隔物成形术失败的患者，如局部条件尚好，可行人工肘关节置换术。

5. 相对适应证：肘关节不稳而引起的无力、不适。

二、禁忌证

1. 感染。

2. 神经性关节病变。

3. 各种原因引起的肘部骨组织大块严重缺损，从而影响假体稳定性。

4. 相对禁忌证：营养不良；肘部皮肤缺损、广泛瘢痕及伤口愈合不良；肘部异位骨化。

【护理特点】

1. 按骨科术后常规护理及人工关节置换术后护理。

2. 做好围术期护理。术后保持患肢功能位，适当固定（肘关节屈曲 90°，前臂中立位），密切观察其疼痛，有无麻木、肿胀等情况。保持引流通畅，定时换药。

3. 指导患者功能锻炼。

（1）术后第 1 天在肘关节固定的基础上进行手腕关节的主动运动；术后第 4 天，置换肘关节可开始做主动及被动运动，包括屈、伸和前臂旋转，2 次/日，注意练习时应取下夹板和吊带，练习后重新制动；术后第 7~10 天时适当进行主动活动和日常生活活动训练；术后 4 周可停用夹板或吊带，注意不能伸手捡物品或持重物。密切观察肘部活动范围、运动轨迹、疼痛等情况，防关节脱位或松动。

（2）晚期避免过度强力操练及日常生活的剧烈负荷；日常生活中避免参加竞争性运动或重体力劳动。

人工手腕部关节置换术

【解剖特点】

腕关节即桡腕关节，由桡骨远端关节面和尺骨头下方的关节盘下面构成关节窝，与腕舟骨、月骨、三角骨联合形成的椭圆凸面构成。桡腕关节与腕骨间关节共同提供腕部伸、屈、外展、内收和环转活动。关节的稳定由掌侧和背侧韧带以及关节囊、腕部伸屈肌腱共同保持。

【护理评估】

除评估手腕部活动及疼痛、畸形情况以外，还需了解患者有无其他并发症以及心理、社会等全方位因素。

【处理原则】

一、人工全腕关节置换术

1. **适应证** ①主要用于双侧腕、肘、手部关节均严重受累的类风湿性关节炎患者；②部分因创伤或疾病导致桡骨远端关节面合并腕舟骨和月骨损害；③骨折不连接或缺血性坏死，且有明显疼痛和功能障碍者。

2. **禁忌证** ①有近期感染史；②重体力劳动者或承担繁重家务者；③年轻患者特别是骨骺尚未闭合者；④伴有难以重建的手部功能障碍者。

二、人工月骨置换术

1. **适应证** 主要适用于月骨无菌性坏死以及月骨创伤性关节炎而致腕关节疼痛或

僵硬，保守治疗无效者。

2. **禁忌证** 无特殊。

三、人工掌指关节置换术

1. **适应证** 疼痛、关节面破坏、半脱位和不能被动矫正的尺偏、关节运动功能丧失等。

2. **禁忌证** 感染、皮肤不健、大块骨缺损、快速发展的类风湿性关节炎、掌指关节强直伴有各种类型的黏多糖病、掌指关节强直伴有无疼痛而功能良好的严重手部畸形等。

四、人工指间关节置换术

1. **适应证** 适用于因类风湿性关节炎和退化性关节炎而导致的手指关节疼痛、畸形而失去功能者。

2. **禁忌证** 感染、皮肤不健、大块骨缺损、快速发展的类风湿性关节炎、指间关节强直伴有各种类型的黏多糖病、指间关节强直伴有无疼痛而功能良好的严重手部畸形等。

【护理特点】

一、术后护理

按骨科术后常规护理及人工关节置换术后护理。

二、围术期护理

术后患肢抬高、功能位固定，密切观察其神经、血循环情况，减轻患者的痛苦。早期有条件者可进行近指关节的功能锻炼，增强患者恢复健康的信心。

三、并发症的预防

1. **感染** 发生率不高，预防方法同其他关节置换术。

2. **假体断裂、松动或脱位** 术后应严密观察有无疼痛、畸形、功能障碍，指导患者进行正确的功能锻炼，避免过劳，特别是手部的强力活动。

3. **肌腱失衡** 多出现在全腕人工关节置换术后，多因肌腱损害，或假体位置不当等引起。术后应密切观察有无发生尺偏倾向，必要时在手部支具牵引下，使手指在正常位置上进行屈、伸功能锻炼。

4. **邻近关节残余畸形进行性加重** 多出现在人工掌指关节置换术后，特别是近侧关节如腕关节畸形未能于术前纠正时尤为明显。应严格进行术前评估，掌握由近及远的矫治原则，指导患者正确进行功能锻炼及日常生活。

5. **皮肤坏死** 多出现在人工掌指关节置换术后，多因术中软组织损伤或指背静脉损伤引起，应严密观察假体表面的皮肤，保证局部血液循环情况。

四、各手术康复护理特点

1. **全腕人工关节置换术**　术后应对手腕进行前臂石膏托或支具固定，使其保持中立位，悬吊抬高术侧上肢3~5天，并密切观察肢端末梢血循环情况；若有负压引流应保持引流管通畅，并观察引流物的色、质、量。如手腕曾做伸肌腱修补或肌腱移位时，应用弹性支具保持手指于伸直位；术后3周可去除外固定，若有腕关节失稳，应延长固定时间至术后6周；去除外固定后立即开始腕关节主动伸展锻炼和被动运动，勿剧烈活动，禁止抗阻运动或手持重物。

2. **人工月骨置换术**　术后抬高患肢3~5天，持续前臂石膏固定患处。若无肿胀、疼痛，可进行腕关节有限活动训练，禁止大幅度活动。

3. **人工掌指关节置换术**　术后抬高患肢24~48小时，持续掌指关节伸直位石膏外固定3周，鼓励指间关节活动。术后5天，关节肿胀消退应更换石膏，使掌指关节屈曲幅度数逐渐加大。术后3周间断石膏固定，即白天活动关节，夜间继续以石膏保护。术后8周后完全解除外固定。

4. **人工指间关节置换术**　术后抬高患肢24~48小时，持续石膏外固定。术后3~5天去除外固定，练习手指的屈伸运动。

五、康复训练注意事项

1. 使患者了解手术后的功能锻炼，并进行示范。

2. 石膏制动取消后，逐渐进行关节的主、被动屈伸锻炼，辅助物理康复治疗，后期进行日常生活训练。

3. 在日常生活和工作中避免过劳，特别是避免手部强力的活动，否则会导致人工关节过早地磨损或其他损害。

第三节　下肢关节置换术

人工髋关节置换术

【解剖特点】

髋关节是人体最大、最稳定的关节之一，属典型的球臼关节。它由股骨头、髋臼形成关节，下方与股骨相连，颈干交界处内侧分别有大、小转子。与膝关节相比，髋关节有良好的内在稳定性，同时也有很大的活动度。由于其承受体重和参与人体的直立行走，髋关节在结构上形成了以下几个特征：

1. 髋臼周边有软骨性髋臼唇使之加宽加深，并超出半圆。

2. 股骨头呈球状，与髋臼相匹配。

3. 股骨头凹处有圆韧带与髋臼相连，增加稳定性。

4. 股骨颈狭长，与股骨干形成角度，具有力学意义并增加髋的活动范围。

5. 周围有紧张而强大的韧带保护。

6. 周围有丰富的肌肉覆盖。

【护理评估】

1. 原发疾病的有关因素　包括原发疾病的病程、既往治疗经过、效果和诊断。

2. 全身状况　包括患者的精神状态，有无其他系统的疾病如高血压、糖尿病，有无心、肺、肝、肾等器官的并发症，术后有无人工关节的并发症等。

3. 心理及社会背景资料　包括患者的个人爱好、性格特征、智力水平、处世方法、康复欲望和要求、教育程度、家庭成员及其关系、经济状况、对疾病和生活的态度等。

4. 关节局部情况　主要包括关节活动度和肌力、术中情况、关节功能评分等。但目前尚无统一的髋关节功能评定标准，国外应用最广的是 Harris 评定标准和 Charnley 改良的 Smerle Daubigne 评分标准，前者我国应用较多。下附 Harris 评分标准（表 12 – 1），得分 90～100 分为优，80～89 分为良，70～79 分为中，70 分以下为差。

【处理原则】

一、人工全髋关节置换术

全髋关节由人工髋臼和人工股骨头组成。

1. 适应证　①各种非感染性髋关节炎，如原发或继发性骨关节炎、类风湿性关节炎、强直性脊柱炎等；②各种原因导致的股骨头缺血性坏死；③股骨颈骨折不连接；④股骨近段或髋臼肿瘤；⑤先天性髋关节半脱位或完全脱位，有严重疼痛和失稳，且继续加重者；⑥关节固定术后位置不佳或融合不良；⑦部分化脓性髋关节炎稳定期或髋关节结核。

2. 禁忌证　①全身情况差或有严重伴发病，难以耐受较大手术者；②髋关节或身体其他部位存在活动性感染；③全身或局部严重骨质疏松或进行性骨量丧失性疾病；④神经营养性髋关节病；⑤髋外展肌（臀中肌）肌力丧失或不足；⑥髋臼周围及股骨上段严重骨缺损且难以修复者；⑦年龄小于 60 岁或有中度骨质疏松者应慎用。

二、人工股骨头置换术

1. 适应证　①年龄大于 60 岁的股骨颈新鲜骨折，Garden Ⅲ、Ⅳ 型，特别是骨折线在头下者，且髋臼无病损；②陈旧性股骨颈骨折，骨不连接或股骨头缺血性坏死并明显变形，且有明显症状者。

2. 禁忌证　①全身情况差或有严重伴发病，难以耐受较大手术者；②髋臼也有损害。

表 12 - 1　人工全髋关节置换术 Harris 评分法（满分 100 分）

随访内容	分数	随访内容	分数
1. 疼痛		5. 系鞋带，穿袜子	
无	44	容易	4
活动后稍有疼痛，但不需服用止痛药	40	困难	2
活动后轻度疼痛，偶尔需服用止痛药	30	不能	0
活动后中度疼痛，需经常服用止痛药	20	6. 坐椅子	
稍活动后明显疼痛，偶服强烈止痛药	10	任何高度的椅子 1 小时以上	5
卧床不敢活动，经常服用强烈止痛药	0	只能坐高椅子半小时以上	3
2. 无畸形，无下列畸形	4	坐椅子不能超过半小时	0
固定性内收畸形 <10°	1	7. 上汽车	
固定性伸直位内旋畸形 <10°	1	能	1
双下肢长度差异 ≤3.2cm	1	不能	0
固定性屈曲畸形 <30°	1	8. 跛形	
3. 活动度（屈 + 外展 + 内收 + 外旋 + 内旋）		无	11
190°～300°	5	轻	8
160°～209°	4	中	5
100°～159°	3	重	0
60°～99°	2	9. 行走距离	
30°～59°	1	不受限	11
0°～29°	0	1km 以上	8
4. 行走时辅助		500m 左右	5
不用	11	只能卧床，不能行走	0
走长路时需用手杖	7	10. 爬楼梯	
走路时总要用手杖	5	自如	4
用单拐	4	基本自如，但需扶栏杆	2
用两根手杖	2	勉强能上楼	1
用双拐能（或不能）行走	0	不能	0

三、髋关节表面置换术

1. 适应证　①青年或中年髋关节疾患，病变限于软骨和软骨下骨，大部分软骨下骨尚完整，因疼痛明显或伴明显活动限制已有全髋关节置换术指征，但又因年龄过轻不宜立即行全髋置换手术者；②某些骨关节炎、类风湿性关节炎患者，以及某些全身性疾病所致的关节疼痛和活动限制，尤其是双侧性患者；③陈旧性髋关节中心性脱位。

2. 禁忌证　①病变涉及深层骨组织；②股骨头坏死变形；③与人工全髋关节置换术第 1～5 项禁忌证相同。

【护理特点】

一、术后护理

按骨科术后常规护理及人工关节置换术后护理。

二、围术期护理

1. **保持正确体位**　术后保持患肢外展中立位（患肢外展 30°足尖向上）。术后当天可在术侧肢体外下方垫入适当厚度的梯形软垫，使髋、膝关节稍屈曲，避免下肢外旋。术后第 1 天，拆除软垫，尽量伸直患肢，可在两腿间安放梯形或三角软垫，必要时穿丁字鞋，以防髋关节外旋、内收、屈髋畸形和脱位。为避免长期同一姿势所致不适，可适当仰卧与健侧倾斜卧位交替，注意健侧卧位时两腿间和后背垫软枕以保持患肢中立位。

2. **引流管的护理**　保持引流通畅，防扭曲或滑脱，密切观察引流的情况，正常情况下常在术后 24 ~ 48 小时内拔除引流管。

三、密切观察，落实相关护理措施

1. **疼痛**　手术创伤、体位不当和过早活动均可引起疼痛，尽注意避免。若疼痛较甚时遵医嘱适当服用镇静止痛药，或采用患者自控型静脉止痛泵，减少疼痛刺激，保证患者休息。

2. **静脉血栓形成**　静脉壁损伤、血流缓慢、血液高凝状态是深静脉血栓形成的主要因素。手术和创伤本身可引起血管损伤和高凝状态，而长期卧床和下肢活动减少则造成血流缓慢。应密切观察下肢有无肿胀、胸痛或咳粉红色泡沫痰，必要时可使用间隙加压装置或穿专用弹力袜，促进血液回流。有静脉炎或血栓史者可遵医嘱酌情使用抗凝药以预防深静脉血栓形成，鼓励患者适当进行肢体的被动和主动运动，增加床上活动量，同时密切注意伤口情况，监测凝血酶原时间，防继发出血。

3. **髋关节脱位**　注意保护患侧髋关节，患肢始终处于外展中立位；术后 3 周内避免患髋进行屈曲、内收和内旋的复合动作，且不宜过早进行直腿抬高活动。一旦发生脱位，应立即制动，以减轻疼痛和防止发生血管神经损伤。

4. **其他并发症的观察**　注意观察有无神经血管损伤、股骨骨折、大结节滑囊炎以及假体松动、异位骨化等情况出现，若有异常立即报告医生，对症处理。

四、康复训练

指导患者进行康复锻炼，促进患者恢复体力，增强肌力，增大关节活动度，降低术后并发症。为预防术后假肢脱位，康复锻炼根据不同的手术入路不完全相同。以下介绍最常见的后外侧切口患者的康复计划：

1. **一般康复训练**

（1）术后 1 ~ 2 天　早期锻炼可防止出现关节僵硬和肌肉萎缩，减少深部静脉血栓发生机会，预防并发症。但运动量不宜过大，以床上锻炼为主。

（2）术后3~4天　可以进行健肢的屈伸、患髋伸直状况下患肢的内收和外展运动，并进行抗阻的内收和外展等长肌力练习，即在股骨内侧和外侧给予阻力，让患者主动外展患肢。

（3）术后4~5天　可训练患者床边坐起、站立和行走。

（4）术后6~7天　可进行卧-立转移训练。允许患者坐高椅，保持膝关节不高于髋关节；用加高的自制坐便器如厕，或在辅助下身体后倾患腿前伸如厕训练；坐位时身体向后靠和腿向前伸。避免患肢架在健肢上（跷二郎腿），避免身体前弯超过90°。

（5）术后1周以上　上下楼梯和跑台慢步走练习（适用于骨水泥固定患者）。

2. 特殊康复训练

（1）床上练习　早期进行踝关节主动屈伸练习，以促进下肢血液回流；股四头肌、腘绳肌和臀大肌等长收缩练习，保持肌肉张力；深呼吸练习，防心肺系统的并发症。方法如下：①腓肠肌训练：足踝用力跖屈（脚趾向前伸直，脚跟向后拉），然后足踝呈背屈位（脚趾向后拉，脚跟向前推），注意保持膝关节伸直。②股四头肌训练：让患者股四头肌收紧，膝部下压，膝关节保持伸直5秒钟，再放松5秒钟。③股二头肌训练：患者下肢呈中立位，足跟往下压，膝关节不能弯曲，保持5秒钟。④臀大肌训练：臀部收缩5秒钟，放松5秒钟。

锻炼屈髋肌力量和翻身练习，适用于手术后1周进行。①屈髋肌力练习：做髋关节半屈位的主动或主动抗阻力屈髋练习。②此期也可主动进行直腿抬高练习，翻身练习：伸直术侧髋关节，保持旋转中立位，伸直同侧上肢，手掌垫在大粗隆后面，向术侧翻身，后外侧手术入路防止患肢内旋。可使用三角软垫辅助，仰卧、侧卧、俯卧交替进行。前外侧手术入路患者应防止髋外旋。

（2）坐位练习　适用于手术后4~5天以后。除非特殊需要，术后一般不宜久坐。术后6~8周内，患者以躺、站或行走为主，坐的时间尽量缩短，每日可坐4~6次，每次限半小时。坐位是髋关节最容易出现脱位、半脱位的体位。第一次床边坐起训练时应协助患者进行，避免髋关节屈曲超过90°，患肢保持外展，以防脱位。练习内容如下：①伸髋练习：坐于床边，双手后撑，主动伸直髋、膝关节；②屈髋练习：注意髋关节适当外展，并置于旋转中立位；③屈髋位旋转练习：双足分开，双膝合拢，用于练习髋关节内旋，反之，为髋关节外旋练习。

（3）立位练习　适用于术后6~7天以后，开始下地活动的患者。开始时，必须在助行器协助下进行，当患者的身体状况允许时可以使用腋杖或手臂拐杖。①髋关节伸展练习：后伸术侧下肢，对侧髋、膝关节半屈，抬头挺胸，做骨盆前移动作，拉伸髋关节前关节囊和挛缩的屈髋肌群。②骨盆左右摇摆练习：可练习髋关节的内收、外展。伸直下肢，左右摇摆骨盆，使双侧髋关节交替外展、内收。如患者靠墙固定双肩、双足，练习的效果会更佳。对于髋关节的内收位挛缩畸形者，应针对性地多练髋关节的外展动作，内收动作尽量少做或不做。③髋内外翻畸形矫正练习：伸直健侧下肢，适当垫高，而患肢直接踩在地上，以保持患肢处于外展位。此法多用于术前有髋关节内收畸形的患者。反之，如患侧下肢垫高，则用于纠正外展畸形。④屈髋练习：抬高患肢，放于一定高度的凳子上，上身用力前倾加大髋关节屈曲。通过调节凳子高度来控制患侧髋关节的屈曲程度。⑤旋转练习：固定术侧下肢，通过对侧下肢前后移动，练习术侧髋关节的内、外旋。

（4）步行练习　手术后何时开始下地行走受手术假体类型、手术操作和患者体力恢复情况等影响。如使用骨水泥固定假体，且初次髋关节置换术，术中也没有植骨、骨折等情况，术后第3天即可步行练习。如果属多孔表面骨长入型假体，则至少在术后6周才能开始步行练习。有大粗隆截骨、术中股骨骨折的患者，行走练习更应根据X线情况，推迟到术后2月。训练时先用助行器辅助行走，待患者重心稳定，信心充足后，改用双侧腋杖。假体的固定方式不同，肢体的负重时间也不一样。假体完全采用骨水泥固定的患者可以完全负重，立即使用助行器和拐杖行走；混合性固定（髋臼为非骨水泥固定而股骨假体为骨水泥固定）或生物固定，由部分负重过渡到使用腋杖或拐杖行走，术后6周内患者需扶拐，以后可以不使用助行器，完全负重行走。若患肢过早负重易造成股骨假体与插入的骨髓腔之间的相对活动，影响骨组织长入到假体表面孔内。

（5）踏车练习　开始时间多在患者步行练习之后，一般术后2~3周进行，也可根据患者的具体情况进行适当调整。开始时稍用力，保持车速24km/h，术后6~8周，逐渐加快。训练时间10~15分钟/次，以出现疲劳感、轻微疼痛为宜。踏车练习时注意上车方法，防术侧下肢过分负重，或动作不当而导致假体脱位。双足踩住车踏板后，先尽可能升高车坐垫，能骑满圈后，再逐渐调低坐垫以增加髋关节屈曲，双膝并拢或分开使髋关节内、外旋。

五、各手术康复活动特点

1. **人工全髋关节置换术**　①非骨水泥型患者术后3天内卧床，患肢置于外展中立位。3~7天后可依靠助行器做床边活动，2~6周持双拐做不负重或部分负重活动，6~12周使用单拐，以后逐步弃拐活动。②骨水泥型患者术后可较早在床上做患肢被动伸屈活动。3~7天后主动活动并下床练习站立。术后2~6周持双拐下地行走，以后逐步弃拐活动。

2. **人工股骨头置换术**　术后早期其周围的软组织尚未修复，对关节的固定作用差。因此应注意术后进行直腿抬高，活动时间不宜过早，姿势和幅度不宜过大。一般卧床两周左右可开始下地行走，扶拐负重。禁止髋关节过度内收或前屈的动作，如两腿在膝部交叉放置、坐小矮凳、下蹲位、上陡坡等。

3. **髋关节表面置换术**　因术后保留了患者更多的健康股骨，精确重建了股骨近端和髋关节的正常解剖结构，具备良好的生物力学和关节稳定性，因此患者运动能力康复更快、术后关节活动度大且脱位率低。术后第一天患者即可至屈髋90°坐起，2~3天即可扶拐下地，6周可正常行走。

六、康复注意事项

1. 在患者的术后康复中，应遵循个体化、渐进性、全面性三个原则。

2. 避免将髋关节放置在易脱位的体位，保持下肢经常处于外展位或中立位。①在坐、站、躺时避免交叉腿和膝。②坐位时保持双足分开15cm，双膝在髋以下水平。避免坐太矮的椅子，可以用枕头垫着坐，以保持双膝在髋水平以下。③从坐位起立时，先向椅子的边缘滑动，然后再用助步架或拐杖支撑站起。④避免弯腰动作。患者可以考虑购买长柄鞋拔或软鞋。⑤卧位时，在双腿之间放一个枕垫，使关节保持在适当的位置或用特制的外展支架或夹板将髋关节固定在适当的位置。⑥如厕时加高厕位，使膝盖保持在髋以下。在助行器辅助下进行身体后倾患腿前伸如厕训练，坐位时身体向后靠和腿向前伸。

3. 步行训练时应注意步行速度和步行距离，保持平衡、稳定，纠正术后髋关节残存的屈曲畸形。在上下楼练习时，要求"好上坏下"，即上楼时健侧先上，下楼时术侧先下，以减少患髋负重屈曲。

4. 术后必须使用拐杖，至无疼痛及跛行时方可弃拐。如果可能最好终身使用单手杖，减少对术侧关节的磨损，尤其是外出旅行或长距离行走时。

5. 避免重体力活动以及参加诸如奔跑、跳迪斯科等需要髋关节大范围剧烈活动的运动项目，以减少发生术后关节脱位、半脱位、骨折、假体松动等并发症。

6. 除了患肢锻炼，同时注重健肢、上肢主动活动，呼吸训练以及心理咨询，使患者消除忧虑，增强信心。

7. 手术后6~8周内避免性生活。性生活时要防止术侧下肢极度外展，并避免受压。

8. 饮食有节，合理配膳，可多进食补益和中类食物如牛肉、猪肉、山药、莲肉、黑木耳等；老年者宜食清淡、温热熟软之品。

人工膝关节置换术

【解剖特点】

膝关节由股骨下端、胫骨平台、髌骨及其周围滑膜、关节囊、韧带、半月板和肌肉等组织共同组成，构成屈戌关节，属单轴关节。其特点有：

1. 有丰富的骨结构。

2. 有丰富的韧带。因关节囊前壁不完整，由附着于股四头肌腱的髌骨和髌韧带填补，关节囊周围由许多韧带包括腓侧、胫侧副韧带等予以加强、稳定关节。

3. 有丰富的肌肉。运动膝关节的肌肉主要分为两类，即伸膝肌和屈膝肌。前者指的是股四头肌，其四部分肌肉不同程度地负责膝关节伸直。屈膝肌包括股二头肌、半腱肌、半膜肌、缝匠肌、腘肌、腓肠肌等。

4. 在股骨与胫骨关节面之间，垫有两块纤维软骨板，分别称为内、外侧半月板。

它主要起着传导载荷、增加膝关节的稳定性和灵活性的作用。

5．膝关节囊由薄而坚强的纤维膜构成，伸膝时，与周围韧带、肌肉共同维持膝关节的稳定。膝关节滑膜是全身最大的滑膜，它分泌滑液，起着润滑的作用。

6．充填在髌骨、股骨髁下方、胫骨髁上方和髌韧带之间的是膝关节内脂肪垫，它将关节囊的纤维层与滑膜分开，充填关节面不相适应的空间，便于关节活动。

7．膝关节周围有许多肌腱，活动范围又大，因此滑液囊也相对较多。

8．膝关节有着十分丰富的血运和神经。

【护理评估】

一、术前评估

术前评估包括患者一般情况、患肢功能障碍情况、有无其他疾病、病程和既往治疗等情况，尤其是类风湿性关节炎和严重强直性脊柱炎的患者，晚期呈现的各种畸形，如膝关节严重屈曲挛缩、半脱位、高度骨质疏松、骨质缺损、关节强直和肌肉萎缩等，应进行各功能评定，做好准备，促进患者早日康复。术前评估包括以下几个方面：

1．一般情况　包括性别、年龄、全身状况、现在症状、既往史，以及膝关节疼痛的程度，有无水肿、畸形等。

2．膝关节功能障碍情况　包括膝关节活动范围（ROM）、膝关节周围肌力、骨质缺损及骨骼质量等情况。如类风湿性关节炎者患肢严重屈膝挛缩，因长期不能行走，需卧床或依靠轮椅，多伴有膝内、外翻或旋转畸形，或因前、后交叉韧带的破坏而导致胫骨平台向前、后移位或半脱位；而膝内外翻股骨髁破坏缺损、囊性变、单侧髁发育不良、平台塌陷等，术后易出现并发应力集中、假体松动现象；骨质疏松者术后则易出现骨质缺损、骨折等。

3．药物使用情况　长期使用肾上腺皮质激素及环磷酰胺、青霉胺等免疫抑制剂者，术后感染率明显升高；而术前长期服用非甾体类抗炎药物，有可能降低血小板功能，增加术中、术后出血，并损伤患者消化道黏膜，有潜在溃疡存在，容易继发术后应激性溃疡。

二、心理状况

患者生活活动能力的下降及功能障碍可能导致患者心理甚至精神的改变。这种精神心理的改变，可能导致术后不配合，功能训练及手术效果不理想。

三、影像学检查

术前应根据膝关节正侧位 X 线片认真评估，判断有无膝关节周围骨质疏松、缺损；而患肢的力线可根据利用 X 线确定髋、膝、踝中心及各种轴线来测量下肢的长度、角度等力学参数，如胫股冠状角、髋－膝－踝角、膝关节间隙角等。

【处理原则】

一、人工全膝关节置换术

1. **适应证**　手术目的是解除疼痛、恢复膝关节的运动功能和稳定性、纠正畸形。绝对手术指征为膝关节骨关节炎、类风湿性关节炎、创伤性关节炎、骨缺血坏死或肿瘤等病变所致的严重疼痛和/或功能障碍。相对指征为膝关节不稳、僵硬或畸形。

2. **禁忌证**

（1）绝对禁忌证　①局部或全身感染；②合并其他疾病，从而增加发生围术期并发症或死亡的危险；③屈肌功能障碍，不能主动屈膝。

（2）相对禁忌证　①既往股骨、胫骨有骨髓炎历史；②严重的外周血管疾病和某些神经功能损害；③患者有过高的生理或职业要求；④一般情况差，严重骨质疏松，过度肥胖。

二、单髁膝关节置换术

单髁膝关节置换术仅对胫骨关节单侧病变间室进行表面置换，保留了膝关节前后交叉韧带、保存骨量及本体感觉，以期获得更好的功能恢复，并为年龄、病情偏轻的患者保留了以后进行全膝关节置换术的机会。而近年来发展的微创手术代表了单髁膝关节置换术更大的进步，患者恢复更快。

多用于重度单侧病变而另一侧关节间隙及髌骨关节基本正常的患者。不适用于炎症性关节炎，如类风湿性关节炎、系统性红斑狼疮性关节炎等；手术前短期内有过感染性关节炎的患者也禁止使用。

三、半关节置换术

现已很少应用，它主要适用于采取关节镜、关节清理术、截骨术等效果不好，而且患者年轻、肥胖、活动过多不宜行人工全膝关节置换术或单髁置换术的患者；亦可用于某些胫骨平台骨折的患者。

【护理特点】

一、术后护理

按骨科术后常规护理及人工关节置换术后护理。

二、围术期护理

1. 术前做好各种准备，让患者了解术后康复的一般程序，恢复体力，尽可能增强股四头肌及伸肌肌力，增加受累膝关节的关节活动度（简称 ROM）。

2. 病情观察及护理：①术后严密观察生命体征变化及引流管是否通畅，引流液性、色、质、量，及早发现活动性出血征兆。②保持切口敷料清洁、无污染，如有渗出应及时更换。观察局部有无红、肿、热、痛等急性炎症表现，若切口肿胀明显伴静止痛和高热时，应及时报告医生。③观察并评估术后患者的疼痛程度，遵医嘱给予止痛药物，保持患者舒适。④注意防止深静脉血栓的形成，早期的深静脉血栓患者一般无疼痛表现，应严密观察肢体是否肿胀、皮肤温度及静脉回流状况，如有无浅静脉怒张、皮肤张力增大等。⑤观察有无腓总神经麻痹，如有应明确原因，若为敷料压迫，则松解敷料，若为矫正畸形时牵拉所至，应予神经营养药物，如维生素 B_1、B_{12} 等。

3. 抬高患肢，消除肿胀。膝关节固定于中立位，早期可进行肢体末端关节（趾、踝关节）的主动或被动活动、膝关节肌肉的等长收缩，促进下肢血运循环。每日进行多次，每次 15~20 分钟。翻身时应避免压迫患肢，尽量翻向健侧，注意患者的末梢血运状况及感知觉状况，如肢体末梢有麻木、疼痛及血运不好应及时通知医生。

三、指导术后康复练习

1. ROM 锻炼 其目的主要是通过牵拉撕开粘连的软组织以防关节挛缩，促进下肢血循环，防止深静脉血栓和栓塞，尤其在术后 2 周内非常重要。

（1）持续被动活动器（CPM）练习 一般术后当天或术后 2~3 天开始使用，活动时间、速度及幅度根据患者情况而定。一般初次活动范围为 0°~45°，每日间断活动 2~3 小时，每次 30~60 分钟，每日增加活动范围 5°~10°，至获得满意的 ROM。注意观察患者疼痛及血液循环情况，若疼痛剧烈，应考虑调整活动速度、幅度及时间，酌情减量，必要时给予止痛。

（2）主动膝关节屈伸活动 术后第 2 天患者进行患肢膝关节的屈伸训练，可在使用 CPM 锻炼的间歇进行。患者坐于床边，患腿自然下垂，患腿主动抬高伸直小腿，缓慢屈伸膝关节。要求患者尽可能地在活动允许的范围内使用 CPM 同时锻炼肌力，每日 2~3 次，每次 20~30 分钟。

（3）跖屈及屈曲受限时的锻炼 其目的是剥离较新的粘连，伸长挛缩的软组织。用于术后 2 周不能完全伸直或屈膝不能达 90°者，常用方法是被动活动与关节松动技术相结合。

2. 肌力增强锻炼 因患膝长时间废用，股四头肌及屈膝肌肌力均不同程度减退。不同肌力采用不同的训练方法（表 12-2）。

表 12-2 肌力与肌力增强方法的选择

肌力	方法	运动形式
0~1	肌肉功能再训练	——
2	辅助主动运动	等张运动/等长运动
3	主动运动	等张运动/等长运动
4~5	抗阻力主动运动	等张运动/等长运动

（1）**肌肉功能再训练**　无论肌肉有无收缩能力都要努力用劲，鼓励并协助患者专心努力实现此训练。

（2）**辅助主动运动**　侧卧位在滑面上主动屈伸膝关节，不能达到的部分用手协助，肌力增强后逐渐增加运动面倾斜度。股四头肌稍强后可在垂直面上运动，达不到的部分用手协助。仰卧位主要锻炼股直肌，坐位主要训练股中间肌及内、外侧肌等。

（3）**主动运动**　主要进行直腿抬高练习、仰卧位起坐练习等。

（4）**抗阻运动**　患者不借助外力或利用滑车和重锤、摩擦力、浮力、流体阻力等进行锻炼。

3．行走和体位转移训练　术后患者平衡、协调能力均下降，应进行相关训练。训练顺序可遵循站→行→坐→蹲的原则，循序渐进。一般术后第一天可在支具的保护下，协助患者站立于床边，重心放在健侧保持 10 秒，再将重心移向患侧保持 10 秒，休息片刻，在患者可耐受的情况下，可扶其在床边行走 10 步左右。视患者身体状况可自由调节锻炼时间和方法，由非负重行走逐渐转为负重行走。术后 2 月后可进行扶物下蹲练习，增加肌肉力量，最大限度恢复关节活动。

4．全身体力恢复训练　为配合膝关节功能锻炼，使患者的行走负重功能得到增进，必须进行全身体力恢复训练，尤其是长期卧床者、肾上腺皮质激素使用者、合并其他全身并发症者。体力恢复训练有一系列的训练体操，针对人工膝关节置换术，可简化为"二、三、四、背、腹"锻炼，即肱二头肌、肱三头肌、股四头肌、背肌、腹肌。简单的方法有引体向上、支撑起坐、飞燕点水、五点支撑、仰卧起坐等。亦可根据肌力增强训练的原则选择相应的方法。

四、各手术康复活动特点

1．人工全膝关节置换术　一般患者于术后当天或术后 1～2 天进行膝关节被动活动，临床常运用 CPM 机来进行初始功能锻炼，同时可开始股四头肌锻炼，促进血液循环。术后第 2～3 天即可离床坐轮椅；如患者能自如地进行直腿高举操练，即可扶腋杖行走。用骨水泥固定的患者可早期部分负重，多数患者术后 6 周可弃杖行走。不用骨水泥的患者，术后 6 周可扶拐下地活动。

2．单髁膝关节置换术　因手术创伤小，术后膝关节功能恢复较快，患者在 1～2 天就可下床活动，2～6 天内可爬楼梯。

3．半关节置换术　根据患者具体情况，有石膏固定者可早期进行足、踝关节的主动活动、患肢肌肉的等长运动等；2 周后拆除石膏，先在支具辅助下进行非负重行走，4～6 周逐渐负重行走。

五、康复护理注意事项

1．根据个人情况，制订个体化康复计划，并根据反应及功能恢复的程度，定期修改。

2．注意观察患者在训练后的表情及有无疲劳感、疼痛感，鼓励患者坚持锻炼。若疼痛较甚者应分析疼痛原因，及时处理，以防训练不当而发生软组织损伤、关节松动、脱位等并发症。

3. 注意观察患者的心理状态。接受膝关节置换术的患者有较长期的疼痛、活动障碍，有膝关节周围软组织及骨质病损，因此训练时只能循序渐进，切忌操之过急。

4. 加强与患者、家属的交流和沟通，强调正确功能锻炼的重要性。

人工踝关节置换术

【解剖特点】

踝关节为屈戌关节，类似于铰链，矢状面上可做屈伸活动，是身体主要的负重关节。与其他负重关节相比，踝关节活动范围小，但更为稳定。周围多为韧带，无强壮肌肉组织附着。内外踝与距骨侧方紧密贴合，起到防止踝关节侧方移位及过度的顺胫骨纵轴旋转的作用。

【护理评估】

1. **一般情况**　包括患者性别、年龄、全身状况、现在症状、既往史以及踝关节疼痛程度、有无畸形等。

2. **踝关节功能障碍情况**　如类风湿性关节炎患者，病变可涉及踝关节、距下关节和跗骨间关节等。这些患者踝关节融合后，足部其他关节不但无法代偿因融合术而丧失的踝关节部分活动功能，而且本身功能会由于术后较长时间的固定制动而进一步受损。

3. **心理状况**　患者生活活动能力的下降及功能障碍可能导致心理甚至精神的改变。有些老年患者或术后活动量小、功能要求低，有的只需短距离行走即可。

4. **影像学检查**　术前应根据踝关节正侧位 X 线片认真评估，判断有无踝关节病变、韧带不稳定、明显骨缺损、距骨体无菌性坏死等。

【处理原则】

对人工踝关节置换术的临床治疗价值，仍有不同评说。也有文献认为远期效果不佳，不宜常规使用。目前的处理方法有：

一、全踝关节置换术

1. **适应证**　凡已具有踝关节融合术指征的非感染性病例，均可考虑全踝关节置换术。多数用于：陈旧性踝关节骨折脱位，遗留严重创伤性关节炎，伴明显疼痛和功能障碍；类风湿性关节炎（特别是双侧性者）；肿瘤。

2. **禁忌证**　有近期感染史；踝关节侧副韧带缺损或下肢远端肌肉瘫痪而有明显踝关节失稳；距骨无菌性坏死。

二、全踝及全距骨置换术

距骨肿瘤、缺血性坏死或粉碎性骨折脱位患者，可能需做全距骨切除、全踝加全距骨假体全置换术。

【护理特点】

一、术后护理

按骨科术后常规护理及人工关节置换术后护理。

二、围术期护理

抬高患肢并制动，密切观察患肢足趾血运、感觉活动、皮温情况，注意保暖。保持伤口引流管通畅，早期进行足趾屈伸运动，促进血液循环，防止患肢肿胀。

三、固定

石膏固定者应将足部放置于中立位或轻度背屈，5°外翻及与对侧肢体同样外旋位。严密观察石膏有无变形、塌陷，松紧是否适度及伤口周围有无活动性渗血和固定性疼痛，及时报告医生、对症处理。

四、病情观察

密切观察有无感染、疼痛、假体松动或脱位、距骨下沉、内外踝骨折等情况，对症处理。

五、指导患者术后康复训练

短腿石膏托固定踝关节于功能位 2~3 周。外固定去除后立即加强主、被动锻炼，并在双拐帮助下行走。术后 6 周去拐。康复锻炼计划为：

1. **一般康复程序** 手术后即可进行非固定关节的活动，术后 3~5 天逐步开始平衡负重练习，根据疼痛减少情况逐步增加。术后 6 周开始主动屈伸练习，并去掉管型石膏，改用踝支具和弹力袜稳定踝关节内外侧和减轻水肿。在踝支具保护下逐步增加踝关节活动度和载荷程度。术后一般需要 6~12 周时间才能恢复正常的行走步态。随着疼痛消失和肿胀减退，增加主动抗屈伸和内外翻练习，直至踝关节恢复正常内在稳定性，而无须依靠踝支具保护。

2. **特殊康复**

（1）负重踝关节屈伸运动 患者可坐于床边，患足置于地面，将足跟用力抬起，与地面成 60°~70°后慢慢放松置于地面，每日 3 次，每次 10~20 分钟。

（2）足趾站立训练及负重下蹲练习 站立训练时应先双拐部分负重，活动踝关节，再单拐部分负重，最后不用拐杖负重站立。下蹲练习时，患者双肢站立，慢慢下蹲到最大限度，再慢慢站起，将足跟尽力抬起。每日 3 次，每次 10 ~ 20 分钟。

（3）关节活动度　人工踝关节活动度不能要求过大，较小的活动度有利于保护关节的稳定性。

六、康复锻炼注意事项

1. 注意在走路活动用力时，尽量给予弹性绑带或护踝的固定措施，以防止疲劳性的损伤和关节附近摩擦的影响。

2. 注意鞋的选择。为保证行走时的支撑作用和足够的力量，患者需要弯底鞋或 SACH 型跟的鞋。

3. 安全并坚持进行康复功能锻炼。

第十三章　常用关节镜手术护理

第一节　概　述

关节镜是应用于关节的一种内镜，已应用于全身各个关节，如肩关节、肘关节、腕关节、髋关节、踝关节和颞颌关节。关节镜手术是微创外科在骨科领域的重大进展，是关节外科的发展方向，应用至今已近 90 年。我国自 20 世纪 80 年代引进了该项技术。1918 年，日本东京大学的 Kenji Takagi 教授（1888 – 1963 年）首次应用膀胱镜对尸体的膝关节进行了观察，为经过人体非自然孔道（内镜入路）进入体腔进行检查和治疗奠定了基础。1931 年，Takagi 关节镜问世；1958 年 Masaki Watanabe 所发明的 Watanabe 关节镜，则被认为是第一个成功的关节镜。1955 年 3 月 9 日开展了第 1 例真正关节镜监视下的滑膜黄色巨细胞瘤切除手术；1962 年 3 月 4 日，成功地实施了第 1 例关节镜下半月板部分切除术。随着光学、电子学和图像技术的发展，并将这些现代技术应用于关节镜，关节镜及其操作系统不断得到改进，尤其是摄像系统的微型化，使术者摆脱了肉眼观察、操作困难的局面，电视监视器视野清晰，利于手术操作，促进了关节镜外科水平的提高，而手术技术的提高又促进了关节镜器械的改进和发展。目前，关节镜不仅是一种辅助的关节检查手段，而且也是关节外科和运动医学领域中主要的治疗手段。关节镜下手术及关节镜辅助的切开手术不仅成功地用于大多数膝关节伤病的诊治，而且已经越来越多地应用于肩、肘、腕、髋、踝等关节，手术范围不断扩大。在现代骨科中，关节镜手术已经成为不可或缺的日常手术。

一、现代关节镜系统的组成

一般来说，关节镜器械主要由关节镜、冷光源系统、摄像及记录系统、关节灌洗及吸引系统、镜下手工器械和电动刨削系统等组成。关节镜是整个光镜系统中最关键的部件，是获得关节内部结构高清晰图像的可靠保证。标准的关节镜由以下几部分组成：透镜系统、一束光导纤维（二者被包裹在同一个金属管壳内）、金属鞘、光缆接口和目镜或摄像头接口。关节镜的视野主要由视向和视角决定。视向是指关节镜观察的方向，由镜头前面的倾斜角度决定，因而关节镜的镜面通常有 0°、30°、70° 等。其中，30° 倾斜面的关节镜最为常用，因30°斜面镜头正前方尽管在视野的边缘部分，但完全可以监视到，通过旋转又可以明显扩大视野，观察范围较大，可完成各项检查和绝大多数镜下手术。根据其用途不同，大小直径不同，膝关节通常采用4mm关节镜。

二、关节镜手术特点

关节镜由于可看到关节腔内几乎所有的部位，因此比切开关节视野更大；由于图像经过放大，比切开关节视野更清晰；手术时，不需大范围的暴露关节，因此，创伤自然比切开手术要小，疤痕少，康复快，并发症少，恢复快，可以较早离床活动。手术适用范围很广，髋、膝、踝、肩、肘、腕等大关节，甚至指关节都可以做关节镜手术。它既可以用来诊断，也可以用来治疗；既可以治疗关节炎等慢性病，也可以治疗骨折等急性创伤；还可以用于关节外的手术，比如取内固定等。

三、关节镜手术适应证

关节镜技术有两大目的：一是明确诊断作用；二是手术治疗作用。

1. 诊断性检查 直接观察诊断关节内滑膜、软骨、半月板、韧带和骨的损伤与病变。

2. 关节内损伤治疗 如半月板损伤的全切除、部分切除、缝合及盘状半月板成形术，也可用于交叉韧带损伤修复和重建、关节软骨面损伤修复及移植等。

3. 各种类型关节炎诊断治疗 包括感染性及非感染性，如类风湿性关节炎的滑膜切除及活检；化脓性关节炎的关节内冲洗、清创及引流等。

4. 特异性感染 如结核病灶的切除及诊断等。

5. 关节内游离体及异物的摘除 包括痛风性结晶体的摘除等。

6. 关节内骨折复位固定。

7. 关节内肿瘤的诊断及切除 包括色素沉着、绒毛结节性滑膜炎等滑膜切除。

8. 术前评估 切开手术的术前评估。

四、关节镜手术禁忌证

（一）绝对禁忌证

1. 局部感染者，因关节镜入路有可能导致感染波及关节。

2. 关节活动明显受限者，如严重的关节僵直、关节腔狭窄，无法进行检查。

3. 凝血机制异常者。

4. 有严重心脏病、未控制的糖尿病或身体衰竭者。

（二）相对禁忌证

1. 关节主要副韧带和关节囊严重破裂者。施行关节镜检查可能使灌注液体外渗到软组织。

2. 滑膜增生性炎症者。关节极度肿胀而浮髌试验阴性，提示增生滑膜已填充关节腔，此时不易注水膨胀，无法观察关节内结构，强行施行关节镜检查可能造成关节内出血。

五、关节镜手术并发症

关节镜手术属于微创手术，手术中、手术后发生的并发症较少。详细制订手术前与手术中计划，遵循手术操作的基本原则，可以有效避免和减少并发症的发生。常见并发症如下：

（一）关节内损伤

1. 关节软骨损伤 是最常见的手术中并发症，造成关节软骨面损伤的原因主要是手术者经验不足，动作粗暴。熟练的操作技术，以及根据不同的手术需要选择不同的入口和合适的手术器械，可以避免。

2. 半月板和脂肪垫损伤 当膝前入口位置太低，手术器械可能造成半月板前角的损伤；当入口离髌腱太近时，会造成脂肪垫的损伤。手术前和手术中准确的定位是非常重要的。

3. 交叉韧带损伤 在关节镜下切除半月板不当，可将十字韧带在髁间的附着处切除。

（二）关节外损伤

1. 血管损伤 关节周围血管损伤是最有破坏性的并发症。如下肢通常由器械直接穿透或撕裂损伤腘血管，也可以由于液体过度外渗压迫腘血管所致。

2. 神经损伤 手术过程中过度的牵拉、机械压迫、外渗液压迫，以及止血带的长期使用造成的缺血等，都可能引起神经的损伤。最常见于股神经的髌下支或缝匠肌支损伤。

3. 韧带和肌腱损伤 在应用下肢固定架时，术中操作过分外翻和内翻膝关节可能造成内侧和外侧副韧带损伤。

（三）器械损坏关节内残留

操作的不规范和手术器械的不合理使用，有可能造成器械损坏关节内残留。

（四）止血带性神经麻痹

在止血带下方铺好软垫，定时监测止血带压力，一般上肢不超过 300mmHg，少于 30 分钟，下肢不超过 600mmHg，少于 90 分钟，可以有效预防该并发症的发生。

（五）术后并发症

1. 关节血肿 是最常见的手术后并发症，常见于髌骨双侧支持带松解和外侧半月板全切除术后。

2. **血栓性静脉炎**　使用止血带及大腿固定器会增加该并发症的发生率。

3. **液体外溢和筋膜间隔综合征**　手术中使用灌注泵时，灌注液可渗至大腿或小腿的筋膜间室，手术中如不注意观察，可导致筋膜间隔综合征。

4. **关节感染**　最常见致病菌为金葡菌，通常由于手术时间过长、全身或局部有感染灶、关节内注射类固醇激素等。

5. **滑膜疝和滑膜窦道**　由于关节镜入路切口过大，脂肪小球和滑膜组织可通过入口形成疝，常在皮下出现结节状囊肿，一般无症状，无须特殊治疗。

第二节　膝关节镜手术患者的护理

膝关节镜手术是关节镜微创外科的重要组成部分。由于膝关节功能重要，关节内组织结构复杂，又是关节疾病与损伤的好发部位，而且能够用关节镜手术检查治疗的伤病最多，使用范围最广，手术效果明显优于开放手术，使膝关节镜手术充分体现了关节镜微创外科的优势。

一、适应证

1. 膝关节诊断性检查：直接观察诊断关节内滑膜、软骨、半月板、韧带和骨的损伤与病变，以获得直观的病情资料。

2. 关节内损伤的治疗：如半月板损伤切除、缝合及盘状半月板成形术；交叉韧带损伤修复及重建；关节软骨面损伤修整及移植等。

3. 骨关节炎的关节冲洗和关节清理及软骨搔刮、钻孔成形术。

4. 特异性感染：如膝关节结核病灶清除。

5. 关节内游离体及异物的摘除：如痛风性结晶体摘除。

6. 关节内骨折及复位固定。

7. 关节内肿瘤诊断及切除：包括色素沉着、绒毛结节性滑膜炎等滑膜切除。

8. 术前评估：切开手术的术前评估。

二、禁忌证

1. 膝关节局部或附近皮肤有感染病灶者。

2. 膝关节骨性强直者。因关节没有屈伸活动，无关节间隙，可致关节镜无法置入。

3. 凝血机制异常者。

三、手术护理

（一）术前护理

1. **心理护理**　向患者详细介绍关节镜检查及手术的优点、目的和意义、手术过程及术中可能出现的情况；介绍麻醉方法、体位、手术需要的时间，让患者及其家属有充分的心理准备，以消除患者的紧张心理，配合手术顺利进行。

2．一般护理

（1）术前评估：了解患者既往史、用药史及药物过敏史；了解患者入院时身体状况、患肢皮肤情况，如有异常应及时报告医师，及时给予相应处置。

（2）完善各项术前检查：包括血常规、尿常规、血液生化和免疫检查，出血和凝血功能检查，心电图、胸片、X 线摄片检查等，以确保手术顺利进行。

（3）皮肤准备：为保证手术顺利进行，预防手术后感染发生，手术前做好皮肤准备极其重要。手术前常规备皮范围应足够大，上至大腿上 1/3，下至足趾，动作轻柔，注意不得刮破皮肤。

（4）指导患者进食高热量、高蛋白、高维生素的饮食，增进营养，以利于增加机体抵抗力及手术后身体恢复。

（5）手术前密切观察检查各项生命体征，女性患者是否在经期，经期妇女术后可能导致伤口出血增加或硬膜外麻醉后椎管内出血。

（6）告知患者手术前注意事项：手术前一日晚 10 点禁食、禁水至手术后 6 小时。必要时可给予镇静剂，以保证良好的睡眠，确保手术顺利进行。

3．术前肢体护理　许多膝关节疾病患者病程长，多伴有股四头肌内侧的萎缩及膝关节不同程度畸形及活动受限现象。股四头肌是维持膝关节稳定性的重要组织，膝关节的各类损伤均会造成股四头肌的萎缩。术前功能锻炼可帮助恢复股四头肌的肌力，增强屈伸活动范围，促进膝关节功能恢复。教会患者掌握股四头肌等长收缩练习，每日进行 2 次直腿抬高锻炼，以增强肌力，每次 15 分钟。

（二）术后护理

1．术后常规护理　手术后 6 小时取平卧位，密切观察生命体征变化及敷料渗血情况，患肢抬高 30°，有利于静脉回流，减轻肿胀充血；密切观察患肢末梢血运及足趾活动，如有异常、疼痛时应及时报告医师；手术后保持负压引流管通畅，注意观察引流液的性质、量和颜色。

2．饮食护理　手术后 6 小时内禁食、水，手术后第二天待胃肠功能完全恢复后方可进食，鼓励患者多进食高热量、高蛋白、高维生素、易消化饮食；多食用水果、蔬菜，多饮水，禁食辛辣刺激食物。

3．体位护理　手术后平卧硬板床，患肢用软枕抬高 15°～30°、外展 10°～20°中立位，关节适当屈曲，以利于血液回流，减轻手术后切口疼痛及患肢肿胀。

4．患肢血运观察　手术后患肢给予弹力绷带或大棉垫加压包扎，松紧适宜。观察患肢末梢血液循环、感觉和运动情况，检查足背动脉搏动情况，并与健侧比较，如有异常应及时报告医师。

5．伤口护理　手术后应严密观察伤口辅料有无渗血情况，若渗血较多应及时通知医师更换辅料，并注意观察膝关节有无肿胀、疼痛，观察周围皮肤颜色，可行局部冷敷。

6. 疼痛护理　手术后 8~24 小时内，患肢轻度疼痛，一般不予镇痛剂。根据疼痛部位、程度及时间，分析疼痛原因，排除是否为并发症所致，不可盲目使用镇痛剂。

7. 并发症观察与护理

（1）感染　关节抗感染能力差，手术前皮肤常规消毒并保证其完整，对任何膝部皮肤破损、皮疹、炎症均先进行治疗，遵医嘱给予围术期应用抗生素，手术中严格无菌操作，手术后密切观察患者体温及伤口情况。

（2）关节内血肿　是最常见的并发症。可予如下处置：①患肢用弹力绷带加压包扎，在关节两侧置冰袋冷敷 6 小时，以减少渗血，减轻关节肿胀和疼痛。②密切观察局部情况，若手术后 5~6 小时内出现剧烈疼痛，患肢不能抬起，多为关节积血引起，应通知医师在无菌条件下行关节穿刺抽液，再行加压包扎，患肢抬高休息 3~5 天，减少活动，也可在关节腔内注射透明质酸钠，防止关节粘连。③筋膜间隔综合征：关节镜手术中需用大量的关节冲洗液冲洗，有时关节冲洗液外渗造成小腿严重肿胀，导致间隔综合征，引起血管、神经症状。如怀疑发生间隔综合征应及时报告医师。④血栓性静脉炎：早期症状轻微，不易引起注意，随着病情发展，牵拉腓肠肌会有明显疼痛。超声检查可帮助诊断。应指导患者每日主动或被动地进行足趾的伸屈活动及患肢的肌肉收缩运动，防止静脉炎发生。⑤止血带麻痹：若出现膝关节以下袜套样感觉、麻木、感觉过敏，可进行局部按摩、理疗、肌肉注射神经营养药恢复。

四、健康指导

（一）功能锻炼

根据患膝的功能锻炼状态，按股四头肌等长收缩、直腿抬高练习、终末伸膝锻炼、膝关节活动范围练习的顺序循序渐进，锻炼原则为次数由少到多、锻炼时间由短到长、强度逐渐增强。

1. 膝关节主动锻炼　手术后当天行股四头肌等长收缩，以增强肌力，防止肌肉萎缩。方法为患者平卧，足尖朝上，用力伸膝，绷紧大腿肌肉，持续 5~10 秒，然后放松肌肉。手术后第一天开始直腿抬高练习，方法为患者平卧，足尖朝上，伸直膝关节并收缩股四头肌后抬高患肢，足跟距床面 20cm，持续 5~6 秒，放下肢体，放松肌肉。手术后第三天，膝关节疼痛缓解后开始进行终末伸膝锻炼，方法为患膝下垫一枕头，保持屈膝约 30°，然后使足跟抬离床面直至患膝伸直，保持 5~10 秒，放下肢体，放松肌肉。同时开始进行膝关节活动范围的练习，方法为患者平卧，足尖朝上，直腿抬高离开床面，使肢体与床面成 45°角，屈曲膝关节，再缓慢伸直膝关节，放下肢体，放松肌肉。此训练也可让患者坐于床边进行，膝关节位于床沿，两腿自然下垂，伸直膝关节，持续 5~10 秒，然后放松，使小腿自然下垂。

2. 膝关节被动锻炼　被动锻炼主要通过 CPM 机进行，以缓解损伤或手术后引起的疼痛，增加关节软骨的营养和代谢活动，消除关节粘连，改善关节活动度，最终促进关节功能恢复。方法：手术后处于麻醉状态下的患肢即可在 CPM 机上开始锻炼，2 次/天，1 小时/次，角度从 30°开始，每日增加 10°，直至 100°～110°止，速度也逐渐增加，以患者不感到疼痛和疲劳为度。在创口愈合、主动活动膝关节无疼痛时即可停止。

（二）出院指导

1. 膝关节保暖，夜间抬高患肢。

2. 手术后，关节功能恢复期，患肢不宜负重。

3. 嘱患者出院后继续按照要求进行功能锻炼，以利于关节功能恢复，直至关节活动范围正常、疼痛消失、下肢行走如常为止。

4. 定期随访，如发生切口红、肿、疼痛、渗液较多时，应及时就诊。

第三节　肩关节镜手术患者的护理

肩关节镜是应用于肩关节的一种内窥镜。将这种内窥镜用来检查诊断并予以治疗人体的各种肩关节伤病，即称之为"肩关节镜技术"。当今世界竞技体育的发展和现代制造业的发展，使肩关节的损伤愈来愈多见，而肩关节镜技术也已经逐渐替代了传统治疗，成为诊断和治疗肩关节疾病的重要方法。目前，肩关节镜不只是用于提高诊断水平，更多的是开展了镜下治疗，并取得了令人非常满意的临床效果。肩关节镜技术已经成为许多肩关节疾病如肩关节盂唇撕裂、肩袖疾病、肩关节不稳的最佳诊疗方法。在肩关节镜下进行手术，可利于保持关节原有的解剖生理结构，创伤小，准确率高，而且手术后恢复快。肩关节镜技术包括诊断性关节镜检查和治疗性关节镜技术。目前，已经开展的肩关节镜下手术包括肩峰成形术、肩袖修补术、盂唇修整缝合术、关节囊挛缩松解术、游离体取出术、滑膜切除术、肱二头肌腱长头腱清理或缝合固定术。

一、适应证

1. 肩关节紊乱症，疑有盂唇损伤者。

2. 顽固性肩峰下疼痛或功能障碍，疑有冈上肌腱上表面部分撕裂或肩峰下滑囊病变者。

3. 非典型性肩关节疼痛，疑有软骨损伤或软骨性游离体者。

4. 肱二头肌腱长头腱损伤者。

5. 非典型性肩关节疼痛，怀疑软骨损伤或软骨性游离体者。

6. 既往肩关节手术失败者。手术过的肩关节，MRI 检查常有异常信号，判断肩关节病损非常困难，常有假阳性表现，所以，只能用关节造影判断肩袖情况，用肩关节镜全面判断肩关节情况。

二、禁忌证

1. 切口周围有感染。

2. 全身情况不许可。

三、体位

(一)确定手术体位的相关因素

1. 提供理想的进路,同时在术中易于改变。
2. 便于关节镜插入关节腔内,同时,也可使检查和治疗的技术操作顺利进行。
3. 不增加患者痛苦,并能使其较长时间地耐受和配合手术的进行。

(二)常用体位

1. **侧卧位** 肩关节外展 $40° \sim 70°$,屈曲 $20°$,或外展 $20°$,屈曲 $20°$;牵引重量:$3 \sim 5kg$。

2. **沙滩椅位** 上身倾 $70° \sim 90°$,髋屈 $90°$,膝关节屈 $50°$ 左右,肩胛骨内缘到床缘,头部、躯干固定可靠。

四、护理

(一)术前护理

1. **心理护理** 向患者详细讲解肩关节镜检查及手术的优点、目的和意义、手术过程及术中可能出现的情况;介绍麻醉方法、体位、手术需要的时间,让患者及其家属有充分的心理准备,为患者提供相关信息和资料,介绍成功病例,消除患者的紧张心理,配合手术顺利进行。

2. **一般护理**

(1) 术前评估 了解患者既往史、用药史及药物过敏史;了解患者入院时身体状况、患肢皮肤情况,如有异常应及时汇报医师,及时给予相应处置。

(2) 完善各项术前检查 包括血常规、尿常规、血液生化和免疫检查,出血和凝血功能检查,心电图、胸片、X线摄片检查等,以确保手术顺利进行。

3. **术前宣教** 肩关节手术可能采取全身麻醉,为改善通气功能,有效预防手术后呼吸道并发症的发生,指导患者术前戒烟、练习深呼吸及有效咳嗽、咳痰方法。

4. **皮肤准备** 为保证手术顺利进行,预防手术后感染发生,术前做好皮肤保护极其重要。肩关节手术备皮范围是患侧前后中线以内,包括患侧颈部及以下、患侧剑突以上胸背部皮肤及患侧上肢皮肤,注意备腋窝。备皮时注意动作轻柔,勿划伤。

5. **术前特殊练习** 指导患者进行预防术后并发症训练,包括教会患者患肢肌肉收缩与放松运动;指导患者进行握拳练习,以预防肿胀及促进末梢血液循环;进行体位改变练习,教会患者如何坐起下床。

(二)术后护理

1. **术后常规护理** 密切观察生命体征,包括意识、血压、心率、呼吸、血氧饱和度变化，床边心电监护，并定时记录。注意观察伤口敷料渗血情况，保持辅料清洁干燥。

2. 体位护理　患肢用颈腕带悬吊置肘关节屈曲 90° 的功能位，肘与胸之间垫一枕垫，使肩关节保持轻度外展位。

3. 患肢肢端血运观察　严密观察患肢活动、肿胀、神经感觉、皮肤温度、颜色、末梢循环的充盈度及桡动脉搏动情况等，如有异常应立即报告医师。

4. 引流管护理　妥善固定引流管，保持引流通畅，按时挤捏引流管，防止引流管折叠及堵塞；观察引流液的色、质、量，并及时记录；常规手术后 24 小时拔除引流管。

5. 疼痛护理　可口服止痛药，必要时遵医嘱使用止痛剂；有条件者可在肩峰下间隙内置镇痛泵，以及早进行功能锻炼。

6. 并发症观察与护理

（1）**感染**　由于暴露有限，关节周围血管丰富和灌注液的稀释作用，感染并不常见。但是，感染也可因无菌技术不严格引起，手术中直接感染是引发手术后早期感染的主要原因，表现为体温升高，局部红、肿、热、痛，压痛明显。应严密观察局部肿胀情况；更换一次性负压器时应严格遵循无菌操作原则，防止引流液反流至体内；定时观察体温变化，6~8 小时监测体温一次，并记录。体温超过 38.5℃ 需及时汇报医师，结合全身情况进行判断，及时处置。

（2）**肩关节肿胀**　发生原因主要是由于关节镜手术操作过程中灌注液持续冲洗，液体外渗至软组织所致。手术后 24 小时内肿胀明显，注意观察肩部肿胀面积、程度，如局部皮肤皮纹消失、张力过大、肤色苍白，应警惕因过度肿胀造成的皮肤缺血、坏死。手术后 12 小时内肩关节周围冰敷，可减轻肿胀，缓解疼痛，减少出血。

（3）**臂丛神经损伤**　可能由于术中器械损伤、过度牵引导致，表现为上肢部分肌肉无力及皮肤感觉障碍。手术后注意观察患肢运动及感觉，肘、腕、指关节是否存在活动障碍，检查患肢前臂及手有无感觉麻木或消失。

（4）**肺部感染**　教会患者在保护好伤口情况下进行深呼吸及咳嗽、咳痰，如有痰液应尽量排出，防止肺部并发症的发生。

五、健康指导

（一）功能锻炼

1. 手术当天麻醉恢复后，即开始活动手指、腕关节；对于肩袖无明显撕裂者，可被动朝各个方向活动患侧肩关节。

2. 手术后第一天，协助患者起床，被动活动患侧肩关节，做患肢摆动练习（向前探身，上肢放松悬垂，做顺时针或逆时针方向的圆周运动）。在可以耐受的情况下增加臂力棒练习，包括前屈（保持背部平直，双手握臂力棒，同肩部宽度。从髋部位置开始，双臂伸直尽可能高地举起，坚持 15 秒，然后回到开始姿势）、内/外旋（横躺在地板上保持背部平直，双手握臂力棒，同肩部宽度，在肘关节高度，尽可能地左右旋转，并坚持 15 秒）。其目的是防止肩关节粘连，增加肩关节活动范围。

3．手术后第 2 天，可主动朝各个方向移动患肢，向前伸，高举过头顶，向外伸展绕过身体绕到背上，在每个方向都尽可能伸展患肢。在可以耐受的情况下增加滑轮练习，即双臂抓绕过滑轮的绳索，交替上举患肢和另一上肢，患肢尽量上举，上举时尽可能地放松。患肩不要高于耳朵。

4．手术后第 3 天及出院后，继续以上练习，肩关节的外展和前屈控制在 90°以内。

5．手术后 1 周逐渐加大主动锻炼的范围，至第 4 周，肩关节活动恢复到正常水平，并开始行对抗肌力锻炼。

6．肩袖完全破裂者于手术后 3 周起进行主动锻炼，并逐渐增加力量锻炼。

（二）出院指导

1．康复锻炼操作要从简单到复杂，幅度从小到大，循序渐进，防止训练过度而造成关节损伤。

2．定期随访，在医师指导下进行个体化康复训练。

3．告知患者康复锻炼中出现疼痛是不可避免的，如疼痛剧烈，伴有红、肿、热、痛，应立即停止锻炼，及时就诊。锻炼后根据疼痛程度可服止痛剂，并及时冷敷以缓解疼痛。

4．肌力的提高是保证关节稳定的重要因素，肌力练习应贯穿康复计划的始终，每次应练习至肌肉有酸胀感为宜。

5．告知患者康复过程中关节肿胀是正常的，直至角度及肌力基本恢复正常时，肿胀才会逐渐消退。如果肿胀突然加重，应及时调整方案，减少活动量，严重时及时复诊。

第四节　椎间盘镜手术患者的护理

椎间盘微创手术是椎间盘治疗史上一次较大的飞跃，而内镜、光纤、摄像等高科技产品的应用，又让镜下骨科手术进一步微创化、简单化、安全化，它是近 10 年来外科发展的新趋势，是传统外科的一场深刻的技术革命。微创脊柱外科技术已经在我国迅猛发展。

一、颈椎间盘镜手术护理

（一）适应证

1．颈椎椎体不稳、畸形和神经组织受压者。

2．颈椎椎体的病理活检。

3．椎管或椎体内良性小肿瘤的切除。

（二）禁忌证

1．严重心、肝、肾及肺等疾病者。

2. 颈椎管狭窄者。

3. 多间隙突出、神经定位不明确。

4. 穿刺部位有炎症及椎管内该处曾有手术史。

5. 多节段椎间盘病变为主要致病因素的颈椎病。

6. 超出 C3～7 区域的椎间隙病变。

7. 后纵韧带骨化症。

（三）护理

1. 术前护理

（1）心理护理　术前向患者及家属讲解手术的优缺点、手术的可靠性及临床开展情况，详细说明手术过程、时间、麻醉方法、手术后注意事项等。介绍成功病例，消除患者的紧张心理，配合手术顺利进行。讲解手术后正确佩戴颈托的方法，帮助患者选择型号合适的颈托，术前进行试戴。

（2）一般护理　①术前评估：了解患者既往史、用药史及药物过敏史；了解患者入院时身体状况，如有异常应及时汇报医师，及时给予相应处置。②完善各项术前检查：包括血常规、尿常规、血液生化和免疫检查，出血和凝血功能检查，心电图、胸片、腰椎 X 线片、CT 检查等，以确保手术顺利进行。③皮肤准备：后路手术应剪除枕骨粗隆以下毛发，用肥皂清洁术野皮肤。④术前宣教：为改善通气功能，有效预防手术后呼吸道并发症的发生，指导患者术前戒烟、练习深呼吸及有效咳嗽、咳痰方法。⑤了解患者颈部自主活动范围，避免麻醉后由于过度伸、屈颈部而致脊髓损伤。

（3）术前特殊练习　①俯卧位适应性训练：后路手术术前指导患者进行俯卧位适应训练。说明其意义，俯卧位时胸部及髋部各垫软枕 2 个，使腹部悬空，颈部下垂。开始每次 0.5 小时，以后逐渐增加至每次 2 小时，以适应手术体位需要。②气管、食管推移训练：前路手术术前进行气管食管推移训练。用 4 根手指将气管及食管向左、右反复推动牵拉至较松弛状态，而且必须将食管牵拉过中线。③其他训练：前后路手术均进行四肢的屈伸活动，双手持重上举训练，肘部伸直，重量因人而异，不超过 1kg；双下肢直腿抬高训练，开始时每天 20 次，以后逐日增加到每天 50 次；肘关节、髋关节、膝关节及指（趾）、踝关节的主动伸屈活动。

2. 术后护理

（1）病情观察　给予床边心电监护，每小时测体温、脉搏、呼吸、血压、血氧饱和度至病情平稳；观察患者四肢活动、感觉情况、麻木是否减轻、有无大小便功能障碍等。观察重点为四肢肌力有无突然减退，或明显加重。颈前路手术患者密切观察自主呼吸情况，有无突然的呼吸困难、憋气、血氧饱和度监测应不低于 90%。

（2）固定　手术后给予患者颈围固定，后路手术者因不损伤椎间盘，颈椎周围稳定组织损伤小，只做 5～7 天的颈围固定；但前路植骨融合手术患者颈围固定需要 3 个月，直至 X 线摄片证实植骨已达骨性融合为止。

（3）并发症观察与护理　①颈部血肿：血肿一旦发生，可压迫脊髓，并增加了切口和植骨感染的机会，若患者因有其他疾病存在气管软化时，更可能有窒息并发症发生。为预防血肿发生，通常在缝合皮肤前放置切口引流。应严密观察颈部伤口敷料有无渗血、渗液，如 24 小时引流液少于 10ml，可拔管。②喉上神经损伤：手术后进食时呛咳，特别是进食流质时为甚，应考虑喉上神经损伤。喉上神经受损，多属单侧神经损伤，可由对侧喉上神经代偿，并逐渐适应，症状多能消失。③喉返神经损伤：此神经损伤后主要表现为声音嘶哑，大多可以恢复，若患者手术后超过围术期，声音嘶哑仍无改变时，应考虑到喉返神经的损伤，可请耳鼻喉科医师会诊，协助诊断和治疗，患者经 2～4 个月治疗后，大多可以恢复。④神经减压性水肿：用地塞米松 10mg 加入 20% 甘露醇 250ml 中静滴，每天 3 次，连用 5～7 天。⑤术后感染：感染一旦发生，一方面可引起植骨感染，另一方面可在硬膜损伤时至脊髓和颅内的继发感染，严重者导致不可挽回的后果。为预防感染的发生，要尽力做好术前准备，严格无菌原则，术中严格止血，做好缝皮前清理和冲洗工作，放置术中引流，选用敏感抗生素。⑥钛笼爆裂和植骨移位：对前路手术的患者，常因椎体破坏需要行钛笼植骨，全麻复苏过程中患者有躁动时，可肌肉注射咪唑安定、曲马多或哌替啶，使患者平稳过渡到全麻的清醒恢复期，手术后加强对患者的指导教育，确保良好的颈托固定保护，避免颈托松动产生的过度颈部伸屈活动造成植骨区松质骨压缩产生移位。

3. 健康指导

（1）功能锻炼 ①手术当天及手术后第 1 天卧床休息、卧床排尿，麻醉恢复后即进行下肢伸屈、直腿抬高及足趾活动，以防神经根粘连及下肢血栓的发生。②手术后第 2～3 天可戴颈托在床上坐起，每次 10 分钟，每天 4～6 次，观察患者有无头晕。③手术后第 4 天鼓励患者离床活动，初次下床应有护士在旁指导，最初下床时间要短，每次 10 分钟左右，待适应后逐渐延长时间、增加下床次数。④手术后 1 周增加活动度，如简单的两点式腰背肌锻炼；手术后第 2 周增大腰背肌锻炼的力度，男性可采用三点式，女性可采用五点式训练。

（2）出院指导 ①术后 4 周，恢复轻体力工作，但仍要坚持锻炼腰背肌；②半年内限制重体力劳动，避免颈部急剧的前屈、后伸及旋转动作；③注意颈部保暖、防寒、防潮湿，避免长期在床上看电视或者长时间坐立；④立、走、坐的姿势应正确，拾物时做下蹲动作或屈膝。

二、腰椎间盘镜手术护理

（一）适应证

1. 腰椎间盘突出症合并单侧下肢持续性放射痛、麻木、无力等，经保守治疗，效果不理想者。

2. 影像学检查与临床症状及体征相符，且为单椎间隙病变者。

3. 经正规保守治疗有效，但症状反复发作 2 次以上，严重影响工作，病史超过 1 年者，或症状、体征虽不严重，但反复发作，诊断明确、有手术治疗要求者。

4. 疼痛剧烈且有髓核脱出者。

5. 出现足下垂或排尿、排便功能障碍者。

（二）禁忌证

1. 腰椎间盘突出伴广泛中央管及侧隐窝狭窄。

2. 复发性腰椎间盘突出症。

3. 腰椎间盘突出合并 Ⅱ 度以上腰椎滑脱者。

4. 严重脊柱退变、脊柱不稳造成的腰腿痛者。

5. 超过 2 个间隙以上腰椎间盘突出，神经定位体征不明确者。

（三）护理

1. 术前护理

（1）心理护理 对患者做好各项术前的心理护理，用通俗易懂的语言耐心向患者讲解手术的优点及其具体操作过程，而且对身体创伤小，恢复快，消除患者对疾病与手术的忧虑、恐惧，增强战胜疾病的信心，积极配合治疗和护理。

（2）一般护理 ①术前评估：了解患者既往史、用药史及药物过敏史；了解患者入院时身体状况，如有异常应及时汇报医师，及时给予相应处置。②完善各项术前检查：包括血常规、尿常规、血液生化和免疫检查，出血和凝血功能检查，心电图、胸片、X 线摄片、CT 检查等，以确保手术顺利进行。③皮肤准备：按照骨科手术常规方式备皮。④术前宣教：吸烟者需戒烟，以免手术中咳嗽增加腹压使下腔静脉压力升高，椎旁静脉及硬膜外静脉充血、怒张，容易发生血管损伤。⑤了解患者神经根的感觉定位、运动情况，以作为手术后病情对比的依据及判断是否有所恢复。⑥嘱患者术前 8 小时禁食水，术前 30 分钟给予麻醉前用药。

（3）术前体位训练 后路手术要求患者俯卧位，术中俯卧位可能患者不适应，为耐受手术，指导患者练习手术体位，术前 3 天，每天练习 3 次，每次 30～60 分钟，循序渐进，直至能坚持 1 小时以上。

2. 术后护理

（1）体位护理 患者手术后返回病房，应采取平托搬运法，将患者移至病床上。手术后平卧；手术后 6 小时，待呼吸、血压平稳后可协助翻身，翻身过程及翻身后要保持脊柱在同一水平线，不可扭曲。

（2）引流管的护理 保持管道通畅，密切观察引流液的色、质、量，并妥善固定，防止引流管扭曲、阻塞，引流量每日少于时可拔管；留置导尿管者，保持尿管通畅，于置管后 48～72 小时拔管。

（3）病情观察 监测并记录生命体征，观察双下肢感觉、活动情况，了解患者腰痛症状有无缓解、麻木是否减轻、直腿抬高度数有无增加、有无大小便功能障碍等，并与术前做比较，如患者下肢疼痛、麻木不消失或较术前加重，下肢及肛门周围感觉丧失加重或扩大，应立即报告医师，及时处理。

（4）切口局部观察 手术后24小时密切观察切口疼痛及渗血情况，保持伤口敷料清洁干燥。

（5）预防压疮 手术后4~6小时后可翻身，翻身过程中及翻身后要保持整个脊柱在同一水平线，避免扭曲。保持床单清洁、干燥。

（6）并发症的观察及预防 ①椎间隙感染：椎间隙感染是腰椎间盘摘除手术后的严重并发症之一，患者于手术后数日，有时在手术后数周，突感腰部剧痛，不敢活动，腰肌痉挛，翻身、咳嗽、排便时加重，一般止痛药不能缓解，患者呈强迫体位。早期，血细胞沉降率加快，症状出现4~5日后体温升高，白细胞增多，应考虑椎间隙感染，应立即报告医师进行治疗。②切口血肿：若患者出现切口周围肿胀，引流出的血性液体不多，同时出现下肢及会阴部疼痛、麻木、无力、排尿困难，应考虑切口血肿的可能，应立即通知医师进行处理。因切口血肿可压迫马尾神经及神经根引起瘫痪，可能造成不可逆转的神经损伤。③脑脊液漏：观察切口敷料，若敷料渗出较多，呈淡红色，引流液亦呈淡红色，患者出现头昏、乏力、精神差、恶心、呕吐等症状，应考虑脑脊液漏。可立即将患者置于头低脚高位，伤口处用消毒棉垫覆盖后加压包扎，患者症状能够缓解。④神经根粘连：及时有效的功能锻炼能有效预防该并发症的发生。

3. 健康指导

（1）功能锻炼 ①卧床期间坚持定时做四肢关节的活动，以防关节僵硬。②手术后第1天开始进行股四头肌舒缩及直腿抬高练习，防止神经根粘连。下肢抬高，初次由30°开始，每天活动3~5次，每次活动2~3分钟，抬放时间相等，逐渐增加抬腿幅度以防神经根粘连。③根据术式及医嘱，指导患者锻炼腰背肌，以增加腰背肌肌力，预防肌萎缩并增强脊柱稳定性。一般于手术后第2天开始，先用飞燕式，然后用五点支撑式；1~2周后改为三点支撑式，3~4次/天，每次50下，循序渐进，逐渐增加次数。④下床活动：手术后第1天即可在腰围保护下下床排尿，并可在室内活动；年龄大、病程长、急性发作行手术者，手术后3~4天下床活动；有手术后并发症者，应推迟下床时间。开始离床下地时，取俯卧位，先让患者双足着地，再以双手撑起身体，保持腰部伸直位。开始下床活动时间为10分钟，以后可逐渐延长活动时间并应增加下床次数。

（2）出院指导 ①告知患者和家属2个月内尽可能以卧床休息为主，卧硬板床。②下地活动时需使用腰围，避免长久站立姿势，避免重体力劳动，不适宜做过度前屈运动，避免负重和远距离行走。③继续加强腰背肌锻炼，运动量以腰腿部无不适为宜，循序渐进，持之以恒；观察下肢活动情况，如有不适随时复诊，定期复查。④腰部注意保暖，避免风寒湿邪的侵袭。

第十四章　截肢与义肢术护理

第一节　截肢的康复护理

截肢是通过手术切除失去生存能力、没有生理功能、危害人体生命的部分或整个废肢，以挽救患者生命或减少负担，并通过安装义肢和康复训练来改进肢体功能。截肢前必须严格掌握适应证，尽可能采取保存肢体的治疗方法，手术时要注意维护患者的利益，慎重考虑截肢后义肢的安装和使用等问题，尽可能减少截肢致残的程度。在我国导致截肢的疾病原因依次为损伤（包括物理损伤和化学损伤）、恶性肿瘤、周围血管病变、感染和炎症、神经营养障碍、先天性畸形等。据国外发达国家统计，造成截肢的病因则多以周围血管性病变为首位。截肢在给患者带来不同程度的躯体残疾和缺陷的同时，还会造成严重的生理功能障碍和心理健康问题，从医学的角度讲，截肢术难度及风险并不大，更重要的是术后通过康复护理，使患者的生理、心理状态得到适应，从而重新融入社会。

【护理评估】

一、适应证

1. 创伤　创伤是截肢的最常见原因，以男性患者下肢者居多。肢体受极其严重的碾挫伤，使皮肤、肌肉、血管、神经以及骨骼处于无法修补的状态时则可截肢。对严重创伤患者，不应只凭借体检所见就做出截肢决定，而必须在清创过程中根据具体损伤情况做出决定。值得提出的是，近些年来，由于显微外科技术的发展，断肢再植技术的广泛应用，使许多严重损伤得以修复，离断肢体得以再植，避免或减少了截肢。严重冻伤、热烧伤所造成的肢体坏死也是截肢的常见原因。对严重创伤患者应先行积极治疗，直到能对组织损伤程度和范围作出精确判断时才进行截肢。

2. 肿瘤　肢体的恶性肿瘤，尤其是恶性骨肿瘤，在尚未出现转移时，早期高位截肢被认为是挽救生命、治疗肿瘤的最重要措施。晚期恶性肿瘤者如瘤体巨大、疼痛严重且合并破溃感染，虽然出现远位转移，但为减轻患者痛苦，也可考虑姑息性截肢术。良性骨肿瘤极少需要截肢，但若严重影响肢体功能，如肿瘤局部切除后遗留的肢体丧失功能时，截肢也是相对指征。目前国际通用的骨肿瘤外科分期系统在国内得到广泛应用，对肢体恶性肿瘤采用大剂量化疗、节段切除、保留肢体的治疗方法，大大减少了因截肢所造成的伤残。

3．**周围血管疾病** 周围血管疾病是目前发达国家中造成截肢的最主要病因。目前我国因血栓闭塞性脉管炎导致肢体坏疽而行截肢者居多。严重的动脉硬化引起肢体缺血、感染，也是造成截肢的原因。随着社会逐渐进入老龄化，这一类患者有增多的趋势。

4．**严重感染** 经多种治疗无效的急慢性肢体感染，其包括两种情况：一种是危及患者生命的肢体严重感染，如气性坏疽等，虽经坏死组织切除、引流、抗生素乃至高压氧等治疗，但仍不能控制感染的恶化时，截肢是挽救生命的有效手段；另一种情况是肢体长期广泛的慢性感染，如下肢慢性骨髓炎合并多发窦道、溃疡、肌肉纤维化、关节僵硬和挛缩畸形。

5．**神经损伤** 治疗无效的神经损伤，不仅使患肢功能丧失，而且容易合并营养性溃疡，并且难以治愈，坏死组织不断释放毒素造成患者毒血症表现，则考虑截肢治疗，例如坐骨神经损伤后功能严重障碍，造成肢体畸形，且有较深而广泛的营养性溃疡者。但截瘫和四肢瘫痪患者，即使肢体功能完全丧失，也应保留肢体，以维持身体平衡和增加负重面积，不属于截肢适应证。

6．**畸形** 包括先天性畸形和巨型肢体两种类型。前者主要为下肢一侧肢体短缩、关节挛缩等，根据畸形情况，为了便于安装义肢，可在适当部位平面做必要的截肢。上肢畸形尽量不采取截肢的方法，以采用相适应畸形肢体的义肢来改进肢体功能。先天性畸形中多趾畸形，为方便穿鞋，需将多趾做截除。多指畸形应截除无功能手指，不允许单纯追求外形美观而截除有功能的手指。对另一类巨型肢体，不仅外观殊异，且影响功能，应在下肢适当平面截肢和安装义肢，对于上肢则需慎重。

二、截肢平面

选择截肢平面时，应尽可能保留该肢体的长度，以利残肢发挥最大作用。随着近年来义肢的研究和发展，截肢的平面已不那么重要，任何构成合理、无压痛和愈合良好的残端均可满意地装配义肢。

1．**上肢截肢平面** （图 14－1）

（1）手及手指 尽可能保留长度并保存残指（端）的感觉、手的握力、指捏物（拇、食指）和夹物功能。对损伤严重的拇指，亦应设法保留而不截去。此外，要结合患者的职业考虑截断平面。腕关节截断应争取经腕骨截肢而避免行腕关节离断，第2、5手指经掌指关节截断时，可将其掌骨头切除。

（2）前臂 选择前臂中下1/3交界处截肢，最短而有用的残肢是鹰嘴下7cm。

（3）上臂 上臂截肢的平面可在肱骨髁上至肩峰下8cm的范围内选择，但多选在上臂中下1/3段交界处，其次为上1/3段截肢。截肢时要尽可能保留肌肉的长度，以便保持手臂的力量。

2．下肢截肢平面（图14－2）

（1）足与踝部 截除所有5个足趾后，对缓慢行走影响不大，但影响快速行走或下蹲，足趾截除后一般只需穿合适的鞋，不必安装义肢。经跗骨截肢，平面越高对功能损害越大，踝部截肢不仅要造成一个能承重的残端而且为了给人工足建立某种类型的踝关节，在残肢端与地面之间必须保留足够的空间。

（2）小腿 是最常见的截肢部位。最理想的平面是在腓肠肌肌膜与肌腱交界处，该平面远端小腿下1/3平面截肢是不适宜的，最短而有用的残肢是膝后皱襞下7cm。

（3）大腿 大腿最低的截面远端应选择在股骨髁上，尽量保留残端的长度以造成一个有力的杠杆臂控制义肢。最短的残肢为股骨大转子下15cm，少于转子下5cm，其功能与髋关节离断相似。

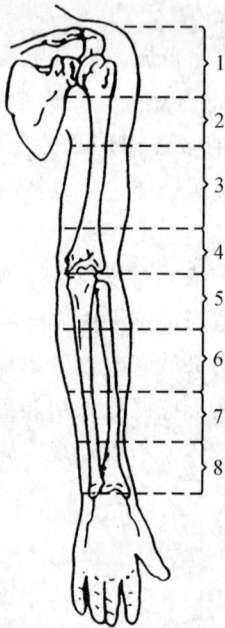

图14－1 上肢截肢平面

1．肩关节离断；2．上臂上段截肢；3．上臂中段截肢；
4．肘关节离断；5．肘下前臂最高位截肢；
6．前臂高位截肢；7．前臂中下1/3截肢；
8．腕关节离断和前臂低位截肢

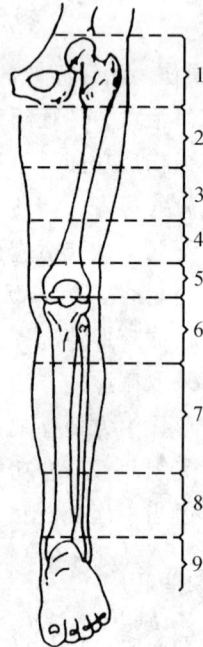

图14－2 下肢截肢平面

1．髋关节离断和膝上最高位截肢；2．大腿上1/3截肢；
3．大腿中段截肢；4．大腿下段截肢；
5．股骨髁上截肢；6．小腿上段和膝关节离断截肢；
7．小腿中段截肢；8．小腿下段截肢；9．赛姆截肢

【处理原则】

一、上肢截肢术

1．截指和截手的原则 尽可能地保留残指（端）的长度和感觉、手的握力、手指

的捏物（拇、示指）和夹物功能，如达不到这些要求时也应尽力保留残指，便于以后进行功能重建的手术。已经离断的手指应进行断指再植，在这方面我国已经积累了丰富的临床经验。必须截指时（如手指的缺血坏死，先天的多指/趾症），应考虑保留其功能。

2. 常用的截肢术　①近侧或远侧指间关节以远截肢术；②腕关节离断术；③前臂截肢术；④肘关节离断术；⑤上臂截肢术：据截肢平面又分上臂中、下 1/3 段截肢术，经肱骨颈截肢术；⑥肩胛带截肢术；⑦肩胛关节离断术。

3. 手术后处理　术后除一般外科大手术后处理外，床旁备止血带以防大血管结扎线脱落，应注意患肢肢端末梢血循环情况和神经感觉情况，有引流管者两天后拔除引流条。鼓励患者早期活动。

二、下肢截肢术

1. 下肢的截肢原则　现阶段下肢截肢占截肢总数的85%。近年来由于截肢外科和义肢技术的发展，改变了截肢方式和康复治疗上的一些传统观点。下肢截肢残端装配义肢后应能负重行走，以建立一个坚实的动力性的残端，使其成为具有运动和感觉功能的末端器官。

2. 常用的截肢术　①足和踝部截肢术：常用经远侧趾骨截趾或趾间关节离断术，经近侧趾骨截趾术，第4、5 跗跖关节离断术，经距骨截除足前部术，Syme 截肢术；②小腿截肢术；③大腿截肢术：常用股骨髁上截肢术，Kirk 股骨髁上截肢术，Callander 股骨髁上截肢术，经大腿中段或中、下 1/3 交界处截肢术；④髋关节离断术；⑤半侧骨盆切除术：常用方法有 King - Steelquist 术、Gordon - Taylor 术和 Sorondo - Ferre 术。

3. 手术后处理　根据患者在手术中的反应和失血量补足血液，继续输液。术后第2天结合患者实际进食情况定出维持水电解质平衡计划。鼓励患者早期活动、坐起及下床。用抗生素预防感染。有引流者术后 2~3 天取出引流条。也要床旁备止血带。

【护理诊断/问题】

1. **有生命体征改变的可能**　与手术创伤、肢体离断、血液循环改变有关。
2. **强烈的心理不适应**　对躯体残疾的不接受所致。
3. **生活自理能力下降**　与生理缺陷有关。
4. **相关知识缺乏**　不能正确进行功能锻炼。

【护理目标】

1. 患者顺利度过术后阶段。
2. 患者正视现实，树立生活的信心。
3. 患者生活所需得到满足，生活自理能力提高。
4. 患者能正确进行康复训练，提高残肢功能，回归社会，重新生活。

【护理措施】

一、围术期护理

1. 手术前护理 ①急危重疾病时应首先抢救生命。采取多种有效措施，纠正休克和水、酸碱失衡及电解质紊乱，预防重要脏器的病理损害和功能衰竭。即使为保全生命而截肢的急诊手术（气性坏疽、肢体严重碾挫伤等），术前也应积极治疗控制疾病，改善机体状况，以增加手术的安全程度。②根据疾病性质及可能感染致病菌的不同，有针对性地选择抗生素，尤其对肢体严重的外伤及感染应及时做细菌培养及药敏试验。对特异性感染的患者应及时隔离。慢性感染的患者，术前也应大剂量应用抗生素3天以上，以防止术后残端感染。③控制和消除潜在性疾病。对糖尿病、贫血、严重脏器功能衰竭、水和电解质紊乱的患者应积极采取内科治疗和支持治疗，控制病情，改善机体状况，待全身情况好转后再行手术，以提高残端和伤口愈合能力，减少术后并发症。④对长期慢性消耗性疾病、贫血、低蛋白血症、维生素缺乏症、恶病质等患者，术前应补充高热量、高蛋白、高维生素饮食，必要时可输血或静脉营养，以利术后伤口愈合。⑤对截肢部位皮肤完整者，手术前应做好皮肤准备。肢体有开放性伤口、窦道、感染病灶时，术前应换药，并加厚包扎，以防周围的污染。⑥心理护理：了解患者的思想变化，尤其对于急诊患者，对截肢毫无思想准备，在抢救治疗的同时，本着对患者高度负责的态度，实事求是地向患者家属通报病情，说明截肢治疗的必要性和目的，介绍手术的具体方案和日后义肢的安装与功能重建，并要指出不采取截肢的严重后果，取得家属的理解、信任和支持，配合医师帮助患者树立生活信心，纠正不良的心理状态。对择期手术患者，可介绍相同病例康复的效果，介绍并讨论术后义肢的选择、装配、训练等康复计划，克服自卑心理，鼓励患者树立回归生活、回归社会的信心和勇气。必要时可应用镇静药物，控制患者情绪，使之趋于安定。

2. 手术后护理 ①术后采用仰卧位，残肢和残端需维持在舒适和易于观察及护理的位置。在血压未平稳前切忌翻身，以免引起休克。病情严重和高位截肢者，术后1~2小时内每15分钟或30分钟测呼吸、脉搏和血压1次，待病情稳定后按常规处理。②严密观察残端伤口及引流情况。引流条需在24小时后取出，一般不超过48小时。③残肢应妥善包扎好，所有骨凸部位均应用软棉垫衬护，然后用弹力绷带裹扎，直到安装义肢为止。④弹力绷带包扎不可过紧，如果在残端使用的压力过大，应在数小时后放松1次，重新包扎。包扎时注意不能在残肢近端加压，以免远端缺血，引起疼痛、水肿等不适。⑤伤口愈合后，指导患者每日用中性肥皂清洗残肢，但不能浸泡或在残肢上涂擦冷霜或油，以免软化残肢的皮肤，也不可擦乙醇，因为乙醇会使皮肤干裂。⑥每日观察残端的皮肤，注意有无压痛、发红或其他皮肤受到刺激或撕裂现象，且不可在残端上贴胶布，因撕掉时可能刺激皮肤而造成糜烂。⑦对残端给予经常和均匀的压迫，促进残端软组织收缩。另外，还可以对残端进行按摩、拍打，用残端蹬踩。先蹬踩在柔软物品上，由软到硬，并逐渐增加残肢的负重。如此可强化残肢面的韧性及肌肉力量，通常残肢于

2～3个月后缩至原来肢体的大小，以适合穿戴义肢。

二、并发症护理

1. **出血及血肿** 此二者皆可因手术时止血不彻底引起，患者可有残端疼痛及胀感，应及时打开包扎，检查伤口，可见局部肿胀兼有波动感（若引流物未拔除，可见有大量血液流出）。在穿刺抽吸血肿并加压包扎无效时应上止血带，送患者至手术室进行手术。

2. **残端感染** 残端感染会延长愈合时间、遗留瘢痕，也可引起关节挛缩。为预防感染，术前应保持患肢清洁，术前3天起给予抗生素，术中严格无菌操作并仔细止血，尽可能排除易感染因素。保持引流管通畅，密切观察伤口有无红肿疼痛。发现局部感染后，可拆除部分缝线，感染灶及时引流；严重感染或特异性感染（如气性坏疽）应完全开放伤口，积极抗感染治疗。必要时在更高位置再行截肢术。

3. **残端窦道和溃疡** 此并发症主要是由于残端部血液循环不佳，残端经受了戴用义肢时所承受的压力，皮肤破溃形成溃疡；伤口缝合不良，切口瘢痕组织过多，周围皮肤出现皱折，容易藏污纳垢，引起毛囊炎或皮肤糜烂；伤口深部存留异物，导致经久不愈的残端窦道等。因此应早期加强残端护理，促进局部血液循环，并注意残端皮肤的按摩以提高皮肤的耐磨耐压。保持残端清洁，注意皮肤护理。若皮瓣过长可行切除，皮肤糜烂和溃疡者，应针对病因及时去除，按时换药，必要时全身应用抗生素。对慢性不愈的窦道应采取手术治疗，清除异物，切除窦道，必要时可植皮。

4. **残肢疼痛** 截肢术后残端疼痛原因很多，主要有神经残端组织再生，形成神经瘤，残端组织挤压、牵拉时引起疼痛；此外，残端炎症、血肿、骨质增生、死骨存留等都会引起疼痛。对于术后正常出现的伤口疼痛应及时应用镇痛剂和镇静剂，解除患者痛苦。对残端感染、血肿应及时对症治疗，骨质增生、死骨存留者可通过手术切除骨刺、清除死骨等治疗。神经痛的预防关键在于术中操作，术后理疗、热敷、按摩，适当变动义肢套筒可避免局部的压迫与牵拉。对神经瘤引起的顽固性疼痛，可通过手术切除局部瘢痕组织和神经瘤，使神经断端回缩至正常的肌肉间隙中。

5. **幻肢觉和幻肢痛** 绝大多数截肢患者在手术后相当一段时间内对已经切除部分的肢体依然存在着一种虚幻的感觉，尤其是术前曾有长期严重疼痛病史的患者更容易发生。幻肢疼痛多为持续性疼痛，且以夜间为甚，其特点和程度不一，但少有剧烈疼痛。引起幻肢疼痛的真实病因目前尚未肯定，因此也缺乏有效的治疗。因此手术前需做好解释宣传，使患者建立充分的思想准备。术后引导患者注视残端，以加强其对肢体截除事实的心理感受。另外，心理治疗是预防幻肢痛的有效方法。对疼痛病史较长的患者可轻轻叩击其神经残端（或神经瘤），也可采用多种理疗，如热敷、离子透入、蜡疗等。早期装配义肢，如下肢义肢者可早期下床，对残肢间歇性加压刺激，一般数月后穿戴正规义肢后，幻肢痛有望自然消失。对顽固性幻肢疼痛多不主张镇痛药物治疗，因为其属精神因素疼痛，药物治疗虽有止痛和暗示作用，但并不解决根本问题，且易形成对药物的依赖性。

6. **关节挛缩** 术后由于残端疼痛、感染、肌肉痉挛、术后患肢未固定于功能位或忽略了伸屈关节的功能锻炼，都可能导致残肢上方的关节发生挛缩。手术截肢平面不齐，使残肢肌力不平衡，也是导致畸形发生的原因。因此，下肢截肢患者抬高残肢不可超过 2 天，应及时使残肢维持在伸展位或固定于功能位。术后及时应用镇痛药物，解除肌肉痉挛，并注意预防残端感染。膝下截肢术后，患者躺、坐时不要让残肢垂下床缘，长时间处于屈膝位。膝上截肢术后不要将枕垫放在两腿之间，更不要把残肢放在拐杖的手柄上。病情稳定后及早开始残肢的功能锻炼。鼓励患者勤翻身，每日俯卧 2 次以上，每次 30 分钟以上，俯卧时在腹部及大腿下放置一软枕垫，指导患者用力下压软枕垫，以增强残肢伸肌肌力，并可在两腿间放置一软枕，残肢用力向内挤压，以增强内收肌肌力，防止外展挛缩。对关节轻、中度挛缩可通过强化肌肉力量运动，增加关节的伸屈和平衡，以获得改善。严重的关节屈曲挛缩需通过楔形石膏和手术治疗。

7. **残端骨突起**　多发生于儿童截肢术后，由于儿童骨骼继续生长发育，而皮肤、软组织等发育缓慢或停滞，断骨端因生长超过残端软组织所能适应的长度而向外突出，无法适应义肢，需手术修整。

8. **残端水肿或萎缩**　绷带包扎过紧或不得要领造成的残端水肿，应及时松解，使用石膏绷带和临时义肢可减轻残端水肿。如残端过短或义肢槽不合体时，容易造成局部挤压，影响血液循环，导致残端水肿进而出现肌肉萎缩，应及时更换合体义肢，局部按摩、理疗，并加强功能锻炼。

【健康教育】

1. 使患者了解术后的功能锻炼及注意事项。

（1）截肢后应鼓励患者早日练习床上坐起或离床进行残肢运动训练。一般上肢截肢 1~2 天后可离床活动，下肢截肢 2~3 天后练习床上坐起，全身情况好者，可在术后 5~6 天开始扶拐离床活动。这个阶段主要练习的运动是呼吸运动、健肢的运动和残肢近侧部分的肌肉运动。如上臂截肢时，加强背部、胸部和肩部肌肉的锻炼；前臂截肢时，加强上臂肌肉的运动。

（2）伤口拆线后可立即进行残肢肌肉的主动运动、抗阻力运动、截肢侧关节活动练习和施加按摩。上臂可做广播操，下肢运动方法见图 14-3、图 14-4。

（3）练习行走时穿一种带气囊的临时义肢练习行走，每日步行不仅可预防挛缩，而且强化臀肌及腹肌，促进伤口愈合。

（4）在运动前 30 分钟使用止痛剂，以减轻运动时的痛苦，若有不适即卧床休息，不可操之过急。

2. 关心体贴患者，指导其正确对待截肢后的生活不便与身体缺陷，保持良好的心理状态，树立生活信心，并帮助其进行义肢的安装与功能重建，减轻心理、生理上的压力。

3. 将患肢残端置于舒适和便于观察及护理的位置，指导其正确翻身，保持床铺平整、清洁，防止压疮的发生，并进行生活自理能力的训练，如饮水、进食、排便，提高生活质量。

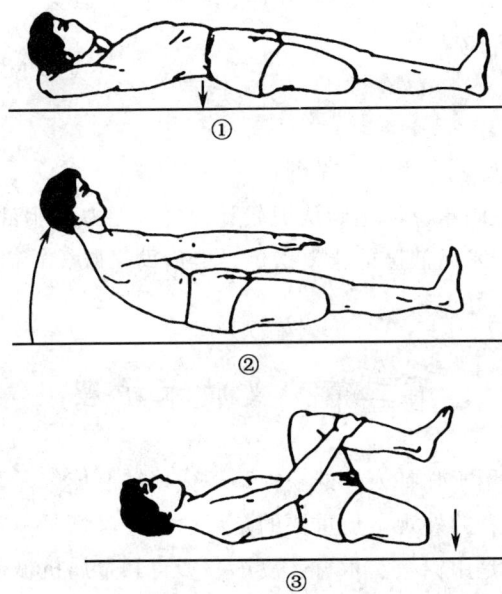

图 14 - 3　仰卧位锻炼

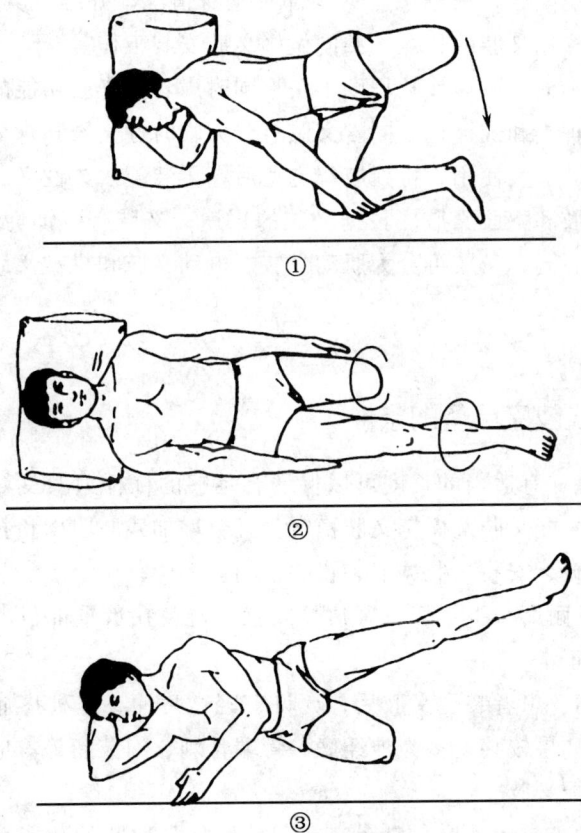

图 14 - 4　侧卧位锻炼

4. 加强饮食营养，促进伤口愈合，提高机体抵抗力。

5. 定期门诊随访。

【结果评价】

通过治疗及护理，患者及家属能做到：

1. 患者对自我形象满意，能正确认识截肢后自身能力并能自我护理残肢。

2. 患者能正确进行行术后截肢的康复锻炼，能借助义肢、轮椅等工具进行活动。

3. 患者营养状态良好。

第二节 义肢术护理

义肢又称假肢，是用于弥补人体的缺损和替代残缺肢体的人工制品，它是一种人工肢体，不仅可以改善患者的外观，更重要的是可以使患者恢复一定的肢体功能，提高生活工作能力。义肢主要是用铝板、木材、皮革、塑料和金属机械部件制成。一个良好的义肢必须具备功能好、穿用舒适方便、轻便耐用和外观与健肢相似等条件。义肢的装配及其功能的发挥与残肢的解剖生理情况密切相关，装配义肢时必须有医师、患者和制作义肢的技术人员密切配合，根据患者的局部及全身情况，并结合其年龄、性别、职业、居住地区以及以往穿用义肢的特点，共同做好义肢安装工作。

由于截肢平面不同，肢体残缺程度不一，同时患者对义肢功能的要求和义肢用途上的差异，故义肢的种类和式样也不同。义肢可分为临时性义肢和永久性义肢。临时性义肢可在手术后不久即安装使用，待残肢端定型后，再装配永久性义肢。根据截肢部位的不同，分为上肢义肢和下肢义肢。根据义肢的用途，义肢有装饰性义肢和功能性义肢，根据义肢动力来源不同，义肢可分为肌动义肢、电动义肢和机械义肢。

【护理评估】

一、理想的残肢应具备的条件

1. **适当的长度** 有适当的长度可以保证有足够的杠杆力及良好的肌肉控制。若残肢过短，不但难以装配义肢及保持义肢稳定，且会增加残肢肌肉负担，使其难以发挥作用；若残肢过长，缺乏安装义肢关节装置的空间。

2. **皮肤耐压、耐磨** 手术切口瘢痕呈线状，避免在承重部位。与深部组织及骨骼无粘连，皮肤感觉正常。

3. **无局部压痛** 患者装配义肢后，允许有轻微疼痛，这种疼痛应随着患者对义肢的适应逐步缓解。如果较甚，多为神经瘤、骨端骨刺、幻肢痛等。应查清疼痛原因分别处理，治愈后再装配义肢。

4. **保持关节的正常活动度** 患者应在截肢后加强残肢的功能锻炼，使其具有良好的功能和肌力，再装配义肢。如果发生关节挛缩和强直，则不利于装配义肢。

5. 残端的形态稳定 截肢后，残端因水肿而增粗，随着水肿的消退，组织收缩，断端可变细。待残肢皮下组织恢复正常，呈圆锥形时，可装配义肢。如果形态尚未定型，不宜装配永久性义肢。

二、装配义肢的适应证、禁忌证

一般来说，所有截肢患者都是装配义肢的适应证，任何残肢都能装配义肢。但也有一些情况不适合装配义肢：

1. 残端慢性感染。
2. 因神经瘤及残端瘢痕粘连等因素引起的残端剧痛、皮肤过紧。
3. 局部血液循环不佳。
4. 儿童、年老体弱和精神病患者也不宜安装义肢。

【处理原则】

1. 加强患者的心理安抚，帮助患者树立重建生活、回归社会的信心，积极参与义肢装配工作。
2. 协助患者进行手术后康复锻炼，以增强残存肢体的肌力与关节活动度，避免出现废用综合征或畸形。
3. 用弹力绷带、有伸缩能力的袜套、环境控制疗法等措施来减少水肿，促进循环和加快残肢定型。
4. 截肢术后 2~3 周伤口愈合以后可装配临时义肢。以便他们能及早开始站立、行走训练；减少肿胀、加快残端定型；有利于选定、检验义肢装配方案；了解个体特点，为永久性义肢的装配奠定基础，保证义肢质量。

【护理诊断/问题】

1. **强烈的心理不适应** 由于对躯体残疾的不接受、缺乏生活的信心所致。
2. **残端组织异常** 与残端的病理变化、义肢本身不利因素有关。
3. **生活自理能力下降** 由于残肢功能障碍、义肢运用不当所致。
4. **相关知识缺乏** 与不能正确进行功能锻炼和运用义肢有关。

【护理目标】

通过治疗及护理达到：
1. 患者保持良好的心态，对生活充满信心。
2. 残肢形态稳定，无病理变化，局部血液循环好。
3. 残肢关节活动正常，能充分发挥义肢的代偿功能。
4. 患者能正确进行功能锻炼和使用义肢。

【护理措施】

1. 关心体贴患者，了解患者的思想变化，介绍治疗的必要性及良好预后的效果。使患者对装配义肢有充分的思想准备和认识，以良好的心态接受治疗和训练；告知义肢的安装与功能重建，鼓励患者正确面对人生的困难和挫折，克服自卑心理，树立回归生活、回归社会的信心和勇气；协同患者家属一起选用大小、形状和颜色与健肢相似的、能无声活动的义肢，并教其熟练使用以及在生活中的一些常用的遮掩技术。

2. 经常检查肢体皮肤有无擦伤或局部红肿等情况，若出现以上情况应及时处理，并对残肢进行适当的锻炼，增加其耐磨功能。

3. 做好患肢的皮肤护理，防止被汗渍或皮脂污染。

4. 并发症的观察及护理。由于残肢断端的病理变化或义肢本身不利因素的存在，常在使用义肢后发生疼痛、局部压迫性溃疡、滑囊炎、皮炎和骨赘增生等并发症，所以要定期检查、及时发现、及时处理。

【健康教育】

一、义肢装配前的康复护理

1. 心理护理　截肢患者早期创伤尤大。因为即使是同样的功能丧失，但截肢患者由于失去了肢体应有的一部分，故与其他疾病或外伤不同。患者往往有一种难以置信的感觉，缺失感笼罩心头，并且认为自己已经彻底残废，对家庭、社会都是负担，前途暗淡。因此，必须给予精神上的鼓励和有意义的指导。医护人员应耐心对患者引导，随着时间的推移、义肢的安装，会逐渐克服这种缺失感。截肢后装配义肢，经过适当锻炼可以在相当程度上补偿失去的肢体功能，重新回到社会。对幻肢痛，应告知患者，它是一种自然生理现象，是人类在长期生活劳动中，肢体在大脑皮层形成的"印象"。这种幻觉将随着创口的愈合、残肢的锻炼和义肢的装配使用而逐渐消失，尽力消除患者的恐惧心理，满怀信心地投入到康复锻炼中去。

2. 保持残肢良好位置　截肢后，由于主动肌和对抗肌的肌力不平衡，如残肢放置的位置不正确，短期内即可发生非功能位挛缩，从而影响后期义肢的使用及活动范围的限制。因此，应当让患者牢记残肢容易出现的各种不良姿势，并注意在日常生活中避免此类不良姿势。大腿、小腿截肢者容易出现外展残肢，如大腿或膝下垫枕垫、残端放在拐杖把上、弯曲后背等；小腿截肢者易出现屈膝睡眠、残端垂于床边、屈曲残肢坐轮椅等不良姿势；上臂和前臂截肢者较少出现不良姿势，但最好保持平肩上举位。

3. 保持残端良好形态　截肢患者拆除缝合线后，即应用弹力绷带包裹残端，为装配义肢准备良好的残端，且可改善远端的静脉回流。另外，残端皮肤应经常保持清洁和干燥。

4. 装配义肢前的功能训练　早期进行肌肉和关节的运动，同时加强其他方面的训练，如呼吸运动、健肢和全身运动以及残肢肌肉力量的训练。伤口愈合后，继续加强肌力的锻炼，使残肢的关节活动恢复正常状态，残肢的肌肉具有相当的力量来操纵义肢，或使某一部分肌肉特别发达，以增加义肢套筒在残肢上的稳定性，为下一步穿配义肢打好基础。

二、装配上肢义肢后的康复护理

对于上肢来说，主要是训练其灵活性，包括加强残肢肌力、保持正常的关节活动，以及使用义肢进行生活和职业的适应。

1. 前臂义肢训练 训练内容包括穿脱义肢、前臂伸屈、机械假手的开关、腕关节的被动伸屈和旋前旋后等。

（1）穿脱义肢 单侧前臂截肢者穿脱方便，直接将残臂伸入接纳腔内，并悬挂肩上，系好皮带即可；双臂前臂截肢者开始穿脱义肢时应由训练人员帮助。解脱的程序与穿戴相反。经过一定训练后，除系胸围带和牵引带时有必要请人帮助外，穿脱也可自理。

（2）义肢前臂的伸屈 前臂截肢者的肘关节伸屈运动可直接带动肘关节铰链，使义肢前臂伸屈。

（3）机械假手活动 以残侧做屈臂、屈肩动作来完成。

（4）腕关节的伸屈和回旋 腕关节的伸屈和回旋是被动动作，需要借助健手或别人帮助。

2. 上臂义肢的训练 除完成前臂操纵训练内容外，再加上肘关节的铰链的伸屈和开锁训练。练习肘关节铰链的伸屈时，上臂残肢做后伸运动，拉动屈肘牵引索，前臂即可屈曲。当屈曲达到所需角度后，放松牵引索，肘关节自锁机构便可自动锁住。伸肘时需通过残侧肩部的上提动作来拉动开锁牵引索，前臂重新恢复伸直位。其假手的开手是利用上臂残肢做前屈运动完成的。

三、装配下肢义肢后的康复训练

下肢训练的目的主要为负重和改善步态，其训练内容有：

1. 穿脱义肢 单侧义肢的患者可取坐位，先给残肢穿上假衬套，义肢放在与健肢相对称的位置，将残肢穿入接受腔后用力蹬地，使残肢的承重部位与接受腔相符合，然后束紧上肩皮带和腰带。双侧义肢的患者可取坐位或仰卧位，将义肢放在正前方或床上，残肢穿入接受腔后束紧骨盆带；脱义肢反之。注意一侧小腿一侧大腿时，先穿小腿，后穿大腿，脱时先脱大腿后脱小腿。

2. 平衡站立 穿好义肢，身体站直，两侧足跟中心距离10cm左右，将体重均匀分布在双下肢上，手扶平行杆或拐杖，维持身体平衡，然后练习逐渐减少双手用力，直到双手离开平行杆或双拐后能平衡站立为止。

3. 单侧支撑 在站立平衡的基础上，练习单腿支撑，直到一侧义肢能稳定支撑时为止。

4. 练习关节活动 练习义肢各关节的屈伸活动，直至熟练为止。

5. 练习平地行走　训练开始即应注意正确步态，保持挺胸、抬头、平视并体会残肢的感觉，不能低头、弯腰、俯视，应单凭感觉来掌握步态。跨步动作尽量同正常步态。练习应按下列过程：左侧肢体不动，右侧肢体向前跨出，右足跟着地，身体重心前移，全足着地；然后后跟提起，前足用力向后蹬腿，左下肢跨出，然后右足跟进，两腿交替完成上述动作。开始时速度、步幅要小，但要相等。

6. 练习下楼梯或台阶　穿小腿义肢的患者，上下楼梯的姿势与正常人相似。穿单侧大腿义肢的患者上楼梯时先迈健肢，义肢跟进；下楼时，先迈义肢，健肢跟进。

7. 练习在斜坡和崎岖不平的路上行走　以适应不同的路面行走能力。

8. 练习从地上拾物　穿单侧大腿义肢者健肢在义肢前方以健肢支撑身体，然后屈膝弯腰拾物；穿两侧大腿义肢者两腿分开，一只手拄拐杖辅助支撑，弯腰拾物。

四、义肢的保养

即使是很适合肢体的义肢，如果患者使用不当以及不保养和维修，损耗早、寿命短，不能收到预期的效果。因此不但要给患者装配义肢，而且要告诉他们义肢的构造、用法和维修。基本的要点有：

1. 塑料制品不能放在高温容器旁或用火烤，不能用开水洗。

2. 使用前要检查义肢的情况，保持其最佳状态。

3. 使用义肢后及时检查肢体皮肤有无擦伤或局部红肿情况，若有，应及时处理，并请技术人员修整义肢。

4. 义肢卸下后要靠墙立放或放在地面或桌面上，上边不可放重物。并定期进行保养，不要自行拆洗。出现轴线弯曲时应及时请义肢技术人员修理。如有可能要另外准备一副备用品。

5. 义肢残端的接受腔易被汗渍或皮脂污染不洁，因此要经常清洁接受腔，并保持干燥。

【结果评价】

通过治疗及护理，患者及家属能做到：

1. 患者能进行一般日常生活如走路、上下斜坡或楼梯、进食、洗头、洗脸等，无不适感。

2. 患者能积极面对生活回归社会，积极参加社会活动。